Louis Antoine Ranvier

LEÇONS
SUR L'HISTOLOGIE
DU
SYSTÈME NERVEUX

Tome II

Elibron Classics
www.elibron.com

Elibron Classics series.

ISBN 0-543-99382-5 (paperback)
ISBN 0-543-99381-7 (hardcover)

This Elibron Classics Replica Edition is an unabridged facsimile of the edition published in 1878 by F. Savy, Paris.

LEÇONS

SUR L'HISTOLOGIE DU

SYSTÈME NERVEUX

II

MÊME LIBRAIRIE

TRAITÉ D'HISTOLOGIE ET D'HISTOCHIMIE

PAR

H. FREY

Professeur à l'université de Zurich

DEUXIÈME ÉDITION FRANÇAISE, TRADUITE DE L'ALLEMAND SUR LA 5e ÉDITION

PAR LE Dr P. SPILLMANN

Ancien chef des travaux d'anatomie pathologique
à la Faculté de médecine de Nancy

PARIS, 1877. 1 FORT VOLUME IN-8 DE 800 PAGES, AVEC 530 GRAVURES DANS LE TEXTE

PRIX : **16** FRANCS

PRÉCIS D'HISTOLOGIE

PAR

H. FREY

TRADUIT DE L'ALLEMAND

PAR LE Dr P. SPILLMANN

PARIS, 1878. 1 VOLUME IN-18 DE 380 PAGES AVEC 208 GRAVURES DANS LE TEXTE

PRIX : **5** FRANCS

Typographie Lahure, rue de Fleurus, 9, à Paris.

LECONS

SUR L'HISTOLOGIE

DU

SYSTÈME NERVEUX

PAR

M. L. RANVIER

PROFESSEUR D'ANATOMIE GÉNÉRALE AU COLLÉGE DE FRANCE

RECUEILLIES

PAR M. ED. WEBER

PRÉPARATEUR DU COURS

TOME SECOND

AVEC FIGURES DANS LE TEXTE
ET 8 PLANCHES CHROMOLITHOGRAPHIÉES

PARIS

LIBRAIRIE F. SAVY

77, BOULEVARD SAINT-GERMAIN, 77

1878

HISTOLOGIE

DU

SYSTÈME NERVEUX

VINGT ET UNIÈME LEÇON

(22 FÉVRIER 1877)

Dégénération des nerfs sectionnés.

Dégénération du segment périphérique d'un nerf sectionné, quatre jours après la section. (Suite.) — Phases successives de la multiplication des noyaux. — Comparaison de ce processus avec d'autres processus analogues. — Moyen d'observer directement la multiplication des noyaux.

Processus dégénératif à partir du quatrième jusqu'au vingt-cinquième jour. — Segmentation progressive de la myéline. — La coloration des boules de myéline par l'acide osmique varie d'intensité, indépendamment de leur grosseur. — Elle tient à leur richesse plus ou moins grande en matière grasse.

Migration des noyaux dans l'intérieur du segment interannulaire. — Hypothèses sur le mécanisme qui la produit. — Période d'arrêt du processus dégénératif.

Modifications des fibres de Remak, du tissu conjonctif intrafasciculaire, des vaisseaux sanguins et de la gaîne lamelleuse. — Toutes les cellules conjonctives et endothéliales se chargent de granulations graisseuses.

MESSIEURS,

Nous nous sommes arrêtés, dans l'histoire des modifications qui se produisent dans le segment périphérique d'un nerf sectionné, aux altérations que présentent les tubes nerveux vers le cinquième jour après la section. Je vous ai parlé en dernier lieu de la multiplication des noyaux des segments interannulaires. Je reprends aujourd'hui cette question en détail.

La multiplication des noyaux dans le segment périphérique commence à se manifester vers le cinquième jour qui suit la section, chez la plupart des animaux dont je vous ai parlé, le lapin, le rat, le cochon d'Inde, le pigeon. C'est ce dernier animal que je vous conseille de choisir pour faire cette étude. Il est vrai que chez lui les divers phénomènes de la dégénération ne sont bien accusés que le troisième jour; mais, à partir de ce moment, le processus est très-actif, et la multiplication des noyaux se fait avec rapidité. Comme, d'autre part, les altérations n'ont pas atteint le même degré dans tous les tubes nerveux, il s'ensuit que, dans une même préparation, on pourra observer, non loin les uns des autres, les différents stades de la multiplication.

Je dois vous indiquer d'abord la méthode qu'il convient d'employer pour reconnaître les faits. Les nerfs seront fixés soit par l'acide osmique, soit par le bichromate d'ammoniaque. Si l'on choisit l'acide osmique, il ne faut pas laisser la macération se poursuivre pendant longtemps, afin qu'il soit possible de colorer ensuite les éléments. C'est ainsi que, pour un segment du nerf sciatique du pigeon, il suffit d'un séjour d'une heure dans une solution d'acide osmique à 1 pour 100 ou à 1 pour 200. Après cela, le nerf est dissocié en petits groupes de tubes nerveux qui sont placés dans le picrocarminate pendant quelques heures; puis, la dissociation est poursuivie et complétée dans l'eau, et pour finir la préparation il suffit d'ajouter de la glycérine.

Lorsque l'on fait usage du bichromate d'ammoniaque,

le nerf étant dissocié après un séjour convenable dans le réactif, les petits groupes de tubes nerveux sont également placés dans le picrocarminate. Les noyaux s'y colorent rapidement; aussi n'est-il pas nécessaire de laisser séjourner longtemps les tubes nerveux dans le réactif colorant.

Les faits que vous observerez sur des préparations obtenues à l'aide de l'une ou de l'autre des deux méthodes que je viens de vous indiquer vous permettront de vous rendre compte de la manière dont se fait la multiplication des noyaux. En effet, l'observation directe du phénomène dont il s'agit peut être remplacée par celle de ses stades successifs. En groupant d'après leur ressemblance les diverses modifications que nous constaterons, il nous sera facile de les ranger dans l'ordre suivant lequel elles se sont produites, et nous en obtiendrons ainsi une série continue qui ne nous laissera aucun doute sur la marche du processus (Pl. I, fig. 1). Je ne puis pas vous montrer ici tous ces stades, mais j'ai disposé sous ces microscopes des préparations où vous observerez les plus importants d'entre eux.

Dans un premier stade, vous verrez le noyau situé à peu près au milieu du segment interannulaire et muni d'un nucléole volumineux. Il est facile de s'assurer que le volume de ce nucléole est accru, en le comparant aux nucléoles examinés à l'aide des mêmes méthodes dans les nerfs normaux du même animal.

Dans un second stade, le noyau a subi un plus grand accroissement, et le nucléole qu'il renferme est en forme de bissac.

Dans un troisième stade, le noyau est en général plus volumineux encore, et il contient deux nucléoles distincts, plus ou moins écartés l'un de l'autre.

Dans un quatrième stade, le noyau, qui contient deux nucléoles, a lui-même une forme de bissac. Cette forme varie du reste suivant la disposition du point resserré qui se remarque en son milieu; tantôt c'est une dépression d'un seul côté, qui lui fait prendre l'aspect d'un haricot, tantôt une incisure étroite et profonde, comme faite avec un instrument tranchant, tantôt une légère dépression des deux côtés qui lui donne alors vraiment la forme en bissac et justifie le nom sous lequel nous avons désigné ce commencement de division.

Dans un cinquième stade enfin, il existe deux noyaux voisins l'un de l'autre, plus petits que ceux observés dans les stades précédents, et possédant chacun un nucléole.

Tous ces stades se reconnaissent de la façon la plus nette. Leur observation successive nous fait comprendre, je le répète, comment se fait la multiplication des noyaux. Il est évident que le nucléole se divise en premier lieu. Puis le noyau, présentant à son milieu une dépression de plus en plus accentuée, finit par se séparer à son tour en deux noyaux de nouvelle formation.

Sur une préparation qui provient d'un autre nerf et qui correspond à un stade plus avancé, vous remarquerez quatre noyaux situés à côté l'un de l'autre. Le protoplasma s'est condensé autour de chacun d'eux, et chacun paraît ainsi en posséder sa part distincte de celle des autres. Ce n'est pas là le cas le plus habituel, car généralement la masse protoplasmique reste indivise; mais enregistrons cette observation puisqu'elle se présente; elle pourra nous être utile dans la suite.

Les faits que je viens de vous indiquer vous montrent que, dans le segment interannulaire, la multiplication des noyaux s'effectue suivant le mécanisme classique. C'est ainsi, en effet, que, dans tous les traités d'histologie, on décrit la manière dont se produit la multiplication des noyaux et des cellules.

Dans ces derniers temps, divers auteurs, Bütschli, Fol, Auerbach, Strasburger, Balbiani et d'autres encore, ont étudié ce même processus dans l'ovule des animaux inférieurs et y ont observé des phénomènes singuliers différant notablement de ce que nous voyons se passer dans le tube nerveux. Je n'insisterai pas sur ces phénomènes, vous renvoyant pour la description des observations de ces auteurs et pour les indications bibliographiques au dernier travail de M. Balbiani[1]. Moi-même j'ai trouvé dans les cellules lymphatiques de l'axolotl des éléments très-convenables pour l'étude de la division du noyau, parce que ce noyau y est visible à l'état vivant, tandis que, comme vous le savez, il ne devient nettement distinct chez la grenouille et chez les mammifères qu'après la mort de la cellule. Je ne vous donnerai pas ici les détails de mes observations; je vous dirai seulement que, dans les cellules lymphatiques de l'axolotl, outre les mouvements amiboïdes expansifs qui en modifient la forme extérieure, j'ai constaté l'existence de mouvements intérieurs, sous l'influence desquels on voit le noyau prendre des formes variées. Ainsi, ce noyau est tantôt replié, tantôt contourné, tantôt étranglé sur un point ou sur un autre, et enfin je l'ai vu sectionné en deux portions sous l'influence de l'activité du protoplasma.

Dans les tubes nerveux du segment périphérique d'un nerf sectionné, nous ne voyons aucun indice d'un phénomène semblable. Le noyau interannulaire présente toujours une forme arrondie, à quelque phase du processus de division que nous le surprenions. On pourrait objecter que cet aspect est dû au mode de préparation que nous employons, et que les formes variées que pouvaient posséder les noyaux vivants ont été ramenées par l'action brusque de l'acide os-

[1] Balbiani. Sur les phénomènes de la division du noyau cellulaire. — *Comptes rendus*, 30 oct. 1876.

mique à la forme sphérique ou ovalaire. Mais, si l'on traite par le même réactif des cellules lymphatiques, on reconnaît que les noyaux y présentent encore leurs formes diverses, contournées ou serpentines. L'acide osmique n'altère donc pas considérablement la forme des noyaux, et je suis fondé à croire que dans les tubes nerveux leur division se fait sans qu'ils cessent d'être arrondis.

Les modifications dont je viens de vous montrer et de vous décrire les différents stades pourraient être observées directement dans leur succession sur des nerfs vivants; mais l'expérience exigerait un temps très-long et devrait être faite en été. Voici comment il faudrait s'y prendre : après avoir coupé à une grenouille le nerf pneumogastrique, on attendrait vingt-cinq à quarante jours que la dégénération commençât; c'est la période qui, chez cet animal, correspond au cinquième jour après la section chez les animaux à sang chaud. Puis, examinant le poumon à l'aide de l'appareil de Holmgren (voy. t. I, p. 97), on y rechercherait les tubes nerveux en voie de dégénération, on disposerait sous l'objectif un de ces tubes, et, au moyen d'observations successives faites d'heure en heure, par exemple pendant deux ou trois jours, on réussirait peut-être à être témoin des phases de la division du noyau d'un segment interannulaire.

Comme il est difficile de savoir exactement combien de temps après la section commence la multiplication des noyaux, et par conséquent de déterminer le moment auquel il faudrait se mettre à l'observation des tubes nerveux dans le poumon, nous suppléerons à cette lacune de la façon suivante : nous choisirons deux grenouilles, aussi semblables que possible, et nous pratiquerons en même temps chez l'une la section d'un des nerfs pneumogastriques, chez l'autre, celle de l'un des nerfs sciatiques. Nous conserverons ensuite ces deux grenouilles ensemble pendant vingt-cinq à trente jours. Au bout de ce temps, et lorsque l'absence d'excitabilité du segment inférieur du nerf sciatique nous aura démontré que la dégénération y a atteint son premier degré et que les cylindres-axes sont interrompus, nous réséquerons une portion de ce nerf; nous le dissocierons après en avoir fixé les éléments au moyen de l'acide osmique, et nous rechercherons si la multiplication des noyaux a commencé dans les tubes nerveux. Si elle ne se manifeste pas encore, nous attendrons deux ou trois jours, puis nous examinerons un nouveau tronçon du nerf sciatique. Lorsque, par ces observations successives, nous aurons reconnu que les noyaux des segments interannulaires commencent à se multiplier, nous opérerons sur l'autre grenouille, et il est probable que, en examinant les ramifications du pneumogastrique dans le poumon, nous réussirons à y être témoins de la succession des phénomènes de multiplication.

Une expérience de ce genre serait évidemment tout à fait démonstrative; cependant, même avant de l'avoir faite, nous pouvons affirmer que les noyaux se multiplient bien réellement par division, puisque nous avons sous les yeux des phases de ce processus si rapprochées l'une de l'autre qu'elles équivalent, pour ainsi dire, à une observation continue. Aussi je ne m'explique pas comment les auteurs les plus récents qui traitent de cette question ne partagent pas à ce sujet la manière de voir que je vous ai exposée. Il faut évidemment qu'ils n'aient pas choisi de bons objets d'étude ou qu'ils aient employé des modes de préparation insuffisants.

L'ensemble des faits que je viens de décrire montre qu'il faut rejeter complétement la manière de voir déjà ancienne et assez originale de M. Schiff. Suivant cet auteur, les nombreux noyaux que l'on distingue à cette période dans les tubes nerveux des nerfs sectionnés y existeraient à l'état normal, mais ils seraient masqués par la myéline. Dans les tubes nerveux dégénérés, ils deviendraient apparents au fur et à mesure que la gaîne médullaire est résorbée.

A l'époque où M. Schiff émettait cette opinion, il était assez difficile de la réfuter. On ignorait le nombre normal des noyaux dans un tube nerveux; on ne savait même pas s'ils sont en dehors, en dedans ou dans l'épaisseur de la gaîne de Schwann. Aujourd'hui que nous connaissons les segments interannulaires et que nous pouvons les mesurer, il nous est facile de calculer exactement combien de noyaux il y a à l'état normal dans une longueur donnée d'un tube nerveux; ainsi, chez le lapin adulte, où les segments interannulaires mesurent un millimètre en moyenne, nous savons que, sur une longueur d'un centimètre, un tube nerveux normal possède dix noyaux. Si donc, dans cette même longueur, nous en trouvons un nombre beaucoup plus grand, nous serons certains qu'il s'est produit une multiplication.

Dans la description que je vous ai donnée des phénomènes de la dégénération, je me suis arrêté à ceux que l'on observe le quatrième jour après la section, en empiétant un peu sur les jours suivants pour ce qui est relatif au cylindre-axe. Étudions maintenant les modifications qui se manifestent depuis le quatrième jour jusqu'au vingt-cinquième jour, et même jusqu'à la fin du processus dégénératif.

Je crois nécessaire de vous rappeler que je ne m'occupe en ce moment que du segment périphérique, et que j'en excepte encore une portion située au voisinage immédiat de la section, et d'une longueur de quelques millimètres.

A partir du quatrième jour, les noyaux continuent à se multiplier, le protoplasma devient plus abondant, et la segmentation de la myéline se poursuit en donnant lieu à la formation de boules de plus en plus petites. Enfin, à une époque que l'on ne saurait indiquer d'une façon précise, la myéline, plus ou moins finement segmentée, s'accumule en certains points des tubes nerveux, et les noyaux cessent de se multiplier. Dans les points occupés par la myéline, le tube nerveux est renflé; dans le reste de sa longueur, au contraire, il est revenu sur lui-même, et son calibre est rempli par des noyaux allongés rangés en série.

Les gouttes de myéline, qui occupent seulement les parties renflées du tube, présentent, après l'action de l'acide osmique, des teintes variées allant du gris clair au noir foncé. Ce phénomène est très-marqué du onzième au vingtième jour après la section, comme vous le reconnaîtrez sur la préparation que j'ai disposée à cet effet devant vous. En l'examinant, vous remarquerez que l'intensité de la coloration n'est pas en rapport avec la dimension des boules. Dans un même tube nerveux, vous observerez des boules d'un diamètre relativement considérable et qui sont à peine teintées, tandis que tout à côté il s'en trouve de beaucoup plus petites qui sont beaucoup plus noires.

Il est impossible d'attribuer cette différence à une pénétration plus ou moins complète de l'acide osmique. En effet, comme les boules que nous observons sont toutes dans un même tube nerveux, et que par conséquent elles ont toutes été exposées à l'action du réactif de la même façon et pendant le même temps, on ne peut guère supposer que l'acide osmique aurait pénétré plus facilement dans des boules plus petites que dans des boules plus grosses. Cette différence de coloration a donc une autre cause, et je crois qu'elle dépend de la constitution chimique de ces boules. La myéline paraît, en effet, être formée par la combinaison d'une matière protéique et d'une matière grasse ; cette dernière seule, nous le savons, détermine la couleur noire des boules par la réduction de l'acide osmique. Par conséquent, si la proportion de matière grasse est considérable dans une boule de myéline, celle-ci, quelle que soit sa dimension, se colorera d'une manière intense. Si cette proportion est plus faible, la boule prendra au contraire une teinte moins foncée. Il y a donc tout lieu de croire que les boules qui se colorent faiblement ont perdu une quantité plus considérable que les autres de leur matière grasse constitutive.

En dehors des amas de myéline, le tube nerveux paraît être formé uniquement par la membrane de Schwann, les noyaux et une substance intermédiaire. Cette substance, qui est le protoplasma du segment interannulaire, est striée suivant sa longueur.

Les auteurs attribuent généralement la striation longitudinale qui se remarque à cette période dans les tubes nerveux aux plis que feraient les gaînes vides revenues sur elles-mêmes. Pour vérifier cette opinion, il est nécessaire d'avoir recours à des coupes transversales. En effet, si la gaîne de Schwann est réellement plissée, sa section transversale devra être représentée par un anneau festonné.

Je soumets à votre observation une coupe transversale pratiquée sur le segment périphérique d'un nerf enlevé le vingt-huitième jour après la section. Le durcissement a été obtenu par une macération de huit jours dans l'acide chromique suivie d'un séjour de vingt-quatre heures dans l'alcool ; la coupe a été colorée au moyen du picrocarminate. En examinant cette préparation, vous serez tout d'abord frappés de la différence considérable du diamètre des tubes nerveux. Tandis que beaucoup d'entre eux sont très-petits, on en remarque un certain nombre qui présentent une dimension beaucoup plus considérable. Quelques-uns de ces derniers seulement montrent des cylindres-axes dans leur intérieur.

Les connaissances que l'examen des nerfs dissociés nous a fait acquérir sur l'état des tubes nerveux dégénérés (voy. t. I, p. 522) nous permettront de nous expliquer aisément ces différences. Les tubes nerveux étant devenus moniliformes, ceux qui ont été sectionnés au niveau d'une portion renflée sont représentés par de grands cercles, tandis que les cercles plus petits correspondent à ceux que la coupe a atteints au niveau de leurs parties rétractées (Pl. I, fig. 8). Ce qui achève la démonstration, c'est que les cercles larges sont incolores, et que dans quelques-uns se voient des gouttes de myéline, tandis que les petits sont d'une couleur rosée. En effet, les portions renflées des tubes nerveux sont remplies par de la myéline, qui ne se colore pas par le picrocarminate, tandis que les portions rétrécies, qui sont représentées par les petits cercles, sont au contraire occupées par la masse protoplasmique, qui est teinte par le carmin.

Si nous examinons maintenant plus attentivement la circonférence des cercles du plus petit diamètre, nous constaterons qu'elle est parfaitement régulière et n'offre aucune trace de festons. Nous devons en conclure que la striation observée sur les tubes nerveux examinés suivant leur longueur est due non à des plis de la gaîne, mais à un arrangement particulier du protoplasma dans son intérieur.

L'observation attentive des noyaux des tubes nerveux dégénérés soulève un nouveau problème qui n'est pas sans intérêt, mais dont la solution n'est pas encore trouvée.

Vous avez vu que le noyau, situé normalement au milieu du segment interannulaire, s'est d'abord hypertrophié à la suite de la section du nerf, puis divisé en deux, et ensuite en quatre noyaux, qui, tantôt compris dans une masse protoplasmique commune, tantôt possédant chacun une part de protoplasma plus ou moins distincte, occupent, de même que le noyau qui leur a donné naissance, le milieu du segment interannulaire. Mais plus tard il n'en est plus ainsi. Entre le cinquième et le vingtième jour, outre les noyaux compris dans une masse protoplasmique commune et occupant le centre du segment interannulaire, on en remarque un plus ou moins grand nombre d'autres qui sont dispersés dans toute la longueur de ce segment et jusqu'au voisinage de ses extrémités. Ces noyaux sont séparés les uns des autres par une quantité plus ou moins grande de gouttes ou de boules de myéline.

Or, comme le segment interannulaire a environ un millimètre de longueur, tandis que les noyaux dont nous nous occupons n'ont guère qu'un centième de millimètre, leur déplacement depuis le milieu du segment jusqu'à son extrémité est pour eux un long voyage.

Le problème que nous devons nous poser est donc celui-ci : Quel est le mécanisme par lequel s'accomplit le déplacement des noyaux dans l'intérieur du segment interannulaire? Nous pouvons à ce sujet faire deux hypothèses. D'après la première, la masse protoplasmique qui remplit tout le segment posséderait des mouvements semblables à ceux que l'on connaît dans le protoplasma de certaines cellules végétales; le transport du noyau serait dès lors dû à l'activité motrice de l'élément cellulaire. D'après la seconde, cet élément ne jouerait aucun rôle actif, et le déplacement des noyaux se produirait par l'interposition de quantités nouvelles de protoplasma, qui agiraient comme des coins pour les écarter les uns des autres.

Dans l'état actuel de la science, il est difficile de décider laquelle de ces deux hypothèses est la vraie ; peut-être ne sont-elles exactes ni l'une ni l'autre. Cependant la présence de boules de myéline entre les différents noyaux semble indiquer que le déplacement s'est fait par des mouvements amiboïdes du protoplasma. La question ne pourrait être résolue que par une observation directe, qu'il faudrait faire, comme je vous l'ai dit, sur le poumon de la grenouille après la section du pneumogastrique (voy. p. 6).

Une autre question que nous devons encore examiner à propos de la multiplication des noyaux et de l'accroissement du protoplasma dans les tubes nerveux est la suivante : Jusqu'à quel degré s'étend cette prolifération cellulaire? On serait tenté de croire *à priori* qu'elle doit continuer indéfiniment jusqu'à la régénération, et que, par suite, les tubes nerveux devront augmenter considérablement de diamètre. Il n'en est pas ainsi. Après les premiers phénomènes de multiplication que je vous ai décrits, le processus s'arrête ou du moins se ralentit beaucoup, et, depuis le dixième jour environ jusqu'à la régénération, il existe ce que l'on pourrait appeler une période d'état. En employant cette expression, je ne veux pas dire, notez-le bien, que, pendant tout le temps qui s'écoule entre le vingtième et le soixante-douzième jour, il ne se passe absolument aucun changement dans le nerf; seulement les phénomènes qui s'y produisent sont très-lents relativement à ceux que l'on observe entre le deuxième et le septième jour. Pendant toute cette période, le nerf ne paraît pas plus volumineux qu'à l'état normal, quelquefois même il semble aminci; cela tient à ce que la perte de volume résultant de la disparition de la myéline n'est pas compensée ou l'est à peine par les noyaux et le protoplasma de nouvelle formation.

En terminant cette étude des modifications des tubes nerveux à myéline, je dois attirer votre attention sur un dernier fait. Si vous examinez le segment périphérique du quinzième au vingt-cinquième jour après la section, vous y remarquerez des masses globuleuses, arrondies ou fusiformes, avec deux bouts plus ou moins effilés. Ces masses, composées de gouttes de myéline maintenues ensemble par du protoplasma, paraissent être des portions de tubes nerveux isolées par le ramollissement et la fonte des parties intermédiaires.

Je ne m'étendrai pas plus longuement sur ce fait, que je tenais cependant à vous signaler, parce qu'il prendra une certaine importance lorsque je vous parlerai de l'interprétation des phénomènes de régénération.

Jusqu'à présent toute notre attention s'est portée sur les tubes nerveux à myéline. J'ai laissé de côté à dessein tous les autres éléments du nerf, les fibres de Remak, le tissu conjonctif, les vaisseaux sanguins et la gaîne lamelleuse.

Reprenons l'étude de ces différentes parties depuis le quatrième jour, c'est-à-dire depuis le moment où la dégénération est bien accusée.

En examinant les fibres de Remak sur un nerf de lapin, de rat, de cochon d'Inde, de pigeon, enlevé quatre jours après la section et dont les éléments, après avoir été fixés par l'acide osmique, ont été dissociés et colorés par le picrocarminate, on reconnaît que les noyaux de ces fibres sont hypertrophiés et possèdent plusieurs nucléoles. Leur contour présente à son milieu une légère dépression, de manière à indiquer vaguement une forme de bissac (Pl. I, fig. 4).

Dans l'intérieur des fibres de Remak, aussi bien au voisinage du noyau que sur le reste de leur longueur, se remarquent, dispersés irrégulièrement, des grains arrondis qui deviennent clairs quand on éloigne l'objectif, obscurs quand on le rapproche, et qui sont constitués par conséquent par une substance moins réfringente que le reste de la fibre. Ces vacuoles (car nous donnons, comme vous le savez, le nom de vacuoles à toutes les granulations ayant une réfringence moindre que le milieu dans lequel elles sont plongées, quel que soit du reste leur état, solide, liquide ou gazeux) sont accompagnées ou remplacées du cinquième au septième jour par des granulations graisseuses, qui présentent des caractères optiques exactement inverses.

Notons encore que jamais, quel que soit le réactif employé pour cette recherche, il n'apparaît dans l'intérieur des fibres de Remak des granulations ayant le caractère de la myéline.

Portons maintenant notre attention sur le tissu conjonctif. Il ne paraît pas survenir de transformations importantes dans les fibres intrafasciculaires. En revanche, les cellules connectives qui les accompagnent présentent des modifications assez considérables. Au début, il se montre dans leur protoplasma des gouttelettes peu réfringentes ; du cinquième au quinzième jour, on y observe des granulations graisseuses très-nettes (Pl. I, fig. 5). Jamais il ne s'y rencontre de gouttes de myéline, excepté dans le voisinage immédiat de la section (voy. t. I, p. 294-310), que je ne comprends pas dans cette description. Les cellules connectives, ainsi chargées de granulations graisseuses, ont un corps beaucoup mieux marqué qu'à l'état normal ; on peut dès lors mieux en suivre la forme et l'étendue, et apprécier d'une manière plus exacte les saillies et les dépressions dues à l'empreinte des parties voisines.

Vers le vingt-cinquième ou le trentième jour, dans la période qui précède immédiatement la régénération, quelques-unes de ces cellules possèdent les caractères les plus singuliers. Ainsi, au vingt-cinquième jour, chez le cochon d'Inde, on en rencontre qui sont devenues globuleuses, possèdent un noyau ovalaire muni d'un ou de deux nucléoles, et dont la masse, dépourvue de membrane enveloppante, prend une coloration gris bleuâtre uniforme par l'action de l'acide osmique.

Les cellules endothéliales des vaisseaux capillaires, des artérioles et des veinules se comportent comme les cellules du tissu conjonctif. Il s'y manifeste d'abord des vacuoles, puis des granulations franchement graisseuses.

Il en est de même pour les cellules endothéliales de la gaîne lamelleuse; mais le processus s'y passe plus tardivement et s'y montre d'une façon moins prononcée que dans les autres cellules dont nous venons de nous occuper.

En résumé, dans le segment périphérique d'un nerf sectionné, toutes les masses protoplasmiques : protoplasma du segment interannulaire, protoplasma des cellules conjonctives, protoplasma des cellules endothéliales des vaisseaux et des cellules endothéliales de la gaîne lamelleuse, s'infiltrent de granulations graisseuses.

Nous devons nous demander par quel mécanisme il s'accumule de la graisse dans l'intérieur de ces diverses espèces de cellules. Pour essayer de nous en rendre compte, reportons-nous à l'expérience que nous avons faite il y a quelques jours, en introduisant de la myéline dans la cavité péritonéale d'un cochon d'Inde. Vous vous rappelez (voy. t. I, p. 504) que, vingt-quatre heures après l'injection, les cellules endothéliales du grand épiploon sont chargées de granulations graisseuses. Cherchant à expliquer ce phénomène, je vous ai dit que très-probablement la matière grasse de la myéline est transformée en un savon soluble et absorbée à cet état par les cellules endothéliales, dans l'intérieur desquelles elle reprend ensuite ses caractères optiques.

Il doit se produire, dans le segment périphérique d'un nerf sectionné, des modifications analogues de la myéline. Très-probablement, cette substance, sous l'influence de l'activité du protoplasma du segment interannulaire, subit une première digestion, par suite de laquelle elle est transformée en un savon organique, de telle sorte que, sans être détruite, la graisse qui en fait partie devient soluble. A cet état, celle-ci serait dialysée par la membrane de Schwann et, se répandant dans l'espace lymphatique du faisceau nerveux, arriverait au contact des cellules connectives et des cellules endothéliales des vaisseaux et de la gaîne lamelleuse. Le protoplasma de ces diverses cellules absorberait ces matières grasses solubles, et les transformant ensuite leur rendrait leurs caractères optiques primitifs.

Une observation que nous avons faite il y a peu de temps vient à l'appui de cette hypothèse. Vous vous rappelez que, vers le vingtième jour après la section, nous avons remarqué, dans l'intérieur d'un même tube nerveux, des boules de myéline fortement colorées par l'acide osmique à côté d'autres qui étaient à peine teintées (voy. p. 9). Nous avons dû attribuer le peu de coloration de ces dernières à ce qu'elles contiennent une moins forte proportion de matière grasse. Cette observation prouve que, pendant la dégénération, la constitution chimique de la myéline change, et elle vient nous confirmer dans l'opinion que nous avons émise, à savoir que les granulations graisseuses accumulées dans tous les éléments cellulaires du faisceau nerveux proviennent de la décomposition de cette substance.

Nous avons examiné avec attention et dans tous ses détails la dégénération du segment périphérique d'un nerf sectionné. Maintenant que nous avons une connaissance exacte de tous les faits relatifs à cette dégénération, nous devons nous demander quelle est leur nature. Les altérations que nous avons vues se produire dans les tubes nerveux sont-elles passives, analogues à la mort, à la gangrène, à l'atrophie; ou bien sont-elles au contraire le résultat d'un processus actif, tel que celui de l'inflammation ou de la formation des tumeurs?

VINGT-DEUXIÈME LEÇON

(27 FÉVRIER 1877)

Dégénération des nerfs sectionnés.

Nature du processus dégénératif. — Distinction des processus actifs et des processus passifs. — Ostéite et nécrose. — La dégénération des nerfs est un processus actif. Preuves à l'appui : la vie fonctionnelle du cylindre-axe ne cesse qu'au moment où il est interrompu par le protoplasma ; il ne peut donc agir comme un corps étranger qui déterminerait une irritation. Le processus est d'autant plus rapide que l'animal est plus vigoureux.

Écrasement d'un nerf avec une pince pour étudier les phénomènes qui se produisent aux extrémités des segments. — Résultats : Hémorrhagie et épanchement de myéline à l'intérieur de la gaîne lamelleuse. — Les globules rouges et les gouttes de myéline sont absorbés par les cellules lymphatiques.

ÉTUDE DES BOURGEONS TERMINAUX DES SEGMENTS. — Leur forme et leur aspect. — Précautions à prendre pour les dissocier.

Bourgeon central : Conservation, hypertrophie et striation du cylindre-axe. — Cette striation démontre que le cylindre-axe est constitué par des fibrilles.

MESSIEURS,

A la fin de la précédente leçon, nous plaçant au point de vue de la pathologie générale, nous nous sommes demandé quelle est la nature de la dégénération des nerfs. Reprenons aujourd'hui cette question, et cherchons à déterminer si ce processus, que l'on nomme couramment processus dégénératif, est en réalité, comme ce nom semble l'indiquer, un processus passif, ou bien s'il est au contraire de nature active.

En théorie, la distinction des processus actifs et des processus passifs se fait avec la plus grande précision, mais, lorsqu'on aborde le domaine des faits, elle est loin d'être aussi simple. Il me serait facile de vous le montrer en citant quelques exemples tirés, soit de la pathologie clinique, soit de la pathologie expérimentale.

Pour bien vous faire saisir la différence entre un processus actif et un processus passif, je vais choisir un tissu parfaitement connu, le tissu osseux, et décrire sommairement deux des altérations pathologiques de ce tissu, qui peuvent être regardées comme des types de ces deux sortes de processus : l'ostéite et la nécrose.

Nous avons à considérer dans les os le tissu osseux et le tissu médullaire. Le tissu osseux est formé par des cellules qui constituent essentiellement les corpuscules osseux, et par une substance qui donne aux os leur solidité, la substance osseuse. Le tissu médullaire a une structure assez compliquée, qu'il n'est pas nécessaire de décrire ici; il suffit que je vous dise qu'il renferme des cellules de formes diverses, parmi lesquelles se remarquent des cellules adipeuses en nombre plus ou moins considérable.

Cela posé, quels sont les phénomènes qui se produisent quand une cause d'irritation quelconque, intérieure ou extérieure, vient déterminer une inflammation de l'os? Ces phénomènes consistent dans une suractivité nutritive et formative de tous les éléments cellulaires de l'os et de la moelle. Parmi ces éléments, considérons spécialement les cellules adipeuses. Elles sont formées, comme vous le savez, d'une membrane, d'un noyau entouré de protoplasma et d'une masse graisseuse. Nous avons insisté à une autre occasion (voy. t. I, p. 115-121) sur l'analogie que présentent ces cellules avec les segments interannulaires des tubes nerveux; l'exemple sera donc bien choisi pour la comparaison que nous voulons faire. En examinant les cellules adipeuses de la moelle des os, lorsqu'elles sont atteintes par l'inflammation, nous y reconnaîtrons l'hypertrophie du noyau, l'abondance plus considérable du protoplasma et la destruction progressive de la graisse. A un stade plus avancé, nous verrons se produire la multiplication des noyaux, et finalement, à la place d'une seule cellule, il y aura deux, trois, quatre cellules nouvelles. C'est là un des modes de formation des éléments cellulaires embryonnaires si abondants que l'on rencontre dans les os enflammés.

Mais que devient la substance osseuse pendant cette multiplication? Cette substance, qui fait la force et la résistance des os, que le couteau peut à peine entamer, que le feu respecte en partie, que les acides les plus énergiques ne dissolvent pas complétement, est rongée et disparaît par places. Les cellules embryonnaires, ces éléments si mous et si délicats, suffisent pour la détruire. Sur les bords des espaces médullaires, aussi bien dans les canaux de Havers du tissu compacte que dans les lacunes du tissu spongieux, on voit se creuser des cavités nouvelles. Les cellules jeunes qui les remplissent sont les agents actifs de leur formation, et elles les agrandissent progressivement aux dépens de la substance osseuse. En résumé, et je passe à dessein sur tous les détails pour ne pas allonger cet exposé, vous voyez qu'il se manifeste ici d'abord une suractivité des éléments cellulaires, et que la destruction du tissu osseux est un phénomène consécutif déterminé par l'action des cellules nouvelles.

Donc, dans l'ostéite la plus franche et la plus simple, il se passe des phénomènes actifs dans les cellules, passifs ou régressifs dans la substance osseuse. Cependant il ne viendra à l'idée d'aucun pathologiste de dire que l'ostéite est caractérisée essentiellement par une régression ou par une dégénération.

Voyons maintenant quel est le processus de la nécrose, cette mort partielle, la plus anciennement connue.

Lorsque, sous l'influence d'une des nombreuses causes que je n'ai pas à énumérer ici, une portion d'un os a été frappée de mort, cette portion agit comme un corps étranger et constitue une épine inflammatoire. Tout autour d'elle se produisent des phénomènes d'ostéite, et l'inflammation, se traduisant alors par tous ses phénomènes cliniques, se termine presque toujours par une suppuration plus ou moins intense et plus ou moins prolongée. Sans entrer dans la description de ces phénomènes, je me contente de vous faire remarquer que nous avons ici un phénomène primitif de mort, qui donne lieu consécutivement à une suractivité formatrice assez intense pour amener la production de pus, la formation d'abcès, etc.

Dans l'une et dans l'autre des deux affections que je viens de décrire brièvement, nous observons donc des phénomènes analogues ; d'une part, suractivité des cellules ; de l'autre, destruction et mort du tissu : mais, dans l'ostéite, la suractivité et la prolifération des cellules sont primitives, et la destruction du tissu n'en est que la conséquence ; le phénomène essentiel est donc un processus actif ; dans la nécrose, au contraire, la prolifération des cellules est consécutive à la mort d'une portion d'os, et le phénomène essentiel est un processus passif.

La distinction entre les deux espèces de processus étant bien établie par cet exemple, revenons à la question qui nous occupe et demandons-nous si les phénomènes primordiaux que nous avons observés dans les tubes nerveux des nerfs sectionnés sont actifs ou passifs, s'ils sont comparables à l'ostéite ou à la nécrose.

Le gonflement du noyau interannulaire, sa multiplication par division, la section du cylindre-axe en certains points par le protoplasma cellulaire sont des faits si analogues à ce qui se manifeste dans l'ostéite que, dès l'abord, nous sommes portés à considérer la dégénération comme un processus actif. Cependant, dans une question aussi importante, ces premières ressemblances ne sauraient nous suffire pour établir notre jugement, et il est nécessaire auparavant que nous discutions tous les points de vue auxquels on peut se placer. Il serait possible, en effet, que, la mort atteignant d'abord le cylindre-axe et la myéline, ces éléments eussent agi ensuite comme une épine, à la manière d'une portion d'os nécrosée, pour déterminer l'accroissement du protoplasma et la multiplication des noyaux.

Plusieurs faits nous démontrent qu'il n'en est pas ainsi. Le premier que je vous signalerai est la coïncidence entre la perte des fonctions et l'altération histologique du segment périphérique. Il est aisé de constater cette coïncidence de la façon suivante : après avoir pratiqué la section d'un nerf, on examine de temps à autre son segment périphérique au point de vue de la conservation des propriétés. Au moment où il ne manifeste plus de pouvoir excito-moteur, on l'enlève et on le plonge dans l'acide osmique. En examinant ensuite les tubes nerveux après les avoir dissociés, on reconnaît que les cylindres-axes sont coupés par le protoplasma. En répétant cette expérience sur divers animaux, chez lesquels l'excitabilité se perd après des périodes de temps variées, nous avons pu nous assurer que la cessation des fonctions du nerf coïncide toujours avec le moment précis où les cylindres-axes sont coupés. Nous sommes en droit de conclure de ces observations que l'élément essentiel du tube nerveux, le cylindre-axe, est resté vivant jusqu'au moment où sa continuité a été interrompue; par conséquent il n'a pas pu agir comme un corps étranger pour déterminer la suractivité cellulaire; c'est au contraire cette suractivité qui a précédé et causé sa destruction.

Un second fait qui confirme notre manière de voir, c'est que, comme nous vous l'avons montré, la perte des propriétés est la plus rapide, lorsque la vie est la plus active; elle se produit plus tôt chez l'animal jeune que chez l'adulte; chez les animaux affaiblis ou mal nourris, elle survient au contraire plus tardivement.

D'après l'ensemble de ces observations, nous pouvons affirmer que l'hypertrophie du protoplasma et du noyau et la multiplication de ce dernier sont les phénomènes primitifs, dont les autres ne sont que la conséquence, et que la dégénération des nerfs est essentiellement un processus actif, comme l'ostéite.

Dans l'étude que nous avons faite des altérations du segment périphérique d'un nerf sectionné, il est une partie que j'ai négligée à dessein. Vous avez remarqué qu'après avoir étudié les phénomènes inflammatoires qui se passent dans les premières heures au voisinage même de la plaie (voy. t. I, p. 291 et suivantes), j'ai excepté expressément cette portion du nerf dans la description que j'ai donnée des altérations subséquentes : j'ai dû agir ainsi pour simplifier et rendre plus claire la description de ce processus si compliqué. D'autre part, comme les modifications qui se produisent aux extrémités du segment périphérique et du segment central se rattachent intimement à la régénération, leur description sera mieux placée ici, où elle me servira de transition entre les faits que je vous ai exposés jusqu'à présent, et les phénomènes de régénération, dont je vous entretiendrai dans la prochaine leçon.

Je vous ai parlé (voy. t. I, p. 511) de l'hémorrhagie produite par la division du nerf, de l'hémostase subséquente et de la légère inflammation qui survient ensuite et qui amène une diapédèse des globules blancs. Nous avons noté aussi l'issue d'une certaine quantité de myéline au moment même où l'on pratique la section du cordon nerveux. Un peu plus tard, la myéline des tubes ouverts, se gonflant aux dépens du plasma voisin qu'elle absorbe, distend la gaîne de Schwann et s'en échappe pour s'épancher entre les tubes nerveux. Tels sont les faits que l'on observe le premier et le second jour.

Continuons maintenant cette étude et poursuivons l'analyse des phénomènes qui se produisent au niveau des extrémités sectionnées à partir du second jour jusqu'à la fin du processus dégénératif.

Pour mieux nous rendre compte de ces phénomènes, aussi bien de ceux que nous avons déjà décrits que de ceux dont nous allons nous occuper maintenant, nous avons fait l'expérience suivante : Chez un rat, nous avons dénudé le nerf sciatique et nous l'avons écrasé en un point entre les mors d'une pince, sur une longueur de deux millimètres environ. Notre but était de produire dans ce nerf des phénomènes semblables à ceux que la section y détermine, tout en ménageant la gaîne lamelleuse de son gros faisceaux nerveux. Cette gaîne devait former ainsi entre les deux segments une boîte cylindrique, dans laquelle les éléments ou portions d'éléments altérés resteraient contenus, de manière à nous permettre d'en faire une observation complète.

La plaie ayant été recousue soigneusement, nous avons abandonné l'animal à lui-même. Trois jours après, ayant dénudé de nouveau le nerf, nous avons facilement reconnu la partie écrasée; nous avons constaté qu'au-dessous de ce point le nerf avait absolument perdu ses propriétés, tandis qu'au-dessus sa sensibilité était conservée. L'écrasement avait donc produit le même effet que la section.

Nous avons alors enlevé un fragment du nerf contenant à son milieu la partie écrasée, et, après l'avoir fixé par l'acide osmique, nous avons pu en faire des préparations très-instructives, en le dissociant incomplétement sur la lame de verre et en le colorant ensuite par le picrocarminate.

L'examen de ces préparations montre que, dans la portion écrasée par la pince, quelques-unes seulement des gaînes de Schwann ont résisté à la pression. La myéline y est divisée en petits fragments ou disposée en boules. Les cylindres-axes y sont très-probablement détruits; du moins il n'est pas possible de les apercevoir. Au-dessus et au-dessous de la partie comprimée, qui est faiblement teintée par l'acide osmique, les tubes nerveux présentent un léger renflement et possèdent une coloration noirâtre beaucoup plus accusée, et plus foncée même que celle d'un tube nerveux normal. Il s'est produit là un refoulement de la myéline dans les parties voisines, analogue à celui que nous avons déterminé dans l'expérience où nous avons comprimé un nerf sciatique de grenouille à l'aide d'une serre-fine (voy. t. I, p. 61). La ressemblance des deux parties du nerf ne s'étend pas plus loin. En effet, tandis qu'au-dessus de la portion écrasée les tubes nerveux paraissent normaux, dans la portion inférieure, au contraire, nous observons la segmentation caractéristique de l'altération dite dégénérative.

Examinons maintenant en détail la portion écrasée. Non-seulement la plupart des tubes nerveux sont hachés et détruits, de telle sorte que la myéline s'en est échappée et s'est répandue partout, mais les vaisseaux aussi ont été divisés.

Il s'est même produit une hémorrhagie au moins aussi abondante qu'après la section du nerf.

Au moment où nous pratiquons l'examen, c'est-à-dire trois jours après l'opération, il existe une inflammation légère, par suite de laquelle de nombreuses cellules lymphatiques se sont répandues dans la boîte formée par la gaîne lamelleuse et se sont trouvées en présence des gouttes de myéline et des globules rouges du sang. Comment se sont-elles comportées vis-à-vis de ces derniers éléments? Elles les ont absorbés les uns et les autres, de la même manière que les cellules lymphatiques de la cavité péritonéale ont absorbé la myéline et le vermillon que nous y avions injectés (voy. t. I, p. 305).

En examinant la préparation que je mets sous vos yeux, vous reconnaîtrez facilement les cellules dont je vous parle. Elles se montrent sous la forme de masses arrondies ou ovalaires, beaucoup plus grandes que les cellules lymphatiques normales, et sont chargées de granulations graisseuses d'un jaune-brun (Pl. IV du tome I, fig. 6). Quelques-unes contiennent des globules rouges du sang en assez grand nombre, jusqu'à dix ou quinze; d'autres sont remplies de grosses gouttes de myéline; certaines renferment à la fois de la myéline et des globules sanguins. De plus, toutes, sans exception, présentent un piqueté brunâtre dû à la multitude des granulations graisseuses colorées par l'osmium qui sont logées dans leur intérieur. La dimension de ces cellules est si considérable que nous aurions peine à les reconnaître pour des cellules lymphatiques, si l'expérience que nous avons faite en injectant de la myéline dans la cavité péritonéale ne nous avait pas appris combien ces éléments sont susceptibles d'augmenter de volume.

Que deviennent ces cellules lymphatiques? Chargées de leur bagage, en train de digérer la myéline qu'elles ont absorbée, elles vont trouver les ganglions lymphatiques, dans lesquels elles s'arrêtent. Ces ganglions sont en effet gonflés, comme nous avons pu le constater; peut-être reconnaîtrait-on encore la myéline dans leur intérieur, mais c'est une observation que nous n'avons pas faite, parce qu'elle nous aurait entraînés au delà des limites de nos recherches.

L'écrasement d'un nerf produit donc les mêmes effets que sa section. Cependant, pour les études que nous allons poursuivre maintenant, et qui doivent porter sur les extrémités des deux segments, ce n'est pas un procédé à recommander. En effet, quand on examine un nerf écrasé, on ne peut reconnaître au juste la limite de la portion sur laquelle a porté directement l'action de la pince et de celle où se sont produites des lésions secondaires. Il est donc préférable de recourir à la section, et mieux encore à la résection du nerf. En effet, si l'on retranche, au moyen de deux sections très-franches, une petite longueur du cordon nerveux, les extrémités du segment inférieur et du segment supérieur, écartées l'une de l'autre, seront plus faciles à enlever et à dissocier.

Réséquons un petit fragment du nerf sciatique d'un rat albinos jeune adulte; attendons trois jours et sacrifions l'animal au commencement du quatrième. Dégageons les deux segments du nerf au moyen de petits crochets mousses, en ayant soin de ne toucher à leur extrémité ni avec le scalpel, ni avec les ciseaux ou la pince, et enlevons de chacun d'eux une portion d'un demi-centimètre environ de longueur, en prenant les plus grandes précautions pour ne pas l'altérer.

Nous remarquerons tout d'abord, au niveau de la section, aussi bien dans le bout central que dans le bout périphérique, un léger renflement de couleur rosée. Cette couleur est due en partie aux globules rouges répandus entre les extrémités des tubes nerveux, en partie à la congestion ou au gonflement des vaisseaux. Quant aux renflements de ces extrémités que nous nommerons désormais bourgeons terminaux, ils sont dus au gonflement de la myéline dans les tubes nerveux, et à la présence d'une grande quantité de cellules lymphatiques, qui se sont chargées de gouttes de myéline et de globules rouges du sang.

Après avoir reconnu l'existence de ces renflements terminaux, plongeons les deux segments dans une solution d'acide osmique au centième. Comme ils ne sont ni longs ni épais, il suffira d'un séjour de une à trois heures dans ce réactif pour en fixer les éléments; il est essentiel de ne pas les y laisser plus longtemps, puisque nous nous proposons de colorer ensuite par le carmin les noyaux et les cylindres-axes. Tous les détails que je vous donne ici ont une grande importance, parce que, si l'on n'y accorde pas l'attention nécessaire, on ne réussira pas à observer les faits dont je vais vous entretenir; c'est pour cette raison que j'y insiste et que je mets autant de soin à vous les indiquer.

Comme les éléments nerveux dans le bourgeon sont extrêmement délicats et extrêmement fragiles, même après l'action de l'acide osmique, il n'est pas possible d'y appliquer directement la pince ou les aiguilles sans les altérer profondément. Voici comment il faut procéder : si le segment nerveux a plusieurs faisceaux, on commence par les séparer les uns des autres dans l'eau en agissant avec deux pinces sur l'extrémité du segment opposée au bourgeon. Choisissant maintenant un de ces faisceaux, le plus gros par exemple, nous le trouvons entouré de tissu conjonctif et enveloppé de sa gaîne lamelleuse, dont il faut d'abord le débarrasser. A cet effet, nous le divisons sur une petite longueur au niveau de la section fraîche, soit avec des ciseaux, soit avec les aiguilles; puis, continuant toujours à opérer sous l'eau, nous saisissons avec deux pinces les deux portions de cette extrémité divisée, et, les écartant l'une de l'autre, nous arrivons, en déchirant la gaîne lamelleuse, à séparer le segment nerveux en deux parties. Lorsque cette gaîne est enlevée, rien n'est plus facile que d'isoler les fibres les unes des autres dans toute la région qui ne correspond pas au bourgeon terminal; mais il n'en est pas de même dans ce dernier, car l'exsudat hémorrhagique et l'exsudat inflammatoire y ont englobé les tubes nerveux dans une sorte de mastic résistant et élastique tout à la fois. Aussi la dissociation à ce niveau est-elle longue et très-délicate; elle exige beaucoup d'adresse et une longue habitude pour donner un résultat convenable, puisque, je vous le répète, il ne faut jamais toucher avec les instruments les éléments qui nous intéressent et que nous voulons observer dans le bourgeon. Quand la préparation est faite, on commence par l'examiner dans l'eau; puis on la colore par le picrocarminate, auquel on substitue ensuite très-lentement la glycérine. C'est immédiatement après la dissociation, et quand la préparation est encore dans l'eau, qu'elle est la plus convenable pour l'observation de certains détails dont je vais vous entretenir tout d'abord.

Afin de rendre plus clair dans son ensemble l'exposé des faits que je dois vous décrire, j'intervertirai l'ordre que nous avons suivi jusqu'ici, et, au lieu de vous parler d'abord du bourgeon périphérique, je commencerai par décrire ce que l'on observe dans le bourgeon central.

Avant tout, je dois attirer votre attention sur un phénomène capital vis-à-vis duquel tous les autres rentrent au second plan. Lorsque vous examinerez le bourgeon central du nerf sciatique d'un rat, enlevé trois jours après la section, fixé par l'acide osmique et dissocié avec les précautions que je viens de vous indiquer, vous serez tout d'abord frappés de voir que, dans un grand nombre de tubes nerveux, le cylindre-axe hypertrophié remplit à lui seul, sur une portion plus ou moins considérable de leur longueur, tout le calibre de la gaîne de Schwann. Vous remarquerez en outre que, dans ces cylindres-axes, la striation longitudinale est beaucoup plus distincte qu'elle ne l'est à l'état normal.

J'ai disposé devant vous deux préparations sur lesquelles vous pourrez vous convaincre de la conservation, de l'hypertrophie et de la striation du cylindre-axe dans les tubes nerveux du bourgeon central. Ce fait est d'une importance considérable et je dois m'y arrêter un peu plus longuement. Je commencerai par vous donner à ce sujet l'opinion de quelques auteurs. Hjelt[1], dans le mémoire que j'ai déjà eu l'occasion de vous citer, admet la dégénération du bout central. Depuis quelques années, Neumann, qui s'est beaucoup occupé des modifications des nerfs sectionnés, a repris cette opinion, et récemment encore il a fait faire à Eichhorst[2], un de ses élèves, un travail dans lequel ses idées sur cette question se trouvent à peu près reproduites. Comme ce mémoire est, à l'exception de celui d'Engelmann, le plus récent qui ait paru sur la dégénération des nerfs, je dois vous en parler ici.

D'après Eichhorst, les tubes nerveux se comportent de la même façon dans le bourgeon central et dans le bourgeon périphérique. Or, dans le bourgeon périphérique, comme nous allons le voir bientôt, le cylindre-axe ne se conserve pas, il est absolument détruit. Je ne comprends donc pas comment Eichhorst a pu dire que la dégénération

[1] Hjelt. *Ueber die Regeneration der Nerven.* Arch. de Virchow, t. XIX, p. 352.

[2] Eichhorst. *Ueber Nervendegeneration und Nervenregeneration*, Arch. de Virchow, 1873, t. LIX, p. 1.

était la même dans les deux bouts d'un nerf sectionné. Cependant, il faut considérer que cet auteur n'a pas reconnu les étranglements annulaires ni les segments interannulaires, et qu'il en nie tout simplement l'existence. S'il n'a pu réussir à faire une observation aussi simple et aussi élémentaire, nous ne devons pas nous étonner qu'il se soit trompé dans l'appréciation de faits aussi délicats à analyser que ceux qui se passent dans les bourgeons nerveux.

Passons donc, et n'encombrons pas cette question déjà assez ardue d'un historique vraiment puéril. Je n'aurais même pas parlé d'Eichhorst, si Engelmann, dans son dernier travail sur ce sujet, n'était pas venu dire qu'il trouve l'opinion de cet auteur parfaitement fondée et qu'il s'y rattache complétement.

Je reprends l'étude des tubes nerveux dans le bourgeon central, pour vous donner quelques détails sur l'hypertrophie et la striation du cylindre-axe. Dans quelques-uns de ces tubes, comme je vous l'ai dit, cet élément a augmenté de volume, de manière à remplir à peu près complétement le calibre de la gaîne de Schwann. L'espace étroit qui sépare le contour de cette dernière de celui du cylindre-axe disparaît même dans certains points, où les deux contours sont dès lors confondus en un seul.

Sur d'autres points, on observe, entre la gaîne de Schwann et le cylindre-axe, des groupes de granulations graisseuses ou des amas de boules de myéline plus ou moins considérables; on y distingue, en outre, lorsque la préparation est colorée, des noyaux allongés et aplatis, sur lesquels je reviendrai plus loin.

J'ai placé sous un de ces microscopes une préparation où vous reconnaîtrez, sur un même tube nerveux, les principales modifications que ces éléments subissent dans le bourgeon central (Pl. I, fig. 7).

Dans la portion de ce tube la plus voisine de la section, le cylindre-axe remplit seul la gaîne de Schwann; un peu plus loin, vous le verrez accompagné de granulations graisseuses; plus loin encore, il se montre au milieu de sa gaîne médullaire intacte; puis, cette gaîne s'interrompt brusquement sur une certaine longueur pour laisser le cylindre-axe entouré seulement d'une couche de protoplasma, et elle reprend ensuite de manière à donner au tube son aspect normal.

L'examen de ce même tube nerveux vous permettra de reconnaître un autre fait très-important, que je signale à votre attention. En quelques points, par suite de la dissociation, il a subi des inflexions, auxquelles participe le cylindre-axe. Si vous examinez attentivement les stries longitudinales de cet élément, vous verrez qu'elles forment, au niveau de ces inflexions, des images analogues à celles que donnerait un faisceau de fibrilles qui serait infléchi.

Cette observation m'a amené à admettre, au sujet du cylindre-axe, l'opinion de Waldeyer et de Max Schultze, à savoir que cet élément est constitué par un faisceau de fibrilles nerveuses. A l'état normal, ces fibrilles sont si exactement agencées qu'il est impossible de les distinguer; ici, au contraire, elles sont nettement visibles, parce qu'elles sont légèrement écartées les unes des autres. Peut-être s'est-il introduit du plasma entre les fibrilles du cylindre-axe, peut-être aussi y existe-t-il à l'état normal une substance interfibrillaire qui maintenant serait gonflée? Quelle que soit la cause du phénomène que nous venons de constater, il n'en établit pas moins nettement la constitution fibrillaire du cylindre-axe.

En terminant, permettez-moi de vous faire remarquer que l'observation d'une disposition pathologique vient nous aider à déterminer la structure normale d'un élément. Ainsi se trouve confirmé une fois encore qu'entre l'anatomie générale normale et l'anatomie pathologique générale, il n'y a pas de différence essentielle, et que ces deux sciences se complètent et se confondent.

VINGT-TROISIÈME LEÇON

(1er MARS 1877)

Dégénération et régénération des nerfs sectionnés.

ÉTUDE DES BOURGEONS TERMINAUX DES DEUX SEGMENTS. — *Bourgeon central.* (Suite.) — Les cellules lymphatiques pénètrent dans l'intérieur des gaînes de Schwann, et y digèrent la myéline; elles se présentent comme des masses ovoïdes contenant de petites gouttes de myéline ou des granulations graisseuses. — Les globules rouges du sang pénètrent également dans les tubes nerveux. — Hypothèse sur le mécanisme de leur pénétration.

Irrégularité du processus dégénératif dans le bourgeon central. — Sa nature : ce n'est pas une nécrobiose, comme le croit Engelmann. — Sa limite : il ne s'arrête pas nécessairement au premier étranglement annulaire.

Bourgeon périphérique. — Modifications analogues à celles du bourgeon central, sauf que le cylindre-axe n'est pas conservé.

RÉGÉNÉRATION DES NERFS SECTIONNÉS.

Historique : Travaux de Waller, de Schiff, de Philippeaux et Vulpian, de Neumann et de Remak.

ÉTUDE HISTOLOGIQUE : Raisons pour lesquelles le pneumogastrique convient mieux pour ces recherches que le sciatique. — Distinction des faits simples et des faits bizarres.

FAITS SIMPLES OBSERVÉS DANS LA RÉGÉNÉRATION. — *Segment périphérique.* — Fibres correspondant à des gaînes de Schwann vides. — Fibres contenant des boules de myéline. — Fibres contenant un ou plusieurs tubes nerveux de nouvelle formation.

Étranglements et noyaux des tubes nouvellement formés. — Longueur de leurs segments.

Nouveaux tubes non contenus dans une ancienne gaîne. — Ils sont souvent accompagnés d'une fibre de Remak ou d'un tube nerveux très-petit. — Masses de myéline isolées, constituées par des fragments des anciens tubes.

MESSIEURS,

Nous nous sommes occupés, en dernier lieu, des phénomènes qui se produisent dans les bourgeons terminaux d'un nerf sectionné, au voisinage immédiat de la plaie.

A propos du bourgeon central, je vous ai signalé un fait capital, la conservation du cylindre-axe. J'ai insisté sur ce point, et j'ai attiré votre attention non-seulement sur l'hypertrophie de cet élément, mais aussi sur sa striation bien nette. Vous avez remarqué que les stries qu'il présente se déplacent les unes par rapport aux autres, ce qui permet de reconnaître qu'elles correspondent en réalité à des fibrilles. Je vous ai dit que la netteté avec laquelle se distinguent, dans ce cas, les fibrilles cylindraxiles tient probablement à l'interposition d'une substance liquide ou semi-liquide.

Je passe maintenant aux phénomènes de second ordre. Il en est un que je vous indiquerai tout d'abord, et qui se manifeste entre le troisième et le douzième jour après la section, c'est l'apparition, entre le cylindre-axe et la gaîne de Schwann, de gouttes de myéline isolées ou en petits groupes.

Un autre fait, que vous observerez souvent à la même période et que vous avez pu remarquer sur la préparation que j'ai soumise à votre observation dans la leçon précédente (Pl. I, fig. 7), c'est la conservation complète de la gaîne de myéline dans certains points des tubes nerveux, tandis que, au-dessus et au-dessous de ces points, elle a disparu en subissant la régression granuleuse. Cette transformation de la myéline est absolument différente, comme il est facile de s'en convaincre, de la segmentation qui se produit dans le segment périphérique.

Le plus souvent, dans les tubes nerveux du bourgeon central, au lieu de rencontrer de la myéline à ces divers états de désagrégation, on remarque des groupes de petites granulations graisseuses, que l'acide osmique a colorées en jaune-brun. Chacun de ces groupes contient un noyau que l'on rend évident par la coloration au carmin. Un même tube nerveux renferme fréquemment un grand nombre de groupes de ce genre. Après le troisième, le quatrième, le cinquième jour, il n'est pas rare d'observer de ces groupes qui, outre les petites granulations graisseuses, contiennent aussi des gouttes de myéline.

En étudiant ces faits avec attention et en étageant mes préparations, de manière à en avoir à diverses phases du processus, je suis arrivé à me convaincre que ces groupes de granulations correspondent à des cellules lymphatiques. Ces cellules, qui se trouvent en abondance à l'extrémité du nerf sectionné, et qui se chargent d'une grande quantité de granulations graisseuses et aussi de gouttelettes de myéline (voy. t. I, p. 510), s'insinuent entre la gaîne de Schwann et le cylindre-axe, et pénètrent dans le tube nerveux jusqu'à un niveau plus ou moins élevé.

Il y a quelques années, un fait de ce genre aurait paru tout à fait invraisemblable; mais aujourd'hui que l'on connaît les nombreuses migrations des cellules lymphatiques, cette pénétration n'a plus rien de surprenant. Vous pourrez observer dans un instant, sur une de ces préparations (voy. Pl. I, fig. 5), un tube nerveux dans lequel la myéline est refoulée sur un des côtés; entre elle et la gaîne de Schwann sont logées à la file un certain nombre de ces cellules. A mesure que l'on examine un point du tube plus voisin de la section, on remarque que les cellules lymphatiques occupent une portion plus notable de son calibre, et, tout à fait près de son extrémité, elles le remplissent. Ces cellules sont du reste absolument semblables à celles qui sont libres entre les tubes nerveux, dans d'autres points de la préparation.

Cette observation nous conduit à une explication complète du phénomène. Les cellules lymphatiques se glissent d'abord dans les tubes nerveux et s'y étagent, puis elles digèrent peu à peu la myéline qui se trouve à leur portée; c'est pour cela que dans un stade ultérieur le calibre d'un certain nombre de tubes est complétement rempli de groupes de granulations graisseuses fines au centre desquels il existe des noyaux.

Mais les cellules lymphatiques ne sont pas les seuls éléments qui pénètrent dans l'intérieur des tubes nerveux; on y remarque aussi des globules rouges du sang. Ce fait, que j'ai observé sur le bourgeon supérieur d'un nerf sciatique du rat trois jours après la section, m'a beaucoup surpris. Au premier abord, j'ai cru à une illusion causée par la superposition des objets. Vous savez que des erreurs de ce genre se commettent souvent lorsque l'on n'a pas à sa disposition de bons objectifs; mais, en faisant l'examen dans de bonnes conditions, je me suis convaincu que les globules rouges sont bien à l'intérieur de la gaîne de Schwann.

Comment s'expliquer l'entrée de ces globules dans les tubes nerveux? Les globules rouges, vous le savez, ne possèdent pas de mouvements amiboïdes; ils n'ont donc pas pu s'introduire dans les gaînes de Schwann par leur activité propre. J'ai pensé d'abord, et c'était l'hypothèse la plus probable, qu'ils avaient été englobés par des cellules lymphatiques et transportés par elles dans l'intérieur des gaînes de Schwann; mais j'ai dû renoncer, en partie du moins, à cette explication quand j'ai vu, dans certains tubes, les globules rouges disposés en série et pressés les uns contre les autres, absolument comme ils le sont dans les capillaires sanguins. Voici, selon moi, quel est le mécanisme de ce phénomène : vous avez vu qu'à l'extrémité ouverte des tubes nerveux la myéline se gonfle en absorbant le plasma; par suite de ce gonflement, elle écarte la gaîne de Schwann du cylindre-axe, et, lorsqu'elle s'échappe du tube, elle en laisse l'ouverture largement béante. Les globules rouges, sortis des vaisseaux au moment de la section du nerf, se trouvent en grande abondance à la surface de la plaie ; ils s'engagent d'abord dans l'extrémité élargie des gaînes de Schwann. Plus tard, ils sont portés plus ou moins haut dans l'intérieur du tube nerveux, et ils finissent par y occuper une grande partie de l'espace que la myéline a laissé libre en s'échappant.

Après avoir signalé les diverses modifications qui se produisent dans les tubes nerveux du bourgeon central, je dois insister d'une manière toute spéciale sur leur irrégularité. Si vous examinez avec soin plusieurs des tubes compris dans ce bourgeon, vous serez frappés des différences qu'ils présentent. Les uns sont à peine altérés ; d'autres possèdent un cylindre-axe hypertrophié ; quelques-uns montrent une segmentation analogue à celle des tubes du segment périphérique ; certains contiennent des globules rouges, d'autres enfin sont remplis par des cellules lymphatiques.

Je vous ferai remarquer encore, à propos des cellules lymphatiques qui se sont introduites dans les tubes nerveux, qu'elles s'attaquent d'abord aux boules de myéline isolées, puis à la gaîne médullaire, enfin au cylindre-axe lui-même. Ce dernier disparaît alors au voisinage de l'extrémité sectionnée, mais un peu au-dessus on le retrouve constamment.

Revenons maintenant sur un problème dont nous avons réservé la discussion. Où s'arrête le processus dont nous venons d'étudier les détails ? En d'autres termes, jusqu'à quel niveau remonte la transformation granuleuse de la myéline ? Va-t-elle jusqu'au premier étranglement annulaire ? S'y arrête-t-elle ou continue-t-elle au delà ?

Avant d'entrer dans l'examen de cette question, nous devons nous en poser une autre. Les altérations qui se manifestent dans le bourgeon central sont-elles des modifications régressives, ou sont-elles d'une autre nature? Les observations que nous avons faites nous permettent de dire d'emblée qu'il n'y a pas de régression pour le cylindre-axe, puisque cet élément est au contraire conservé et hypertrophié; tout au plus pourrait-on considérer comme une régression la désagrégation de la myéline.

Souvent cette désagrégation de la myéline s'arrête au premier étranglement annulaire, mais la barrière que celui-ci oppose à sa propagation n'est pas infranchissable, et quelquefois le processus s'étend au delà. Du reste, il s'arrête fréquemment aussi en deçà de l'étranglement, de sorte qu'au-dessous de celui-ci une certaine longueur du tube nerveux est conservée dans son état normal.

Ce dernier fait est intéressant à noter, précisément au point de vue de la nature des altérations dont nous nous occupons. Dans ces derniers temps, Engelmann[1], s'appuyant sur l'opinion de Neumann, a soutenu que, dans le bourgeon central, les altérations sont les mêmes que dans le bourgeon périphérique, et qu'elles doivent être considérées comme des phénomènes de mort. Le même auteur a soutenu que, dans le segment central, la mort atteint tout le segment interannulaire qui a été incisé, et qu'elle s'arrête au premier étranglement annulaire. Pour saisir cette conception d'Engelmann, il est nécessaire de connaître sa manière de voir sur le cylindre-axe. Vous vous souvenez (voy. t. I, p. 128)

[1] Engelmann. *Ueber Degeneration von Nervenfasern*, Arch. f. die gesammte Physiol., 1876, tome XIII, p. 480.

qu'il le considère comme constitué par des portions distinctes correspondant aux segments interannulaires, et soudées les unes aux autres au niveau des étranglements. Chacune de ces portions ferait donc partie intégrante de la cellule dans laquelle elle est logée. Il était naturel dès lors que la dégénération, entamant une de ces cellules, la comprît tout entière et s'étendît aussi bien au cylindre-axe qu'à la gaîne médullaire. Sans revenir sur la question de la continuité ou de la discontinuité du cylindre-axe, que nous avons discutée ailleurs (voy. t. I, p. 128), il nous suffira, pour réfuter l'erreur d'Engelmann, de constater que, dans le premier segment au-dessus de la section, le cylindre-axe est non-seulement conservé, mais hypertrophié.

L'interprétation d'Engelmann devient encore moins soutenable en présence d'un second fait, à savoir que les altérations ne s'arrêtent pas au premier étranglement annulaire. Au-dessus de cet étranglement, en effet, il se produit encore des modifications importantes. Elles consistent en ce que le segment interannulaire situé au-dessus de cet étranglement, au lieu de contenir un seul noyau, en possède plusieurs qui sont noyés dans une masse protoplasmique commune, disposée entre la myéline et la gaîne de Schwann (Pl. I, fig. 6).

Si nous examinons maintenant, en suivant exactement les mêmes méthodes, les tubes nerveux du bourgeon périphérique, nous y observerons des modifications semblables à celles des tubes du bourgeon central, avec cette différence que les cylindres-axes y ont disparu. Vers le douzième jour, la myéline, devenue granuleuse, s'est échappée sur une assez grande longueur des gaînes de Schwann ouvertes, de telle sorte que les tubes nerveux dégénérés ne contiennent plus que quelques rares boules de myéline, et sont presque uniquement constitués par des gaînes vides revenues sur elles-mêmes.

Tel est l'état dans lequel se trouvent les différentes parties du nerf au moment où la régénération commence.

RÉGÉNÉRATION DES NERFS SECTIONNÉS

La régénération des nerfs est un processus compliqué, d'une observation très-délicate. Aussi les différents auteurs qui s'en sont occupés ont-ils eu recours à des hypothèses pour interpréter les faits, qu'ils n'observaient du reste qu'imparfaitement. Bien plus, leur hypothèse elle-même leur a souvent tenu lieu d'observation; je veux dire qu'ils ont cru reconnaître dans leurs préparations ce qui devait s'y trouver d'après leur théorie.

Dans l'exposé que je vais entreprendre de cette question, je ferai soigneusement la part des faits et celle des hypothèses. Certains faits pourront m'échapper; mais, quant à ceux dont je vous parlerai, vous les verrez vous-mêmes et vous pourrez juger de la fidélité de ma description. Dans le domaine de l'expérience, en effet, on ne doit fonder son opinion sur l'autorité de personne; il ne faut admettre comme des faits démontrés que ceux dont il est possible à chacun de constater l'exactitude.

Reprenons d'abord en quelques mots l'historique de la question. Les auteurs qui ont traité de la régénération des nerfs ont subordonné leur manière de voir sur ce sujet à l'opinion qu'ils s'étaient faite de la dégénération, ce qui montre bien, comme je viens de le dire, que c'est la théorie qui les conduisait, même dans l'observation des phénomènes.

Waller pensait (voy. t. I, p. 275) qu'à la suite de la section tous les éléments du nerf, le cylindre-axe et la membrane de Schwann aussi bien que la myéline, subissent la dégénération et disparaissent complétement; par conséquent, tout est détruit quand la régénération commence. Il suivait nécessairement de là que la régénération est radicale, c'est-à-dire que les tubes nerveux de nouvelle formation n'empruntent absolument rien aux anciens. C'est en effet l'opinion que Waller a adoptée au sujet de la régénération; et, s'appuyant sur ce que l'on savait du développement des nerfs dans l'embryon, il est arrivé à la conclusion que les nouveaux nerfs proviennent du segment central.

M. Schiff[1], en étudiant le segment périphérique d'un nerf sectionné à l'aide de solutions de bichlorure de mercure, avait cru apercevoir le cylindre-axe dans l'intérieur des tubes dégénérés. Se fondant sur ce fait, il soutenait que le cylindre-axe est conservé dans les tubes nerveux du segment périphérique, et que la myéline seule y a disparu. Il ne pouvait dès lors admettre que les tubes nerveux se reforment de toutes pièces; aussi, d'après lui, toute la régénération est limitée à la reproduction de la myéline.

MM. Philippeaux et Vulpian se rangèrent à la manière de voir de M. Schiff.

Neumann, d'après lequel la myéline et le cylindre-axe, loin d'être détruits dans le segment périphérique, y disparaissent seulement parce qu'ils se confondent ensemble, admet naturellement que la régénération consiste simplement en une différenciation nouvelle de ces deux éléments.

[1] Pour la bibliographie, voyez tome I, p. 274.

La matière du cylindre-axe redevient cylindre-axe, la matière de la myéline redevient myéline.

Remak[1] a publié en 1862, sur le sujet qui nous occupe, un mémoire très-court (il n'a pas quatre pages), mais qui néanmoins a complétement changé la direction dans laquelle les histologistes étaient engagés. Il s'agit d'une simple observation faite pour ainsi dire par hasard. Un de ses anciens élèves, le docteur Behrend, pratiquait pour lui des sections de nerfs, et après un temps plus ou moins long, il lui apportait les pièces pour les examiner. La seule dont il soit question dans ce mémoire est un nerf sciatique de lapin enlevé six mois après la section. Remak y remarqua des tubes nerveux régénérés beaucoup plus minces que les normaux, et qui étaient contenus dans les anciennes gaînes de Schwann. Entre ces tubes et l'ancienne gaîne, il observa des amas de myéline. La conséquence qu'il fallait tirer de ce fait était qu'il se produit une néo-formation de tubes nerveux dans l'intérieur des anciens.

Examinons maintenant la théorie à laquelle Remak a été conduit par cette observation. Si des tubes nerveux nouveaux, se dit-il, se développent dans l'intérieur des anciens, aux dépens de quoi se forment-ils ? Ce ne peut être qu'aux dépens du cylindre-axe. Le cylindre-axe doit donc être conservé. Vous le voyez, ce n'est pas à la suite d'une observation directe, mais par induction, que Remak se rangea à l'opinion de M. Schiff. Il alla même plus loin ; comme il avait observé plusieurs tubes nerveux dans l'intérieur d'une ancienne gaîne de Schwann, il en conclut que le cylindre-axe se segmente pour les former. Par conséquent, d'après lui, non-seulement le cylindre-axe est conservé dans le segment périphérique pendant la pé-

[1] Remak, *Ueber die Wiedererzeugung von Nervenfasern*. Virchow's Arch., tome XXIII, p. 441.

riode de dégénération, mais encore il s'hypertrophie; il possède alors la propriété de se multiplier par segmentation longitudinale.

Remak n'a pas poursuivi ces recherches; il est probable que son attention en a été détournée par d'autres études. Mais, s'il avait fait une seule coupe transversale du segment périphérique, du quatrième au dixième jour après la section, il aurait reconnu que les cylindres-axes n'y sont pas conservés. Je n'ai pas besoin d'insister sur ce point; il y a peu de jours, nous avons examiné ensemble des préparations qui nous ont permis de nous former à ce sujet une opinion exacte et définitive. (Voy. p. 11, et t. I, p. 523.)

Je ne poursuivrai pas plus loin cet exposé historique; je passe de suite à l'étude expérimentale.

J'ai fait sur le sujet qui nous occupe des expériences nombreuses, il y a déjà longtemps. Plus récemment, je les ai reprises, afin de pouvoir vous montrer des préparations fraîches. C'est donc la seconde fois que je reprends cette question. Mes observations ont porté sur le lapin, le cochon d'Inde et le rat; ces animaux conviennent tout spécialement pour les expériences de cette nature, à cause de la rapidité avec laquelle se produisent chez eux la dégénération et la régénération des nerfs.

Les nerfs sectionnés ont été le sciatique et le pneumogastrique; mais je préfère le pneumogastrique, et voici pourquoi. Lorsque l'on a coupé le sciatique, la plaie guérit par première intention, si l'opération a été faite avec soin et proprement, et, si l'animal est vigoureux, sa santé n'en est d'abord pas altérée; mais bientôt il survient dans la patte paralysée des ulcérations qui s'étendent aux parties profondes et déterminent de la gangrène. On a beaucoup discuté sur le mécanisme de la production de ces altérations. Je ne m'en occuperai pas ici, parce qu'elles ne rentrent pas directement dans notre sujet. Si je vous en parle, c'est uniquement pour vous dire que souvent les animaux y succombent avant que les phénomènes de régénération du nerf soient suffisamment avancés pour l'étude.

On pourrait éviter cet inconvénient en ne coupant qu'un ou deux des rameaux du sciatique; mais alors, les nerfs à examiner étant très-grêles, il ne serait pas facile de les dissocier; et comme la dissociation des nerfs régénérés est déjà par elle-même très-délicate, il faut éviter d'y ajouter une nouvelle difficulté.

La section du pneumogastrique se fait très-facilement; la plaie qu'elle nécessite n'est pas profonde et guérit par première intention; si l'on ne coupe qu'un seul pneumogastrique, la santé de l'animal n'en est pas altérée, et il est possible d'attendre plusieurs mois pour faire l'examen du nerf régénéré.

Une autre raison qui doit encore porter à choisir ce nerf est d'ordre histologique. Chez les animaux qui servent à nos recherches, le pneumogastrique est formé d'un seul faisceau. Par conséquent, les tubes nerveux à myéline et les fibres sans myéline dont il est composé, n'étant enveloppés que d'une seule gaîne lamelleuse, seront facilement mis en liberté.

Coupons le nerf pneumogastrique d'un lapin ou d'un rat; attendons soixante à soixante-dix jours; au bout de ce temps, les phénomènes de régénération sont déjà bien marqués. Je dois vous dire de suite que mes expériences ont embrassé une plus longue période; elles se sont étendues du vingtième au cent soixantième jour; pour certains faits, on a intérêt à attendre jusqu'à cette époque, et même il serait bon de la dépasser, comme vous le verrez dans la suite.

Au bout de soixante jours, le nerf étant dénudé, on

constate qu'au niveau de la section il s'est produit un filament cicatriciel ; en haut, à l'extrémité du segment central, se montre un bourgeon ; il en existe un semblable à l'extrémité du segment périphérique. Enlevons le nerf avec précaution, et plongeons-le dans une solution d'acide osmique à un pour cent. Vingt-quatre heures après, nous remarquerons que le segment central est d'un noir intense ; le bourgeon central est d'un noir moins foncé. Le segment cicatriciel est grisâtre ; le bourgeon et le segment périphérique sont noirs, mais d'un noir un peu moins foncé que le segment central (Pl. I, fig. 9).

Nous allons étudier maintenant en détail ces différentes parties ; notre description portera successivement sur le segment périphérique, le segment central, le segment cicatriciel, le bourgeon central et le bourgeon périphérique.

Parmi les faits que l'on observe, soit dans le segment central, soit dans le périphérique, soit entre eux, on peut en distinguer de deux sortes : les uns simples, les autres bizarres. J'emploie cette dernière expression parce que je n'en ai pas trouvé d'autre qui soit plus convenable pour ce que je veux dire. Je sais bien que les faits que nous appelons bizarres nous paraissent tels seulement parce que nous n'en avons pas l'explication et que nous n'en connaissons pas la nature. Il n'en est pas moins vrai, et vous le reconnaîtrez bientôt, qu'ici cette distinction est indispensable. En effet, si la plupart des faits relatifs à la régénération rentrent à peu près dans ce que nous savons aujourd'hui de l'histologie ou de l'histogénèse, il s'en montre également un certain nombre d'autres que nous ne sommes pas encore en mesure d'expliquer. Si je mélangeais ces deux ordres de faits dans ma description, elle deviendrait pénible et pour vous et pour moi. Je les étudierai donc séparément, et je vous parlerai d'abord seulement des faits simples, c'est-à-dire de ceux qui concordent avec ce que nous savons en général sur la vie des éléments.

Commençons par le segment périphérique.

Si l'on examine une préparation du segment périphérique du nerf pneumogastrique, enlevé au bout de soixante à soixante-dix jours, fixé par l'acide osmique et dissocié avec soin, on y remarque un grand nombre de fibres pâles, munies de noyaux de distance en distance. La plupart des auteurs ont considéré ces fibres et les fibres de Remak comme identiques; il n'en est rien. Nos études précédentes nous ont appris en effet que les fibres de Remak sont anastomosées en réseau, tandis que celles que nous examinons ici sont parallèles et sans anastomoses sur toute la longueur du nerf. Ces fibres sont des tubes à myéline dégénérés.

A côté de ces fibres il en est d'autres, semblables aux précédentes, mais qui présentent sur leur trajet des renflements contenant ces boules de myéline dont je vous ai déjà parlé (voy. p. 9). Le diamètre de ces deux espèces de fibres est variable; les unes et les autres proviennent des tubes nerveux à myéline; elles sont garnies de noyaux et présentent une striation longitudinale (voy. p. 9). La différence qui se montre entre elles est tout à fait secondaire.

Outre ces deux espèces de fibres, on en remarque encore

qui possèdent par places des boules de myéline, et dans l'intérieur desquelles il y a un tube nerveux régénéré (voy. Pl. II, fig. 2). Ce tube est très-grêle, en général son diamètre ne dépasse pas 4 millièmes de millimètre, et il présente la coloration gris-bleuâtre caractéristique de la myéline teinte par l'acide osmique. Il possède des étranglements annulaires parfaitement nets, mais beaucoup plus rapprochés que ceux des tubes nerveux normaux. C'est ainsi que, dans une de ces petites fibres dont le diamètre est de 4 millièmes de millimètre, les étranglements sont à une distance de 150 millièmes de millimètre. Les segments interannulaires, qui présentent, comme dans les nerfs normaux, un seul noyau en leur milieu, sont donc beaucoup plus courts que dans les tubes nerveux adultes, où ils mesurent, comme vous le savez, 1000 millièmes de millimètre en moyenne. Leur longueur est en rapport avec le diamètre de la fibre, comme il en est du reste dans tous les nerfs.

Si les étranglements annulaires avaient été connus, cette seule observation aurait suffi à prouver que les fibres grêles du segment périphérique d'un nerf sectionné sont de nouvelle formation, puisqu'elles ont des segments interannulaires d'une longueur qui leur est spéciale.

Dans quelques-uns des anciens tubes, vous observerez non-seulement une, mais deux, trois, quatre ou un plus grand nombre de fibres nerveuses nouvelles (voy. Pl. II, fig. 1). Il est même parfois impossible d'en déterminer le nombre, non pas tant à cause de leur grande quantité, que parce qu'elles sont enroulées les unes sur les autres. La difficulté de les compter augmente encore quand cet enchevêtrement se produit au milieu des boules de myéline demeurées dans les anciens tubes.

Du centième au cent soixantième jour, et quelquefois

même déjà au soixantième, on rencontre dans le segment périphérique du nerf sectionné des tubes nerveux à myéline de nouvelle formation, qui ne sont pas contenus dans de vieilles gaînes de Schwann ; ils sont absolument libres. Bien que semblables à ceux d'un nerf normal, ils ont un diamètre moindre; leurs étranglements sont également plus rapprochés. C'est ainsi que, sur l'un d'entre eux dont le diamètre était de 10 millièmes de millimètre, les étranglements étaient distants de 300 ou 400 millièmes de millimètre. Les tubes nerveux de cette espèce sont très-souvent accompagnés d'une fibre nerveuse sans moelle qui les côtoie, ou d'un tube à myéline extrêmement grêle, qui passe tantôt sur l'un de leurs côtés, tantôt sur l'autre, et qui s'enroule autour d'eux comme un chèvrefeuille autour d'un arbrisseau.

Vous observerez encore des faisceaux de tubes nerveux qui sont absolument libres et autour desquels vous ne pourrez distinguer aucune gaîne qui se rapporterait à la gaîne de Schwann d'un ancien tube.

Enfin, vous serez témoins encore de la division de quelques tubes nerveux (Pl. II, fig. 3). Vous en verrez qui, au niveau d'un étranglement annulaire, donnent naissance à deux tubes de nouvelle formation qui se dirigent vers la périphérie.

Il est une dernière observation relative au segment périphérique, qui a été faite d'abord par Waller et vérifiée depuis par un certain nombre d'histologistes : au milieu des différents tubes nerveux dont je viens de vous donner la description, il y a des corps ovoïdes constitués par un plus ou moins grand nombre de boules de myéline noyées dans une masse protoplasmique commune. Dans leur intérieur, il existe un ou deux noyaux. J'ai déjà eu l'occasion de vous parler de ces corps à propos de la dégénération (voy.

p. 14) ; j'y reviens ici, parce qu'ils se montrent surtout en abondance au moment où la régénération se produit. Ils ne sont autre chose, comme je vous l'ai dit, que les parties renflées des anciens tubes, mises en liberté par la destruction des portions amincies et vides qui les reliaient les unes aux autres.

VINGT-QUATRIÈME LEÇON

(6 MARS 1877)

Régénération des nerfs sectionnés.

FAITS SIMPLES OBSERVÉS DANS LA RÉGÉNÉRATION. — *Segment central.* — Pas de modifications notables au-dessus du bourgeon.

Segment cicatriciel. — Nombre considérable de petits faisceaux nerveux, revêtus d'une gaîne, constitués par des fibres à myéline et des fibres sans myéline, dont le nombre relatif varie suivant le nerf et suivant la période de l'observation. — Volume de ces faisceaux. — Leur direction en tous sens.

Observation, au quatre-vingt-dix-neuvième jour après la section, d'une membrane cicatricielle très-mince entre deux bourgeons en apparence indépendants.

Bourgeon central.— Préparations par dissociation.— Types divers de tubes nerveux partant des tubes normaux : 1° Tube nerveux mince, situé au milieu d'une masse protoplasmique et entouré de fibres sans myéline. — 2° Cylindre-axe nu donnant naissance à deux tubes à myéline. — 3° Tubes à myéline en nombre variable partant simultanément de l'ancien tube. — 4° Tube à myéline entouré d'un tube sans myéline venant de beaucoup plus haut. — 5° Tube nerveux nouveau qui présente sur son trajet un segment interannulaire plus court et plus mince que les autres. — 6° Tube qui se multiplie par divisions successives de manière à devenir un faisceau.

Préparations par coupes. — Procédé opératoire. — Faits observés : Tubes plus ou moins nombreux, à côté de l'ancien cylindre-axe pourvu ou dépourvu de sa gaîne de myéline.

Rapports du bourgeon central avec le segment cicatriciel. — Les tubes nerveux de ce bourgeon se continuent à plein canal avec les faisceaux nerveux de la cicatrice.

Bourgeon périphérique. — Mêmes altérations que dans tout le segment périphérique. — Les tubes nerveux du segment cicatriciel y pénètrent, soit dans les anciennes gaînes de Schwann, soit entre elles.

MESSIEURS,

Nous avons commencé l'étude des faits que l'on observe dans le segment périphérique du vingtième au cent soixantième jour après la section.

Aux différentes formes de tubes nerveux que l'on y rencontre et que je vous ai décrites, je dois en ajouter une dont je ne vous ai pas parlé encore, et qui est assez commune : un tube nerveux, soit libre, soit contenu dans une ancienne gaîne, s'interrompt brusquement en apparence, tandis que sa direction est continuée par une fibre nerveuse sans moelle ; puis, à une certaine distance et tout aussi brusquement, on voit reprendre le tube à myéline. Il y a donc des fibres nerveuses à myéline qui peuvent être dépouillées de leur gaîne médullaire sur une partie de leur parcours, puis en être enveloppées de nouveau. Je vous donnerai l'explication complète de ce fait, qui se montre plus fréquemment encore dans le bourgeon central, lorsque nous nous occuperons du développement physiologique des nerfs.

J'aurais à vous signaler beaucoup d'autres dispositions des tubes nerveux, car je n'ai décrit que les principaux types, en laissant de côté toutes les formes intermédiaires ; j'y reviendrai dans la suite, quand je ferai le résumé général du processus régénératif.

J'ai peu de chose à vous dire du segment central. Au-dessus du bourgeon qui le termine, ce segment est à peu près normal.

Abordons maintenant l'étude du segment cicatriciel. Que la section ait été pratiquée sur un nerf unifasciculaire comme le pneumogastrique, ou sur un nerf multifasciculaire comme le nerf sciatique, il est remarquable de voir que la cicatrice est toujours constituée par un nombre très-considérable de petits faisceaux nerveux. Ce fait, intéressant en lui-même, prend une importance toute spéciale quand on recherche le mode suivant lequel se produit la cicatrisation des nerfs. En effet, il suffirait à lui seul à prouver que la cicatrice n'est pas une simple soudure entre les deux segments nerveux, mais quelque chose de beaucoup plus compliqué. Je reviendrai sur cette question à propos du rapport du segment cicatriciel avec les deux autres segments.

Les petits faisceaux nerveux qui concourent à la formation du segment cicatriciel ont une structure franche; ils ne contiennent ni gouttes de myéline, ni granulations graisseuses. Ils sont entourés d'une enveloppe très-mince, tapissée sur sa face profonde de cellules endothéliales (voy. Pl. II, fig. 5), analogue, en un mot, à la gaîne que, sur les petits nerfs normaux, nous avons appris à connaître sous le nom de gaîne de Henle. Sur certains de ces faisceaux, la gaîne paraît simplement composée de cellules endothéliales soudées les unes aux autres par leurs bords.

Faisons l'analyse de cette gaîne, et d'abord disons quelques mots du mode de préparation qu'il convient de suivre pour l'étudier. Le segment cicatriciel, quoique formé par un tissu dense et serré, n'est pas très-difficile à dissocier. Les faisceaux que l'on en obtient par la dissociation ne sont pas très-étendus, il est vrai, mais ils ont le plus souvent une longueur suffisante pour l'étude. Sur beaucoup de points, la gaîne membraneuse qui les enveloppe a été déchirée et refoulée; elle apparaît alors comme un manchon d'étendue variable, sur lequel se dessinent des plis plus ou moins accusés. Lorsque cette membrane n'est pas plissée, et c'est le cas le plus fréquent, elle se présente sous la forme d'une enveloppe à peu près cylindrique, dont le contour est indiqué par deux lignes droites parallèles embrassant l'ensemble des tubes nerveux. Entre ces derniers et la gaîne se distinguent des noyaux aplatis et allongés, comme ceux qui existent sur les gaînes des ramifications terminales des nerfs. Vous verrez sous un de ces microscopes une préparation (Pl. II, fig. 5) où la gaîne dont je vous parle est devenue parfaitement évidente, grâce aux déchirures qui s'y sont produites par suite des manœuvres de dissociation. Les cellules qui la doublent, bien reconnaissables à leurs noyaux colorés par le carmin, s'en détachent sur quelques points, au niveau desquels la membrane semble interrompue, ce qui porterait à croire qu'elle est de nature purement cellulaire.

Quant à la structure des éléments nerveux qui les constituent, les petits faisceaux du segment cicatriciel présentent des différences considérables. Ils contiennent des tubes à myéline et des fibres sans myéline, mais le nombre relatif de ces deux sortes d'éléments varie beaucoup ; certains petits faisceaux sont même composés uniquement de fibres sans myéline. D'autres présentent, à côté de ces dernières, un ou deux tubes à myéline ; d'autres enfin sont formés uniquement ou presque exclusivement de tubes à myéline.

Ces différences tiennent, d'une part à la constitution du nerf que l'on a sectionné, de l'autre, au temps qui s'est écoulé depuis la section. Si vous examinez des faisceaux du segment cicatriciel d'un nerf pneumogastrique soixante-douze jours après la section, vous serez frappés de voir que la majeure partie d'entre eux sont constitués par des fibres sans myéline ; c'est pour cela qu'après avoir été soumis à l'action de l'acide osmique ce segment paraît seulement grisâtre. Dans le segment cicatriciel du nerf sciatique, au contraire, vous rencontrerez, à la même époque, un très grand nombre de fibres nerveuses à myéline.

Comme je viens de vous le dire, le temps est également un facteur important. Dans un nerf où les fibres sans myéline dominent du soixantième au centième jour, les fibres à myéline semblent, au contraire, les plus nombreuses du centième au cent soixantième jour. Cette observation montre que, dans la cicatrice, les fibres nerveuses subissent une transformation graduelle; dépourvues de myéline au début, elles s'en enveloppent ensuite et finissent par constituer de jeunes tubes nerveux, dans lesquels les étranglements annulaires sont nettement accusés.

Le volume des faisceaux nerveux du segment cicatriciel est fort variable; les plus gros peuvent avoir jusqu'à cinq fois le diamètre des plus petits. Sur leur trajet, ils montrent assez souvent des bifurcations. A ce niveau, la gaîne qui les enveloppe se divise comme le faisceau lui-même. Elle se comporte absolument comme la gaîne de Henle sur les ramifications terminales des nerfs. J'ai assez longuement insisté sur ce fait (voy. t. I, p. 168), pour n'avoir pas besoin d'y revenir ici.

Les faisceaux nerveux de la cicatrice sont loin d'être parallèles; ils divergent au contraire dans des directions très-variées. Si l'on dissocie avec quelque ménagement et après l'avoir fixé par l'acide osmique le segment cicatriciel d'un nerf sciatique enlevé entre le soixantième et le centième jour après la section, on peut en obtenir des fragments assez étendus, allant même quelquefois depuis le bourgeon central jusqu'au bourgeon périphérique. Dans ces préparations, certains faisceaux sont parallèles à l'axe du segment; d'autres s'en dégagent plus ou moins obliquement ou même perpendiculairement à sa direction, et s'échappent sur ses bords; tous ces faisceaux s'entre-croisent de diverses manières les uns avec les autres.

Les préparations que j'avais obtenues antérieurement m'avaient permis déjà de me former une opinion très-arrêtée sur cet entre-croisement, malgré l'objection que l'on pouvait tirer de ce que, dans la dissociation, les aiguilles avaient dû changer la direction des faisceaux; mais hier j'ai eu l'occasion de faire à ce sujet une observation intéressante et tout à fait démonstrative. Voici en quoi elle consiste. Chez un lapin, j'avais coupé, il y a aujourd'hui cent jours, le nerf sciatique au niveau de l'échancrure ischiatique. Hier, après avoir sacrifié l'animal, j'ai examiné la région correspondante à la section, et j'ai constaté les faits suivants : Il s'était formé un bourgeon central volumineux. Le bourgeon périphérique était également bien marqué, mais d'une dimension moindre. Ces deux bourgeons, distants d'environ un centimètre, se terminaient d'une façon complétement indépendante l'un de l'autre, et reposaient simplement sur une membrane brillante qui revêtait l'ischion et qui paraissait être de nature conjonctive. Le segment cicatriciel semblait manquer complétement.

Je me suis demandé si réellement il n'en existait pas. Pour m'en assurer, j'ai badigeonné à plusieurs reprises, avec un pinceau trempé dans une solution d'acide osmique à 1 pour 100, la région intermédiaire aux deux bourgeons nerveux. J'ai vu alors s'y dessiner de petites lignes noires entre-croisées en différents sens, ce qui indiquait la présence de fibres nerveuses à myéline.

Après avoir fait agir ainsi l'acide osmique pendant un quart d'heure environ, j'ai pu détacher du tissu sous-jacent une membrane extrêmement mince, brunie par l'osmium, et qui reliait le bout central avec le bout périphérique. Cette membrane était assez fine pour qu'il fût possible de l'observer tout entière sous le microscope. Je l'ai d'abord examinée dans l'eau; puis, pour en faire une préparation persistante, je l'ai mise à macérer pendant un quart d'heure dans l'alcool au tiers, pendant un second quart d'heure dans l'alcool à 36°, puis, pendant un quart d'heure encore, dans l'alcool fort, et enfin je l'ai plongée dans l'alcool absolu, la déshydratant ainsi progressivement, afin de ne pas la ratatiner. Ensuite, je l'ai rendue transparente par l'essence de girofle, et je l'ai montée dans le baume du Canada.

Sur cette préparation, qui est disposée devant vous (voy. Pl. II, fig. 7), vous reconnaîtrez que, du segment central au segment périphérique, il s'étend un réseau de faisceaux nerveux s'entre-croisant dans toutes les directions. Les uns sont longitudinaux, les autres obliques, d'autres encore tout à fait transversaux; certains même, après un parcours descendant, forment une anse et remontent vers le bourgeon central. Ces faisceaux se montrent sur toute l'étendue de la préparation, qui a au moins un centimètre de largeur, et il est très-probable qu'ils se poursuivaient encore au delà; en effet, sur les bords de la membrane que j'ai détachée, on distingue des faisceaux coupés; je n'avais donc pas enlevé toutes les parties sur lesquelles s'étendaient les éléments nerveux.

En examinant avec attention les faisceaux nerveux compris dans la préparation, vous les verrez se diviser, s'anastomoser les uns avec les autres, et former un véritable plexus.

L'importance de cette observation se comprend d'emblée. On a soutenu, vous le savez, qu'un nerf absolument séparé de son centre peut se régénérer, et qu'il se régénère effectivement au bout d'un certain temps. Comme ce fait a été annoncé par des observateurs exacts et consciencieux, MM. Philippeaux et Vulpian, on y a ajouté foi. J'y ai cru aussi jadis, et aujourd'hui encore je suis convaincu que ces auteurs ne se sont pas trompés dans l'observation du fait qu'ils ont annoncé, et que dans leurs expériences les nerfs se sont bien réellement régénérés.

Mais voyez ce qui nous serait arrivé dans cette expérience si nous n'avions pas employé l'acide osmique. Nous n'aurions pas reconnu cette mince membrane cicatricielle, qui paraissait au premier abord être simplement une lame de tissu conjonctif sous-jacente aux deux bouts du nerf sectionné. Nous aurions été persuadés dès lors que les deux extrémités du nerf se terminaient librement, et nous en aurions naturellement tiré la conclusion qu'il se fait dans le segment périphérique une régénération absolument indépendante du bout central, car il contenait un grand nombre de tubes nerveux de nouvelle formation.

Abordons maintenant l'analyse du bourgeon central. Nous allons y rencontrer des faits qui nous donneront la clef des phénomènes de la régénération.

Nous avons étudié déjà les modifications qui se manifestent dans les éléments nerveux du bourgeon central pendant les premiers jours qui suivent la section, et j'ai insisté, vous vous en souvenez, sur ce fait que les cylindres-axes, au lieu d'être détruits comme dans le segment périphérique, sont au contraire conservés, hypertrophiés et nettement striés (voy. p. 50). Cette hypertrophie est le phénomène initial de la régénération; aussi ne devrait-on pas, à proprement parler, distinguer pour le bout central deux périodes, l'une de dégénération, l'autre de régénération. Il est plus exact de dire que la régénération y commence immédiatement après la section.

Je n'ai pas à revenir sur les phénomènes qui se succèdent du premier jour au vingtième jour; nous nous en sommes occupés suffisamment. Je reprends donc cette étude à partir du vingtième jour, jusqu'au cent soixantième environ.

Les faits qu'il s'agit d'observer peuvent être reconnus sur des préparations par dissociation et sur des coupes.

Pour dissocier le bourgeon central, il faut le plonger

d'abord dans une solution d'acide osmique à 1 pour 100; quelques heures de macération suffisent quand le liquide est abondant et que le fragment du nerf n'est pas trop volumineux. Quant à la dissociation elle-même, elle est laborieuse et délicate. Les produits inflammatoires, que nous avons vus se former dès les premières heures après la section, ont pris maintenant une telle consistance qu'il est fort difficile de dégager les tubes nerveux. Et cependant cela est indispensable; il est même nécessaire, pour les étudier, de les obtenir complétement isolés sur une certaine étendue; autrement on peut être assuré de commettre des erreurs.

Je n'ai pas à vous indiquer ici de règles à suivre. On sépare facilement en deux à l'aide des aiguilles la partie du fragment nerveux située au-dessous du bourgeon proprement dit; mais, si l'on saisit ensuite ces deux portions avec des pinces pour continuer la dissociation plus avant, on rencontre un obstacle absolu; et, si l'on emploie de la force, les fibres nerveuses se brisent au niveau du bourgeon. On est donc réduit à attaquer directement ce bourgeon avec les aiguilles et à altérer par le fait même un certain nombre des éléments nerveux qu'il contient; aussi est-ce surtout au hasard que l'on doit d'en rencontrer d'intacts, et dans ce cas l'habileté du micrographe dissociateur consiste précisément à profiter des hasards heureux qui se présentent, et à s'en assurer les résultats par des précautions délicates. C'est ainsi que nous avons réussi à dissocier convenablement les bourgeons nerveux et à en obtenir des préparations démonstratives.

Je vais vous indiquer maintenant les principales dispositions des tubes nerveux dans le bourgeon central; et vous pourrez les reconnaître à la fin de la leçon sous ces microscopes.

1° D'un tube ancien, terminé par un léger renflement

(comme ceux qui sont représentés fig. 7, 10 et 11, Pl. I) se dégage, dans la même direction, un tube à moelle grêle, mais cependant bien caractérisé par ses étranglements annulaires et par les noyaux des segments interannulaires. Entre ce petit tube de nouvelle formation et l'ancienne membrane de Schwann qui l'enveloppe, se distingue une masse granuleuse dans laquelle il existe des noyaux. Pour bien juger du nombre et du volume de ces noyaux, il est bon de les colorer par le picrocarminate et de faire agir ensuite l'acide acétique. On se convainc de cette façon qu'ils sont en quantité très-considérable. Parmi eux, quelques-uns au moins doivent être attribués à la masse protoplasmique dans le sein de laquelle on les observe, mais un certain nombre appartiennent certainement à des fibres nerveuses sans moelle. Ces fibres échappent souvent à l'observateur, mais dans quelques cas on en reconnaît nettement la présence à côté du tube nerveux grêle.

2° Du bourgeon terminal d'un tube nerveux normal (fig. 7, Pl. I) il se dégage un cylindre-axe qui reste nu sur une certaine longueur, et qui se divise un peu plus bas en deux ou en un plus grand nombre de parties, dont chacune devient un tube nerveux à myéline.

3° De l'extrémité de l'ancien tube il part en même temps plusieurs tubes nerveux à myéline plus petits, mais bien caractérisés par leurs étranglements et leurs noyaux. Ces tubes de nouvelle formation s'enroulent bientôt les uns autour des autres, de sorte qu'il est difficile de les suivre sur toute leur longueur.

4° Du bourgeon d'un tube ancien s'échappe un tube à moelle d'un diamètre plus petit autour duquel s'enroule un tube encore plus grêle. En examinant attentivement ce second tube, on s'aperçoit qu'il ne prend pas naissance, comme le premier, à l'extrémité myélinique du tube normal ; il remonte beaucoup plus haut; il se place au-dessous de la gaîne de Schwann de l'ancien tube, et rampe dans la masse protoplasmique qui double cette dernière.

5° Un gros tube à myéline paraît se terminer brusquement; il en part un tube beaucoup plus grêle qui se termine à son tour brusquement en se continuant par un tube aussi gros que celui qui lui avait donné naissance (Pl. II, fig. 4) et le tout est contenu dans l'intérieur d'une gaîne de Schwann non interrompue. Le tube mince qui s'intercale ainsi sur le trajet d'un tube plus gros est un segment interannulaire, comme permet de le reconnaître le noyau situé en son milieu. Ce segment, plus mince que les autres, est en même temps plus court.

6° La disposition dont je vais vous entretenir est une des plus communes et je dois y insister à cause de son importance. De l'extrémité à myéline de l'ancien tube part un tube grêle qui, après un court trajet, se divise pour donner naissance à deux tubes à peu près de même volume que lui; chacun de ces tubes, après un trajet plus ou moins long, se divise à son tour, et ainsi de suite, de telle sorte qu'en suivant de haut en bas la gaîne de Schwann à partir de l'extrémité du tube resté normal, on la voit renfermer d'abord un, puis deux, puis quatre, puis huit tubes nerveux, puis un nombre de plus en plus grand. Pour les contenir tous, l'ancienne gaîne de Schwann, nettement reconnaissable aux boules de myéline qui y sont logées de distance en distance, s'élargit de plus en plus et prend la forme d'un entonnoir très-allongé (voy. Pl. II, fig. 11).

Je viens de décrire les principaux faits que l'on observe dans le bourgeon central sur les préparations obtenues par dissociation; il me reste à vous parler de ceux que l'on y reconnaît sur des coupes transversales.

Il est facile d'exécuter ces coupes; mais leur étude est parfois difficile, et, si l'on n'était guidé par des observations déjà faites au moyen de la dissociation, on ne saurait pas toujours interpréter les images qu'elles présentent.

Le bourgeon nerveux est mis à macérer dans une solution d'acide osmique au centième pendant vingt-quatre heures; puis il est placé pendant quelques heures dans l'eau, pour enlever l'excès du réactif; après cela, il est plongé pendant vingt-quatre heures dans une solution de gomme, et enfin dans l'alcool fort qui précipite la gomme et donne à toute la pièce une consistance convenable. Les sections peuvent être pratiquées au microtome ou à main levée. Cependant, comme il est nécessaire qu'elles soient extrêmement minces, il est préférable de les faire à main levée en suivant les indications que je vous ai données (voy. t. I, p. 77). De plus, on a ainsi l'avantage de faire varier à volonté la direction de la coupe. Les tubes qu'il s'agit de sectionner sont, en effet, loin d'être parallèles; comme, dans le bourgeon qui les contient, il s'est développé des produits inflammatoires ou d'une autre nature entre les éléments nerveux, ceux-ci ont été nécessairement déjetés dans divers sens et sont devenus obliques les uns par rapport aux autres. Il en résulte qu'une coupe qui sera exactement transversale à l'axe du nerf aura atteint certains tubes transversalement, certains autres plus ou moins obliquement, d'autres enfin suivant leur longueur. Il est vrai qu'il en sera de même, quelle que soit la direction que l'on donne à la coupe; mais on comprend qu'il y a grand avantage à pouvoir faire varier cette direction pour observer d'autres dispositions ou pour sectionner dans un sens exactement transversal certains tubes sur lesquels devra spécialement porter l'examen.

A mesure qu'elles seront dégagées, les coupes seront mises dans l'eau pour dissoudre la gomme; ensuite on choisira celles où il y aura un nombre suffisant de tubes nerveux coupés en travers, et on les montera dans la glycérine. J'en ai coloré soit par le picrocarminate, soit par l'éosine, soit par le rouge d'aniline; j'en ai conservé d'autres sans aucune coloration. Pour les faits dont je vais vous parler, la coloration n'est du reste d'aucun secours.

Les tubes nerveux contenus dans ces préparations ont des dispositions diverses, ce qui ne doit pas vous surprendre, puisque vous êtes avertis maintenant de l'irrégularité du processus, et que vous savez que tous ces éléments ne sont pas modifiés de la même façon à partir du même niveau.

Parmi les tubes nerveux coupés transversalement (voy. Pl. II, fig. 6), il en est : 1° qui présentent la disposition normale (voy. t. I, p. 92); ils sont limités par un anneau de myéline coloré en noir par l'osmium, tandis que leur centre est occupé par un cercle incolore correspondant au cylindre-axe.

2° D'autres tubes nous montrent également une large couronne de myéline autour d'un cylindre-axe; mais, tout à côté, entre cette couronne et le contour extérieur mince représentant la gaîne de Schwann, se trouve un anneau noir correspondant à la coupe transversale d'un tube nerveux beaucoup plus grêle. L'existence d'un petit tube secondaire à côté d'un ancien tube et compris avec lui dans une même gaîne de Schwann vient confirmer une des observations que nous avions faites au moyen de la dissociation (voy. p. 61, 4°).

3° Le cylindre-axe, dépourvu de gaîne de myéline, occupe le milieu du tube ; il est plongé dans une masse protoplasmique granuleuse qui le sépare de la membrane de Schwann et qui contient des noyaux.

4° Certains tubes nous présentent, à côté de la coupe d'un cylindre-axe nu, des coupes de petits tubes nerveux à myéline en nombre plus ou moins considérable. Cette observation prouve qu'un cylindre-axe simplement entouré de protoplasma a pu se diviser et donner naissance à des cylindres-axes secondaires, qui sont devenus des tubes nerveux, tandis que le cylindre-axe principal continuait à rester dépourvu de myéline.

5° Dans l'intérieur d'une ancienne gaîne de Schwann, il existe un grand nombre de petits tubes nerveux à myéline. Ces tubes sont coupés, les uns transversalement, les autres plus ou moins obliquement ; ils sont, en effet, comme nous l'a appris l'observation du nerf dissocié, enroulés les uns autour des autres, et ils doivent être atteints par l'instrument tranchant dans des positions diverses. Ils sont quelquefois très-nombreux ; j'en ai compté plus de vingt-cinq ; il est probable que dans certains cas leur nombre serait plus considérable encore.

6° A côté de tubes nerveux grêles de nouvelle formation, il existe des amas de myéline. Ces amas, dont nous avons constaté l'existence sur les tubes nerveux isolés au moyen de la dissociation, se montrent déjà, comme vous le savez (voy. p. 9), dans les premiers jours qui suivent la section du nerf. Faut-il admettre qu'ils ont persisté jusqu'au moment où se fait la régénération ? Cela est possible ; mais je crois plutôt qu'ils proviennent d'un processus dégénératif secondaire, qui remonte dans les tubes nerveux et atteint le deuxième ou le troisième segment interannulaire au-dessus de la section.

Nous avons maintenant à nous occuper de l'union du bourgeon central avec le segment cicatriciel. Voici comment elle se fait : les petits faisceaux du segment cicatriciel se continuent à plein canal avec les anciens tubes nerveux du bourgeon central. D'après ce que je viens de vous dire sur la manière dont les nouveaux tubes sont entourés dans le bourgeon central par la gaîne de Schwann élargie en entonnoir, vous comprendrez facilement pourquoi, à leur issue du bourgeon, ils sont disposés en faisceaux; mais ce qui se comprend moins bien, c'est comment, dans le bourgeon cicatriciel, chacun de ces faisceaux se trouve entouré d'une gaîne. L'ancienne membrane de Schwann les quitte, en effet, à l'extrémité du bourgeon central, et au delà, dans la cicatrice, il n'y a plus autour d'eux qu'un plasma dans lequel nagent des cellules variées. Il faut donc que la gaîne dont nous avons constaté l'existence autour de ces faisceaux du segment cicatriciel, cette gaîne de Henle pathologique, pour ainsi dire, soit une formation secondaire. Il est probable qu'elle s'est constituée aux dépens des cellules lymphatiques et des cellules connectives du tissu cicatriciel.

J'arrive au bourgeon périphérique, pour lequel il ne sera pas nécessaire de faire une longue description. Il me suffira de vous dire que, jusqu'à son union avec le segment cicatriciel, ce bourgeon présente des altérations semblables à celles du segment périphérique; c'est-à-dire qu'il est constitué par des gaînes de Schwann contenant çà et là des amas ovoïdes de myéline et de granulations graisseuses. En outre, les tubes nerveux dégénérés présentent sur toute leur longueur des granulations graisseuses très-fines. La présence de ces granulations nous permettra de reconnaître les faisceaux qui appartiennent au segment cicatriciel et les anciens tubes nerveux du segment périphérique, quand bien même ces derniers contiendraient déjà beaucoup de tubes nerveux de nouvelle formation. La limite sera indiquée nettement par le niveau où l'on cessera de remarquer des granulations graisseuses et des amas de myéline.

Sur une préparation par dissociation faite avec beaucoup de soin et que je soumets à votre observation, vous pourrez distinguer au premier aspect, grâce à la différence que je viens de vous signaler, la portion qui fait partie du segment cicatriciel et celle qui appartient au bourgeon périphérique. Après vous être ainsi orientés, vous constaterez que les tubes nerveux à moelle que contient ce bourgeon, et qui se trouvent, soit dans l'intérieur des anciens tubes dégénérés, soit entre ces tubes, se continuent avec les tubes nerveux des petits faisceaux du segment cicatriciel, et vous en tirerez la conclusion qu'ils ont leur origine dans le segment central.

VINGT-CINQUIÈME LEÇON

(8 MARS 1877)

Dégénération et régénération des nerfs.

RÉSUMÉ GÉNÉRAL DES FAITS OBSERVÉS.

Loi qui domine les modifications des nerfs sectionnés : La dégénération, déterminée par la suractivité du protoplasma, porte sur la myéline et le cylindre-axe; elle s'étend dans le segment périphérique tout entier; elle ne se produit pas dans le segment central.

La régénération se fait aux dépens des cylindres-axes hypertrophiés du segment central, qui se divisent et forment de nouveaux tubes nerveux. Ces tubes passent à travers la cicatrice en faisceaux dirigés en sens divers, dont une partie atteint le segment périphérique et y pénètre graduellement jusqu'à son extrémité.

Questions et hypothèses qui se rattachent à ces faits : La suractivité du protoplasma dans le segment périphérique tient à la cessation de l'influence modératrice du nerf sur sa propre nutrition. — Le cylindre-axe résiste dans le segment central parce qu'il continue d'y être en rapport avec la cellule nerveuse dont il doit être considéré comme un prolongement. — L'accroissement des nouveaux nerfs se fait de la même manière que leur développement primitif chez l'embryon.

Rapport de la manière de voir de l'auteur avec les théories anciennes. — La théorie de Waller est exacte, excepté que cet auteur n'a pas reconnu l'entrée des nouveaux tubes dans les anciennes gaînes. — Les théories de Schiff, de Philippeaux et Vulpian, et de Remak ne sont pas soutenables, puisque le cylindre-axe est détruit dans le segment périphérique.

FAITS BIZARRES OBSERVÉS DANS LA RÉGÉNÉRATION. — Enroulement de deux tubes nerveux comme les brins d'une corde. — Peloton de tubes nerveux. — Tubes nerveux en anses prenant ensuite une direction récurrente. — Formation dans le pneumogastrique de corps simulant des cellules nerveuses.

RÉSULTATS DE DIVERSES EXPÉRIENCES FAITES SUR LA DÉGÉNÉRATION ET LA RÉGÉNÉRATION DES NERFS. — Dans un nerf réséqué en deux points, le segment intermédiaire dégénère comme le périphérique. — Un segment du nerf sciatique introduit dans la cavité péritonéale dégénère comme le segment périphérique.

Segment du nerf sciatique du lapin, greffé sous la peau du même animal, enlevé et étudié au bout de soixante-douze jours : petit nerf de la région trouvé dégénéré dans le tissu du kyste formé autour du nerf greffé. Rapport de ce fait avec les expériences de MM. Arloing et Tripier. — Pas de régénération ni dans la greffe, ni dans le segment périphérique resté en place.
Résultats négatifs de transplantations de nerfs d'un animal chez un autre. — Critique de l'opinion d'après laquelle la régénération se produit dans des nerfs restant séparés de leur centre trophique.

Messieurs,

Dans la dernière leçon, j'ai achevé de décrire les phénomènes qui se produisent dans la régénération. Je me propose aujourd'hui de reprendre, dans son ensemble, la question des modifications qui surviennent dans les nerfs à la suite de leur section. Je vous donnerai d'abord un résumé général de tous les faits que nous avons observés dans le processus dégénératif et dans le processus régénératif, puis, rattachant ces faits les uns aux autres, j'essayerai de déterminer la loi qui les domine. Ensuite, je chercherai avec laquelle des opinions anciennes ma manière de voir est le plus en rapport.

Commençons par le résumé succinct des faits observés.

En premier lieu, nous avons vu qu'il survient dans le segment périphérique, quarante-huit heures après la section chez le lapin, le cochon d'Inde et le rat, quatre jours après la section chez le chien, au bout d'un temps beaucoup plus long chez la grenouille, une segmentation transversale de la myéline, qui se continue jusqu'à la formation de boules. Les résultats de cette transformation progressive persistent jusqu'à la régénération.

En second lieu, nous avons reconnu que ces modifications se produisent sous l'influence de l'activité du protoplasma du segment interannulaire, c'est-à-dire que ce protoplasma, s'accroissant et prenant une vitalité plus grande, sectionne la myéline, d'abord au niveau des noyaux, et des incisures, puis en d'autres points du segment interannulaire.

En troisième lieu, pendant cette même phase du processus, toutes les masses protoplasmiques du faisceau nerveux : protoplasma du segment interannulaire, cellules lymphatiques, cellules conjonctives, cellules endothéliales des vaisseaux, cellules endothéliales de la gaîne lamelleuse, subissent une infiltration granulo-graisseuse. Cette infiltration est probablement le résultat d'une digestion de la myéline et d'une absorption de la graisse de cette substance à l'état de savon soluble.

En quatrième lieu, le cylindre-axe est coupé d'abord en différents points par le protoplasma des segments, et il disparaît finalement d'une manière complète.

Cinquièmement, au moment où la régénération survient, il ne reste plus dans le segment périphérique que les gaînes de Schwann, non pas vides, comme on l'a dit, mais contenant une masse de protoplasma qui renferme des noyaux et des granulations graisseuses. Çà et là se rencontrent dans ces gaînes des groupes ovoïdes de boules de myéline réunies les unes aux autres par une masse protoplasmique. Cette masse se confond du reste avec le protoplasma contenu dans les autres portions du tube nerveux.

Sixièmement, ces modifications s'étendent dans toute la longueur du segment périphérique, depuis le niveau de la section jusqu'aux dernières terminaisons du nerf et de ses rameaux.

Septièmement, dans le segment central, le cylindre-axe est conservé dans les tubes nerveux jusqu'au niveau de la section, excepté dans quelques-uns d'entre eux où, sous l'influence des cellules lymphatiques, il est détruit dans le voisinage immédiat de la plaie. Il est probable que les parties des cylindres-axes qui sont ainsi rongées par les cellules lymphatiques sont celles qui ont été soumises à un certain degré de traumatisme lors de la section.

Huitièmement, les modifications qui se produisent dans le segment central pendant les deux ou trois premiers jours, l'hypertrophie et la striation du cylindre-axe, doivent être considérées comme le point de départ de la régénération.

Neuvièmement, chaque nouveau cylindre-axe formé par segmentation longitudinale de l'ancien est le point de départ d'un nouveau tube nerveux.

Dixièmement, les nouvelles fibres nerveuses sont d'abord dépourvues de myéline ; elles en acquièrent par la suite.

Onzièmement, le développement des fibres nerveuses nouvelles aux dépens du segment central se fait par expansion périphérique. Nées dans le bourgeon central, ces fibres se prolongent à travers le segment cicatriciel jusqu'au segment périphérique, et y pénètrent, soit dans les anciennes gaînes de Schwann, soit entre ces gaînes.

Je dois examiner maintenant plusieurs questions que suggère nécessairement à l'esprit le résumé général que je viens de faire.

En premier lieu, nous devons nous demander quelle est la cause de la suractivité qui se manifeste dans le protoplasma et les noyaux interannulaires du segment périphérique d'un nerf sectionné.

Vous vous souvenez sans doute que j'ai écarté l'explication suivant laquelle le cylindre-axe, frappé de mort par la section, agirait sur les noyaux et le protoplasma de manière à en exciter l'activité, de même que le fait un fragment d'os nécrosé sur les parties voisines (voy. p. 23). Nous devons donc abandonner cette première hypothèse et en chercher une autre qui soit en rapport avec les faits : vous savez que le système nerveux central agit en produisant, non-seulement des phénomènes d'excitation, mais aussi des phénomènes de modération ; c'est ainsi que, s'il active la nutrition des diverses parties de l'organisme, il la modère aussi d'autre part, et la maintient de la sorte dans les limites normales. Le nerf exerce une régulation analogue sur sa propre nutrition. Après la section, cette action modératrice est supprimée dans toute l'étendue du segment périphérique. Il en résulte que les parties élémentaires des tubes nerveux qui possèdent la vie la plus indépendante, c'est-à-dire les noyaux et le protoplasma des segments interannulaires, prendront une activité nouvelle. Cette activité, nutritive et formatrice tout à la fois, s'exercera aux dépens des éléments plus directement soumis au système central, et qui, en étant désormais séparés, n'ont plus qu'une résistance vitale très-faible.

Une seconde question qui se présente à nous est celle-ci : Nous avons observé dans le segment central des modifications de la myéline à peu près analogues à celles qui se produisent dans le segment périphérique. D'un côté comme de l'autre, les éléments cellulaires, soit ceux qui appartiennent au segment interannulaire lui-même, soit ceux qui sont venus du dehors, sont actifs, prolifèrent, se nourrissent et prennent les matériaux de leur nutrition dans leur voisinage immédiat. Nous devons nous demander pourquoi ces éléments ne détruisent pas toujours le cylindre-axe dans le segment central aussi bien qu'ils le rongent dans le segment périphérique.

A cette question, nous répondrons par une considération qui touche à la fois à l'histologie et à la physiologie. Lorsque nous étudierons le système nerveux central, vous verrez que les cylindres-axes doivent être regardés comme des prolongements des cellules nerveuses. Il suit de là que, lorsqu'un cylindre-axe est coupé, sa portion périphérique n'est plus en rapport avec l'élément histologique dont elle faisait partie, et dont le centre est au noyau de la cellule nerveuse; cette portion perd par conséquent de son énergie vitale, et, si la mort n'y survient pas de suite (puisqu'elle conserve, comme nous avons pu le constater, ses propriétés physiologiques), elle est du moins plus facile à attaquer, et ne peut résister à l'action du noyau et du protoplasma. Dans le segment central au contraire, le cylindre-axe, restant en communication intime avec la cellule dont il émane, garde toute sa vitalité, et les éléments cellulaires qui se trouvent en contact avec lui ne réussissent pas à l'entamer.

Une troisième question a trait à la régénération. La voici : Comment se fait la croissance périphérique du cylindre-axe pour donner naissance aux nombreuses fibres qui en émanent? Je voudrais pouvoir vous montrer à ce sujet des préparations sur lesquelles ce processus s'observerait directement; mais les nerfs en voie de régénération, à cause de la grande intrication de leurs fibres, sont un des plus mauvais objets que l'on puisse choisir pour étudier la croissance des nerfs. Jusqu'à présent cette étude n'a guère été faite que sur l'expansion membraneuse de la queue des têtards; je vous exposerai ce que l'on sait sur ce point, lorsque je traiterai du développement des nerfs, mais je puis vous dire par avance que, dans cette expansion membraneuse, les histologistes ont reconnu que les tubes nerveux s'accroissent du centre à la périphérie, et qu'ils se développent par le bourgeonnement et l'extension progressive des cylindre-axes.

Après avoir exposé aussi clairement que possible ma manière de voir sur la régénération des nerfs, il me reste à considérer les rapports qu'elle présente avec les théories anciennes.

Reprenons d'abord l'opinion de Waller. Cet observateur soutenait, vous vous le rappelez, que tous les tubes nerveux du segment périphérique dégénèrent entièrement, et que leurs éléments constitutifs ont tous disparu avant la régénération. Les nouvelles fibres nerveuses sont dans toutes leurs parties le résultat d'un bourgeonnement qui part du segment central.

Ma manière de voir est analogue à celle de Waller, au moins pour le point de départ de la régénération. On croyait cette opinion renversée par les observations de Remak (voy. p. 44), d'après lesquelles il se produit des tubes nerveux nouveaux dans l'intérieur des anciens tubes dégénérés du segment périphérique. Je me suis assez longuement étendu sur ces observations pour n'y pas insister ici. Elles firent tomber dans un discrédit immérité l'opinion de Waller, à tel point que cet auteur lui-même finit par l'abandonner, si j'en juge par une phrase de M. Vulpian[1], qui devait être bien renseigné à ce sujet, puisqu'il était en relations personnelles avec Waller.

Quant à l'opinion de M. Schiff, de MM. Philippeaux et Vulpian, et de Remak, elle n'est plus soutenable, puisque nous savons que le cylindre-axe est absolument détruit dans le segment périphérique au moment où la régénation commence.

Reste l'opinion de Neumann. Cette opinion n'est nullement en rapport avec les faits que nous avons analysés; je ne sais même pas sur quelles données cet auteur s'est appuyé pour imaginer sa théorie bizarre de la combinaison temporaire du cylindre-axe avec la myéline, à laquelle succéderait

[1] Vulpian. *Recherches relatives à l'influence des lésions traumatiques des nerfs*. Arch. de physiol., 1872, t. IV, p. 749.

ensuite une nouvelle différenciation. Aussi je ne la discute pas plus longuement.

Je me range à l'opinion ancienne de Waller, en y ajoutant cependant que les fibres de nouvelle formation, qui partent effectivement du segment central, comme il l'a dit, pénètrent en grande partie dans les tubes dégénérés du segment périphérique, où elles trouvent un milieu convenable pour leur végétation. Ces fibres, ainsi que vous avez pu le reconnaître, ne se logent pas toutes dans l'intérieur des anciennes gaînes de Schwann; quelques-unes s'insinuent entre ces gaînes, et elles s'y montrent soit isolées, soit groupées en faisceaux.

Bien qu'il ait manqué à Waller d'avoir observé cette dernière disposition, ses études n'en établissent pas moins un fait très-important : le développement centrifuge des fibres nerveuses de nouvelle formation. Le point de départ de ce développement est dans les cellules nerveuses centrales. En effet, les cylindres-axes n'étant en réalité que des prolongements de ces cellules, il est facile de concevoir que, tant qu'ils ne sont pas séparés de l'élément cellulaire auquel ils appartiennent, ils peuvent se développer et s'accroître. C'est à Waller que revient le mérite d'avoir reconnu cette relation et de l'avoir établie par des expériences concluantes. Je reviendrai sur ce sujet lorsque je traiterai des ganglions spinaux, et je reprendrai alors les expériences de Waller; je puis même vous dire dès aujourd'hui que je les ai déjà répétées et que je les ai trouvées parfaitement exactes.

Je passe maintenant aux faits bizarres qui se montrent pendant la régénération des nerfs, soit dans le segment central, soit dans le périphérique, et que j'ai réservés, comme je vous l'avais annoncé, pour la fin de cette description.

Ces faits résultent en général de l'exubérance du processus, qui est elle-même une conséquence de l'activité exceptionnelle du segment central du nerf sectionné. A ce point de vue, permettez-moi une comparaison : Lorsqu'une branche est retranchée à un arbre, il pousse à sa place plusieurs branches nouvelles dont chacune est plus vigoureuse que celle qui a été coupée; il s'est donc développé dans cette dernière, au-dessous de la section, une suractivité vitale considérable. Il en est de même dans les nerfs, et les faits bizarres qui se produisent, d'abord dans le bourgeon central et plus tard dans le bourgeon périphérique quand la régénération l'a atteint, sont dus au grand nombre et à l'activité exceptionnelle des fibres nerveuses nouvelles qui naissent aux dépens des anciennes.

Parmi ces faits, que l'on rencontre dans les nerfs en voie de régénération et qui ne s'observent jamais sur les tubes normaux contenus dans les troncs nerveux, le premier que je vous signalerai est l'enroulement de deux tubes nerveux l'un autour de l'autre. Je vous ai déjà montré le cas le plus simple de ce genre, l'enroulement d'un petit tube nerveux autour d'un tube plus gros; mais ce phénomène prend quelquefois une importance beaucoup plus grande; sur l'une des préparations que je soumets à votre observation, vous verrez deux tubes nerveux jeunes qui ont été assez heureusement isolés, et qui sont tordus l'un autour de l'autre comme les brins d'une corde (voy. Pl. II, fig. 9 A).

Une autre préparation du bourgeon central du même nerf (cinq mois et demi après la section) vous montrera un phénomène du même genre, mais encore beaucoup plus complexe. Plusieurs petites fibres sont enroulées ensemble pour former comme un peloton, puis elles se séparent pour marcher de nouveau ensuite parallèlement (Pl. II, fig. 9 B).

Pour expliquer cette disposition, on pourrait supposer que, la croissance de ces fibres vers la périphérie ayant été gênée, elles se sont trouvées, à mesure qu'elles se développaient, dans un espace beaucoup trop restreint, et ont été obligées de se replier les unes sur les autres. Cette hypothèse suffirait s'il s'agissait d'un entortillement quelconque, qui se comprendrait par la résistance opposée en un point à la progression des fibres nerveuses; mais elle n'explique pas comment ces fibres arrivent à un enroulement si complet et si régulier. C'est, comme je vous l'ai dit, un fait bizarre.

Voici un autre fait du même genre, mais dont l'explication est plus simple. Certains tubes nerveux donnent lieu à une végétation abondante de nouveaux tubes, qui ne peuvent pas trouver place à la périphérie. L'ancienne gaîne de Schwann, qui les contient, semble fermée en cul-de-sac (Pl. II, fig. 8), et les tubes nerveux qui y arrivent se comportent comme s'il y avait un obstacle à leur progression ultérieure. Le tube le plus extrême se contourne en anse et prend un trajet rétrograde; les tubes qui l'accompagnent se recourbent également et forment dans le cul-de-sac une série d'anses intriquées les unes avec les autres. Jusqu'où vont ces tubes nerveux devenus ainsi récurrents? Je l'ignore; mais je conçois qu'ils puissent remonter très-haut, et peut-être sont-ils précisément l'origine d'un certain nombre des tubes minces que nous avons vus s'enrouler autour des tubes plus gros, et que nous avons pu suivre dans leur trajet vers le centre jusqu'au deuxième ou au troisième segment interannulaire au-dessus du bourgeon central. Dès lors, le point de départ de ces tubes ne serait pas toujours dans un segment interannulaire situé plus ou moins haut, comme nous le supposions (voy. p. 61, 4°); ils viendraient de la périphérie, et ce serait vers leur terminaison que nous les aurions suivis en les observant de plus en plus haut dans le segment central.

J'arrive à un troisième fait, qui est bien plus extraordinaire encore. Ce fait, qui a été signalé, il y a deux ans, par Sigmund Mayer[1], de Prague, est la formation de prétendues cellules nerveuses dans le segment central. J'avoue qu'au premier abord, en considérant les figures de Sigmund Mayer et en lisant le texte de son mémoire, j'ai été peu disposé à admettre la réalité de ses assertions; mais, depuis lors, j'ai fait de nouvelles préparations dans le but spécial de vérifier ce fait, et j'ai pu constater qu'il se forme en effet des corps qui ne sont pas sans analogie avec les cellules ganglionnaires.

Mayer a fait ses expériences sur le nerf crural et sur le nerf pneumogastrique du lapin; mais, ni dans son texte ni dans l'explication de ses figures, il ne dit si les cellules nerveuses qu'il représente proviennent de l'un ou de l'autre de ces deux nerfs. Pour moi, je n'ai pu obtenir de ces singulières productions que dans le nerf pneumogastrique, à partir du soixantième jour après la section. J'en ai observé dans le segment central, dans le segment cicatriciel et quelques-unes même dans le bourgeon périphérique. Elles se montrent sous la forme de globes réfringents, homogènes, se colorant en gris plus ou moins foncé par l'acide osmique. Le plus souvent elles simulent des cellules bipolaires et semblent placées sur le trajet d'une fibre sans moelle. J'ai disposé sous un de ces microscopes une préparation d'ensemble où vous verrez ces globes, abondants dans le segment supérieur, surtout au voisinage de son bourgeon terminal, beaucoup plus rares dans le segment cicatriciel, et réduits au nombre de cinq ou six dans le bourgeon périphérique.

[1] Sigmund Mayer. *Die peripherische Nervenzelle und das sympathische Nervensystem.* Archiv für Psychiatrie, 1876, p. 430.

Un examen attentif ne m'a pas permis de reconnaître dans ces globes l'existence d'un noyau; on ne saurait donc les considérer comme des cellules nerveuses, car dans ces dernières il existe toujours un noyau spécial bien marqué.

Pour ne négliger aucun des côtés de la question qui nous a occupés depuis ces quelques semaines, il me reste à vous rendre compte, en manière d'annexe, d'un certain nombre d'expériences que j'ai entreprises pendant le cours de ces leçons pour élucider divers points de détail, et à vous indiquer les résultats soit positifs, soit négatifs, que j'ai obtenus.

Dans une première série d'expériences, chez le rat, le cochon d'Inde, le lapin, au lieu de couper le nerf sciatique en un seul point, j'y ai pratiqué deux sections à quelque distance l'une de l'autre et j'ai laissé dans la plaie le fragment ainsi réséqué. J'ai constaté le quatrième, le cinquième et le sixième jour que, dans ce segment intermédiaire, les modifications dites dégénératives sont absolument les mêmes que dans le segment périphérique. Les deux extrémités supérieure et inférieure du fragment réséqué sont semblables au bourgeon périphérique.

Dans une seconde expérience, j'ai introduit un segment du nerf sciatique d'un rat dans la cavité péritonéale du même animal et je l'y ai laissé pendant trois jours; au bout de ce temps, il s'était produit dans ce petit segment, ainsi transplanté, des modifications absolument semblables à celles du segment périphérique du nerf réséqué, comme je l'ai constaté en les examinant comparativement et comme vous pourrez le reconnaître vous mêmes sur ces préparations: hypertrophie des noyaux et du protoplasma du segment interannulaire, segmentation consécutive de la myéline, etc.

Dans une troisième expérience, j'ai glissé sous la peau de la cuisse d'un lapin adulte un segment du nerf sciatique du même animal, pris sur le membre opposé et un segment du nerf sciatique d'un lapin nouveau-né, mesurant chacun environ un centimètre de longueur. L'opération ayant été faite avec précaution et au moyen d'une très-petite plaie, il n'y a pas eu de suppuration. Comme je voulais reconnaître s'il se produirait des phénomènes de régénération, j'ai attendu soixante-douze jours, sachant, d'après des expériences antérieures, que c'est environ au bout de ce temps que la régénération est suffisamment accusée chez le lapin. J'ai alors sacrifié l'animal, et, dénudant avec soin la région où la greffe avait été pratiquée, j'ai retrouvé dans le tissu cellulaire sous-cutané les deux segments de nerf que j'y avais introduits; ils étaient mobiles et enfermés dans des kystes formés par le tissu conjonctif avoisinant.

En disséquant le kyste dans lequel le segment de nerf sciatique adulte était contenu, j'y ai trouvé de petits filets nerveux, et, après les avoir soumis à l'action de l'acide osmique, je les ai isolés pour les examiner au microscope. Vous pourrez observer tout à l'heure une préparation que j'en ai faite. Vous y reconnaîtrez un grand nombre de fibres nerveuses sans myéline, quelques fibres à myéline et des amas de myéline granuleuse correspondant seulement à deux ou trois tubes dégénérés.

Comme ces filets nerveux appartiennent au tissu conjonctif dans lequel le sciatique greffé a été introduit, et qu'ils n'ont par conséquent aucun rapport avec ce nerf, nous devons nous demander pourquoi ils contiennent des boules de myéline, qui sont un indice de dégénération. Pour l'expliquer, il faut admettre qu'en praquant la greffe le filet nerveux qui a attiré notre attention a été divisé. La portion que nous en avons examinée correspond certainement au segment central, comme le prouve le nombre très-limité de fibres dégénérées qu'il contient. En effet, comme l'ont signalé MM. Arloing et Tripier[1], quand on a sectionné les nerfs très-près de leur terminaison, la dégénération se produit dans quelques-unes des fibres du segment central. Pour expliquer ce fait, ils ont admis l'existence de tubes nerveux récurrents, c'est-à-dire de tubes qui passeraient de l'extrémité périphérique d'un nerf dans celle d'un autre pour suivre dans ce second nerf un trajet centripète. Il est évident dès lors que, si l'on sectionne le second nerf, les tubes récurrents qui s'y trouvent seront dans une condition inverse des autres, c'est-à-dire que c'est dans le segment central que leur cylindre-axe, séparé de la cellule nerveuse dont il tire son origine, devra dégénérer, tandis qu'il sera au contraire conservé dans le segment périphérique.

J'ai saisi cette occasion pour vous parler des observations intéressantes de MM. Arloing et Tripier; je ne m'étendrai pas davantage sur leur travail, car il est surtout fait au point de vue physiologique, qui ne doit pas nous occuper spécialement ici.

Je reviens à l'expérience dont je vous entretenais. Le segment de nerf sciatique adulte enkysté présentait des phénomènes de dégénération absolument semblables à ceux qui se montraient dans le segment périphérique resté en place et que j'ai examiné comparativement. Dans ce dernier, la régénération n'avait pas encore commencé, sans doute à cause de la grande distance qui séparait les deux segments; si j'avais attendu plus longtemps, j'aurais certainement constaté des phénomènes de régénération, dont on

[1] Arloing et Tripier. *Des conditions de la persistance de la sensibilité dans le bout périphérique des nerfs sectionnés.* Arch. de physiol., 1876, p. 11.

pouvait déjà remarquer les débuts dans le bourgeon central et un peu au delà.

Quant au segment du nerf sciatique du lapin nouveau-né, il présentait une dégénération complète et contenait même des granulations calcaires; il n'était plus possible d'y reconnaître aucune fibre nerveuse.

Dans cette expérience, comme vous le voyez, nous n'avons pas constaté trace de régénération. Mais je conçois fort bien que, dans certains essais de greffe, le nerf greffé puisse contenir quelques fibres régénérées. L'observation que nous avons faite sur le petit filet nerveux contenu dans la paroi du kyste est même instructive à cet égard. Supposons en effet que, pendant l'introduction de la greffe, quelque rameau nerveux ait été lésé; les tubes divisés se comporteront dans leur segment central comme nous savons, c'est-à-dire qu'ils donneront naissance à un grand nombre de tubes de nouvelle formation; parmi ces derniers, il y en aura peut-être qui se dirigeront vers le nerf greffé et y pénétreront. Il est évident qu'au premier abord on devra croire qu'ils se sont produits aux dépens de l'ancien nerf lui-même, et être porté à en conclure que celui-ci s'est régénéré sans être en relation avec un centre trophique.

Ces premières expériences m'ont conduit à en tenter d'autres dont je vous dirai quelques mots, bien que je n'en aie obtenu aucun résultat positif. Vous savez que la dégénération se produit au bout de quatre jours chez le chien, au bout de quarante-huit heures chez le lapin et chez le rat, au bout de trente ou quarante jours chez la grenouille; je me suis demandé ce qui arriverait si l'on greffait un nerf de chien sur un lapin ou inversement un nerf de lapin chez le chien, un nerf de rat chez la grenouille ou un nerf de grenouille chez le rat.

J'ai exécuté ces diverses expériences. Dans toutes les transplantations que j'ai ainsi pratiquées d'un animal sur un autre, les nerfs ont péri et ont subi des modifications analogues à celles que l'on aurait pu produire sur eux avec certains réactifs, comme, par exemple, de la transsudation sous la membrane de Schwann, des incisures très-accusées, les segments cylindro-coniques écartés les uns des autres, des cylindres de myéline fragmentés, etc. Ce dernier fait, c'est-à-dire la fragmentation de la myéline, a été observé sur le nerf du lapin introduit sous la peau de la cuisse du chien, et il doit être attribué aux mouvements de l'animal. En effet, les noyaux des segments interannulaires n'étaient pas gonflés et le protoplasma n'était pas accru aux points où la myéline était interrompue. La fragmentation de la myéline, qui n'existait du reste qu'en quelques points, avait donc été déterminée par une cause bien différente de celle qui la produit dans le segment périphérique d'un nerf sectionné.

Une dernière question, et j'aurai terminé ce que j'ai à vous dire sur la régénération. Il s'agit de la régénération des nerfs quand ils sont absolument séparés de leurs centres.

En 1859, MM. Philippeaux et Vulpian ont publié, dans les comptes rendus de la Société de biologie, un long mémoire dans lequel ils relatent des expériences qui tendent à démontrer que des nerfs séparés de leurs centres trophiphes, et restant séparés de ces centres, peuvent se régénérer. Comme je l'ai déjà dit, les faits paraissent bien observés; les auteurs qui les affirment sont sérieux, et leurs expériences nombreuses ne laissent aucun doute sur la réalité du résultat, si elles sont prises à la lettre. Mais lisons le récit d'une seule de ces expériences, et nous apercevrons une cause d'erreur possible, liée à l'insuffisance des méthodes :

« .... Chez lui (un chien) cinquante jours après l'opération, il y a une régénération d'une grande quantité de tubes nerveux. On a enlevé un segment du bout périphérique pour faire cet examen. Dix jours plus tard, un nouvel examen montre que tous les tubes régénérés se sont altérés de nouveau [1]. »

Avec les notions que nous avons acquises maintenant, il est à peine besoin de développer les réflexions suggérées par ce passage du mémoire de MM. Philippeaux et Vulpian. Je crois pour ma part qu'il y a eu en réalité dans le nerf sciatique du chien sur lequel a été faite cette expérience des relations entre le segment central et le segment périphérique, mais qu'elles ont échappé par suite d'une observation insuffisante, comme elles nous auraient facilement échappé dans l'expérience dont je vous ai rendu compte antérieurement (voy. p. 57).

[1] Philippeaux et Vulpian. *Recherches expérimentales sur la régénération des nerfs séparés des centres nerveux.* — Comptes rendus des séances et mémoires de la Société de biologie, série III, t. I, 1859, p. 357.

VINGT-SIXIÈME LEÇON

(13 MARS 1877)

Terminaison des nerfs dans l'organe électrique de la torpille.

TERMINAISONS PÉRIPHÉRIQUES DES NERFS. — Nécessité d'en faire l'étude avant d'arriver au système nerveux central.

TERMINAISONS NERVEUSES MOTRICES OU CENTRIFUGES. — Elles sont de trois sortes : électriques, musculaires, glandulaires.

TERMINAISON DES NERFS DANS L'ORGANE ÉLECTRIQUE DE LA TORPILLE. — Description de l'organe électrique de la torpille. — Situation, dimension, rapports. — Nerfs qui s'y rendent. — Lobes électriques d'où partent ces nerfs. — Prismes qui constituent l'organe électrique. — Lames qui cloisonnent ces prismes. — Ramifications nerveuses dans ces lames.

Grand nombre d'observateurs qui ont étudié cet organe. — L'intérêt qui s'y attache provient de ce que l'on espère y trouver la clef des terminaisons nerveuses en général.

Historique. — *Première période* : 1840-1859. — Savi. Il admet un réseau fermé. — R. Wagner : Terminaisons nerveuses libres. — Cases qui constitueraient les prismes. — Pacini : Existence d'une seule espèce de lames. — Remak : Ramifications nerveuses suivies beaucoup plus loin. Tissu muqueux entre les lames. — Extrémités libres en forme de pilons. — Palissades terminales formées par des fibres perpendiculaires aux lames. — Kölliker : Réseau fermé. — M. Schultze : Nature électrique de la portion homogène de la lame.

MESSIEURS,

Le programme que je me suis tracé et que je suivrai pas à pas m'amène à vous parler maintenant des terminaisons périphériques des nerfs.

J'entreprendrai l'étude de ces terminaisons avant d'aborder celle du système nerveux central, d'une part parce que l'observation en est plus simple, et de l'autre parce que, en suivant cette marche, nous arriverons forcément, chemin faisant, à examiner certains appareils nerveux dont la connaissance nous aidera à comprendre la structure du cerveau et de la moelle épinière.

Il existe, en effet, dans quelques organes, des centres d'innervation indépendants jusqu'à un certain point du système nerveux central, et qui lui sont analogues par leurs fonctions et leur structure. Ces centres périphériques, qui sont quelquefois étalés en couches minces, se prêtent admirablement à l'observation microscopique; aussi pourrons-nous probablement y élucider des questions qu'il serait impossible d'aborder de front pour les centres cérébro-spinaux.

La terminaison périphérique des nerfs se fait dans des organes de mouvement et dans des organes de sensibilité. Dans les premiers, les centres nerveux transmettent par les nerfs l'incitation motrice aux organes; cette transmission est donc centrifuge. Dans les nerfs sensitifs, au contraire, la transmission est nécessairement centripète, puisque ces nerfs portent à un centre une excitation qui a pris naissance dans un organe de sensibilité.

Nous étudierons en premier lieu les terminaisons de nerfs de mouvement.

Les nerfs de mouvement ou à action centrifuge sont de différents ordres. Suivant les organes dans lesquels ils se distribuent, ils sont moteurs électriques, moteurs musculaires et moteurs glandulaires. A ces trois ordres de nerfs, je dois ajouter encore ceux qui vont inciter à des mouvements des cellules qui ne sont ni électriques, ni musculaires, ni glandulaires, comme par exemple les cellules à pigment, que l'on rencontre chez beaucoup d'animaux, et en particulier chez les céphalopodes.

Nous commencerons l'étude des terminaisons motrices

par l'analyse des terminaisons nerveuses dans l'organe électrique des poissons.

Des poissons de diverses familles donnent à volonté des décharges électriques; ils les utilisent pour se défendre de leurs ennemis, et peut-être pour attaquer leur proie et s'en rendre maîtres; je n'entre pas dans ces considérations de physiologie zoologique qui ne sont pas de mon domaine, et j'arrive de suite à l'anatomie.

Parmi ces poissons, je vous parlerai surtout du genre torpille, qui se trouve sur nos côtes. Dans l'Océan, on rencontre principalement l'espèce dont je vous présente ici un échantillon, la torpille marbrée, *torpedo galvani;* dans la Méditerranée, il y a, en outre, deux autres espèces : la *torpedo narce* ou *ocellata* et la *torpedo nobiliana*. Mes recherches ont porté sur la première espèce, la torpille marbrée, parce que je les ai faites à Concarneau, où elle est la seule qui se rencontre. Du reste, tous les auteurs s'accordent pour reconnaître qu'il n'y a pas de différences notables dans l'organe électrique entre les différentes espèces du genre torpille.

Je ne vous parlerai des autres poissons électriques que d'une manière tout à fait incidente, et seulement dans le but d'éclaircir quelques points discutés de la constitution ou de la structure de l'organe électrique de la torpille. En nous engageant ainsi dans le domaine de l'anatomie comparée, nous agrandirons celui de l'anatomie générale, et la nature de certaines parties nous sera plus facile à comprendre. Du reste, plusieurs auteurs qui se sont occupés de ce sujet ont procédé de la même manière, comme vous le verrez quand je vous présenterai l'historique de la question. Ces autres poissons électriques sont le gymnote, qui se rencontre dans l'Amérique du Sud, et le malapterurus, qui vit dans le Nil. Je dois y ajouter la raie, qui se trouve en abondance sur nos côtes, et qui possède dans la queue un organe très-analogue à ceux des poissons que j'ai cités, organe que l'on appelle pour cette raison pseudo-électrique.

Comme je viens de vous le dire, je ne vous parlerai de ces poissons que par comparaison, et il ne sera vraiment question que de la torpille. Notre but en effet dans ces recherches n'est pas tant de connaître l'organe électrique que d'y trouver un type de terminaisons nerveuses qui nous permette d'aller plus avant dans l'étude des nerfs moteurs en général.

Voici dans ce bassin un grand échantillon du genre torpille; il mesure, comme vous voyez, environ cinquante centimètres de longueur. En voilà quelques autres beaucoup plus petits.

Je dois l'avantage de vous montrer ces torpilles en vie à l'obligeance, je dirai même à l'intelligence de M. Étienne Guillou, maître-pilote à Concarneau. Il est bon que vous observiez des torpilles en pleine activité et que vous puissiez juger par vous-mêmes des secousses électriques qu'elles produisent, mais ce n'est pas seulement dans ce but que je les ai fait venir. Elles me sont nécessaires pour continuer les recherches que j'ai déjà commencées, et pour essayer d'élucider, si cela est possible, quelques-uns des points actuellement en discussion parmi les histologistes ; mes anciennes préparations et le matériel que j'ai rapporté de Concarneau ne suffisaient pas, en effet, pour faire une analyse aussi minutieuse.

Disons d'abord quelques mots de la grosse anatomie de l'organe électrique.

L'organe électrique a, comme vous le voyez, une forme semi-lunaire. Cette forme a frappé les anciens anatomistes; c'est ainsi que Redi, qui le premier a parlé des organes électriques de la torpille, les appelle corps falciformes (*corpi falcati*).

Cet organe occupe tout l'espace compris entre la cage cartilagineuse des branchies et la nageoire latérale; sa face supérieure et sa face inférieure sont en rapport immédiat avec la peau, ou plutôt avec le tissu conjonctif qui la double.

Pour découvrir l'organe électrique, la torpille reposant sur sa face ventrale, on fait un pli à la peau de la région dorsale, et l'on incise ce pli avec un scalpel ou avec un rasoir;

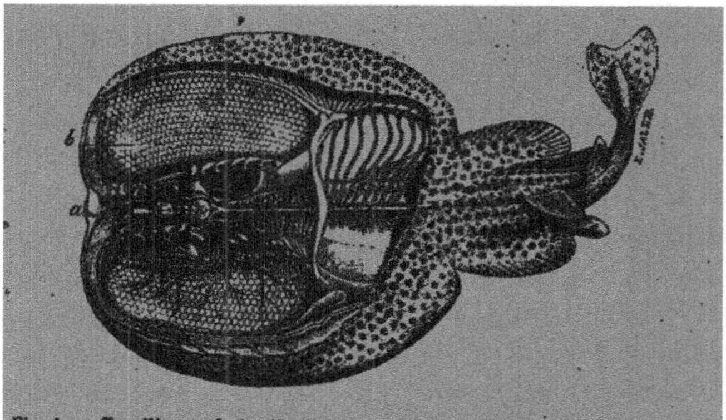

Fig. 1. — Torpille marbrée (dessin emprunté à Savi). — *a*, organe muqueux; *b*, organe électrique; *ρ*, lobes électriques du cerveau.

puis on agrandit cette première ouverture en se servant d'un scalpel qu'il faut avoir soin de choisir bien tranchant, parce que la peau et le tissu cellulaire de cet animal présentent une assez grande densité. On arrive ainsi à dénuder la face supérieure de l'organe, et à constater qu'il s'étend en effet, comme je viens de vous le dire, depuis la cage des branchies jusqu'à l'arc cartilagineux de la nageoire latérale.

La boîte crânienne cartilagineuse dans laquelle sont logés les centres nerveux est facile à couper avec un scalpel. Quand elle est ouverte, on aperçoit en arrière du cerveau, au niveau du bulbe, deux lobes assez considérables (*o*, fig. 1) qui n'existent pas chez les autres poissons et qui sont les lobes électriques. De chacun d'eux naissent cinq nerfs, qui se distribuent à l'organe électrique correspondant.

Ces nerfs, dont les quatre antérieurs sont très-volumineux, traversent les cloisons des branchies et arrivent à l'organe électrique vers le milieu environ de son épaisseur, peut-être un peu plus près du ventre que du dos de l'animal. Laissons pour le moment de côté ces cinq paires de nerfs, et occupons-nous de la structure de l'organe lui-même.

Lorsque cet organe est mis à découvert en suivant le procédé que je viens d'indiquer, on aperçoit une série de figures polygonales à cinq ou six côtés (fig. 1, p. 89), limitées par des cloisons, et qui semblent contenir une substance particulière. Si l'on pratique une incision perpendiculaire à la surface, on reconnaît qu'en réalité ces figures correspondent à autant de prismes verticaux qui s'étendent depuis la face dorsale jusqu'à la face ventrale de l'animal, occupant ainsi toute son épaisseur. Ces prismes sont désignés sous le nom de prismes électriques. Leurs cloisons sont formées d'un tissu blanc, nacré, résistant ; leur contenu est translucide, d'un gris rosé et d'une consistance gélatineuse.

Sur une section parallèle à la surface, le contenu de chacun des prismes fait une saillie, de sorte que toute la surface de l'organe paraît constituée par autant de petits monticules en calotte de sphère. Savi profita de cette disposition pour faire les premières recherches sur la structure microscopique de l'organe électrique de la torpille. Ayant retranché avec des ciseaux courbes le sommet bombé d'un prisme, il l'agita dans l'eau et le vit se décomposer en lamelles trèsminces. Il lui était facile dès lors d'en prendre une ou plusieurs pour les observer au microscope. A cette époque, on examinait tous les tissus dans l'eau, et, quand ils n'étaient pas assez transparents, on les comprimait vigoureusement entre la lame et la lamelle à l'aide d'un compresseur. Savi, ayant isolé, comme je viens de vous le dire, ce qu'il croyait être une lame électrique, la disposa sur son porte-objet compresseur. En l'examinant alors, il vit des nerfs qui s'y ramifiaient et s'y anastomosaient de manière à former un réseau à larges mailles polygonales. Ces mailles étaient irrégulières et possédaient cinq, six ou un plus grand nombre de côtés.

Dans son travail, qui a paru à la suite des recherches de Matteucci[1], Savi donne une figure du réseau qu'il a observé. Cette figure, que voici (elle est reproduite Pl. III, fig. 1), montre dans la plus grande partie de son étendue deux réseaux superposés; elle correspond dans cette partie à deux lames, ou, comme dit Savi, à deux diaphragmes consécutifs.

L'auteur n'indique pas le grossissement qu'il a employé pour faire cette observation, mais nous pouvons cependant le déterminer à peu près. En effet, il a représenté, à côté des nerfs, un vaisseau capillaire. Comme ces vaisseaux sont des objets d'une dimension fixe que nous connaissons, il nous suffit de mesurer le diamètre qu'il leur donne dans sa figure, pour nous rendre compte à peu près de celui des fibres nerveuses qu'il avait observées. Savi était persuadé que ces fibres forment un réseau. Voici comment il s'exprime à ce sujet : « J'ai eu l'occasion de répéter cette même observation que j'ai toujours trouvée exacte, de sorte que je n'ai plus aucun doute sur les mailles nerveuses dont j'ai parlé, et sur la dichotomie des fibres élémentaires nerveuses, à l'aide de laquelle les mailles sont formées par la ramification successive, et par une espèce de soudure d'une seule fibre élémentaire » (*loc. citat.*, p. 321).

[1] Paul Savi. *Études anatomiques sur le système nerveux et sur l'organe électrique de la torpille*, publié à la suite du *Traité des phénomènes électro-physiologiques des animaux*, par Matteucci. — Paris, 1844.

Vous voyez que Savi était absolument convaincu qu'il avait trouvé la véritable terminaison des nerfs. Il vous suffira d'observer une seule fois une bonne préparation pour juger vous-mêmes qu'il s'est trompé sur ce point. Néanmoins nous lui devons deux découvertes importantes sur l'organe électrique. La première, c'est que les prismes sont constitués par des lames superposées comme les feuillets d'un livre; la seconde, c'est que les nerfs s'y divisent dichotomiquement.

Ces découvertes ont été le point de départ de recherches nombreuses, car elles étaient intéressantes, non-seulement au point de vue de l'organe électrique de la torpille, mais encore pour la connaissance des terminaisons nerveuses dans d'autres organes.

Aussi allons-nous voir l'organe électrique exercer la sagacité et même la rivalité des histologistes les plus habiles et les plus distingués depuis 1840 jusqu'à nos jours : Valentin, Pacini, R. Wagner, Remak, Kölliker, Henri Müller, Ecker, Max Schultze. Dans ces dernières années, Boll, Ciaccio et moi nous l'avons beaucoup étudié; nous sommes encore en discussion sur un certain nombre de points, et nous nous occupons activement à nous mettre d'accord.

Pourquoi cet organe a-t-il ainsi excité le zèle, je dirai même la passion des histologistes? C'est que, les lames dans lesquelles les nerfs se ramifient étant très-minces et facilement isolables au moyen de méthodes simples, il est possible de les examiner avec les plus forts grossissements, et que par suite on a espéré y reconnaître la terminaison des nerfs. De plus, comme on supposait que ces terminaisons sont à peu près semblables dans tous les organes, on comptait trouver, dans l'organe électrique, la clef des terminaisons nerveuses en général. C'est aussi la raison pour laquelle j'ai commencé par l'organe électrique de la torpille l'étude que je me propose de faire sur les terminaisons motrices des nerfs.

Avant d'entreprendre cette étude, je dois vous exposer l'historique de la question.

Comme je vous l'ai dit, Savi croyait avoir observé, dans les lames électriques, une terminaison des nerfs en forme de réseau, et il n'avait aucun doute que ce fût la vraie.

En 1847, Rodolphe Wagner[1], en examinant les lames électriques à l'état frais, et probablement avec des objectifs un peu meilleurs que ceux de ses prédécesseurs, vit les nerfs se terminer par des ramifications libres; au delà des derniers rameaux qu'il pouvait suivre, il ne distinguait dans la lame qu'une substance granuleuse. J'ai disposé sous un de ces microscopes une préparation que vous examinerez à un grossissement de cinquante à soixante diamètres, et qui vous représente à peu près ce qu'a dû observer Wagner. Il a certainement pratiqué l'examen avec des grossissements plus forts, mais cette différence est compensée par la netteté de la préparation que je vous soumets. Vous y verrez les nerfs se terminer en apparence librement par des rameaux extrêmement fins. (La figure de Wagner est reproduite Pl. III, fig. 2).

Wagner a donné en outre sur la texture de l'organe électrique des détails assez curieux, que je dois vous signaler ici. Il admet avec Savi que les prismes sont constitués par des lames superposées; mais, en les examinant à l'état frais, il a cru leur reconnaître un agencement très-compliqué. Pour cet auteur, chaque prisme est partagé transversalement

[1] R. Wagner, *Ueber den feineren Bau des elektrischen Organs im Zitterrochen.* — Göttingen, 1847.

en une série de cases ou de petites boîtes dont chacune, possédant un contenu liquide, est limitée par deux septa ou cloisons, l'une supérieure, l'autre inférieure. Chaque septum est lui-même formé de deux feuillets entre lesquels pénètrent les nerfs, qui se ramifient à la face inférieure du feuillet supérieur, et à la face supérieure du feuillet inférieur. Il y a donc successivement dans la hauteur du prisme : un septum composé de deux feuillets entre lesquels pénètre un nerf, un espace rempli de liquide, puis un nouveau septum.

En 1852, Pacini[1], qui reprit cette question, démontra que la complication de l'organe électrique de la torpille n'est pas aussi grande que Wagner l'avait dit. Il établit qu'il n'y a dans les prismes qu'une seule espèce de lames, que toutes ces lames reçoivent les nerfs par leur face inférieure ou ventrale, et que leur surface dorsale est toujours libre.

En 1856, Remak[2], qui probablement ne connaissait pas le travail de Pacini, a reconnu également que les lames présentent toutes une surface lisse ou dorsale et une surface rugueuse ou ventrale. C'est à cette dernière qu'arrivent les nerfs et c'est sur elle qu'ils se ramifient. Mais voici le point le plus important de son travail. Examinant avec de meilleurs objectifs, soit des objets frais, soit des préparations faites après conservation dans le bichlorure de mercure à 2 pour 1000 ou dans l'acide chromique également à 2 pour 1000, il put se convaincre que la terminaison des nerfs ne se fait pas par les extrémités qu'avait indiquées Rodolphe Wagner, mais que ces nerfs se prolongent bien au delà, continuent à se ramifier et se terminent par des extrémités libres en forme de pilons.

[1] Pacini. *Struttura intima dell' organo electrico del Gimnoto*. Bologna, 1852.
[2] Remak. *Ueber die Enden der Nerven im electrischen Organ der Zitterrochen*. Müller's Archiv, 1856, p. 467.

Voici comment il s'exprime à ce sujet : « On se demandera maintenant comment se terminent les extrémités effilées de ces fibres (les fibres nerveuses). Il faut remarquer en premier lieu que, à mesure que les petits ronds irréguliers qui correspondent aux intervalles entre les fibres deviennent plus nets (en élevant l'objectif), l'aspect granuleux que présente d'ordinaire la lame disparaît peu à peu. C'est ainsi que l'on arrive, déjà par des vues de face, à l'opinion que l'aspect granuleux est produit par des courbures en forme de genou des fibres terminales, qui vont dès lors perpendiculairement vers la membrane vitrée. Cette interprétation se confirme lorsque l'on plie une lame pour l'examiner ; le pli semble alors montrer de petits cylindres très-fins qui traversent l'épaisseur de la lame jusqu'à la membrane vitrée. Il est vrai qu'il pourrait se produire ici une illusion, en ce sens que de petites fibres parallèles à la surface, vues dans une certaine direction, produiraient un aspect analogue. Mais cette disposition de petits bâtonnets en forme de palissades dans l'épaisseur de la lame est trop nette et trop constante pour permettre de croire à une illusion pareille[1]. »

En second lieu, Remak a reconnu que les lames sont sé-

[1] « Es fragt sich nunmehr, wie die feinen Spitzen dieser Fäserchen enden. Zunächst ist zu beachten, dass in dem Maasse, als die kleinen eckigen Ringe, welche den Zwischenraümen zwischen den Endläistchen entsprechen deutlicher hervortreten, auch der Anschein von « Körnchen, » welche man sonst zu sehen glaubt, verschwindet. So gelangt man schon durch die Flächenansicht zu der Vermuthung, dass das Ansehen von Körnchen entstehe durch knieförmige Umbeugungen der Endfäserchen, welche in senkrechter Richtung der glashellen Membran zustreben. Diese Deutung gewinnt an Boden, sobald man ein Blättchen faltet : alsdann bekommt die Falte den Anschein, als wenn feine Cylinderchen die Dicke des Blättchens bis zur glashellen Membran hie durchsetzten. Hier ist zwar leicht eine Taüschung möglich, insofern die in Fläche laufenden Fäserchen bei einer gewissen Richtung der Falte ein ähnliches Ansehen bedingen werden. Allein es scheint die palissadenähnliche Stellung feiner Stäbchen nach der Dicke des Blättchens zu deutlich und zu beständig, um eine solche Taüschung zuzulassen. » (*Loc. citat.*, p. 470.)

parées, non pas par une substance liquide, mais par un tissu gélatineux, dans lequel il existe constamment des cellules possédant un noyau à leur centre et donnant naissance à des prolongements extrêmement fins.

A ce propos, il fait même une remarque dont les histologistes seuls peuvent comprendre la malice. Il dit à peu près ceci : « On pourrait croire que ces fins prolongements se continuent avec les nerfs; mais il faut se garder de commettre ici l'erreur dans laquelle est tombé un histologiste bien connu à propos de la queue des têtards. » Remak ne nomme pas cet histologiste; mais il s'agit évidemment de Kölliker, qui avait, quelques années auparavant, étudié le développement des vaisseaux sanguins et lymphatiques précisément dans la queue des têtards, et qui avait admis que ces vaisseaux se développent aux dépens des cellules ramifiées du tissu conjonctif. Je ne vois pas un autre histologiste à qui ces paroles puissent s'adresser.

En résumé, les faits intéressants que nous trouvons dans le travail de Remak sont les suivants : il a constaté, comme Pacini, que les lames électriques sont toutes semblables; qu'elles possèdent une face dorsale lisse et une face ventrale rugueuse, et que les nerfs arrivent toujours à la face ventrale de la lame. Il a reconnu l'existence d'un tissu muqueux entre les lames. Il a suivi les nerfs bien au delà des terminaisons indiquées par Wagner. Enfin, il a observé ce fait, plus ou moins bien interprété, de l'existence de bâtonnets formant une sorte de palissade sur la coupe optique de la lame électrique repliée.

J'arrive au travail de Kölliker[1], publié en 1858 dans les Comptes rendus de la Société physico-médicale de Würz-

[1] Kölliker. *Ueber die Endigungen der Nerven im electrischen Organ der Zitterrochen*. Verhandl. der physikalisch-medicinischen Gesellschaft in Würzburg, t. VIII, 1858, p. 2.

burg. Sa description est en général conforme à celle de Remak. Il n'a étudié les lames électriques qu'à l'état frais; il reproche à Remak de s'être servi de réactifs, et dit que par là même ses observations sont entachées d'erreur. Du fait qu'il s'est écoulé trois ans entre les observations premières de Remak et la publication de son travail, il induit que ses observations n'ont été faites que sur des tissus conservés depuis trois ans, et par conséquent, ajoute-t-il, assez détériorés. On entrevoit dans toute cette critique un certain ressentiment, qui se comprend si l'on se reporte à la phrase où Remak, sans le nommer, avait relevé son erreur à propos de la queue des têtards.

D'après Kölliker, les lames électriques sont formées de deux parties : l'une ventrale, l'autre dorsale. La partie ventrale est constituée par les dernières ramifications nerveuses; celles-ci se continuent bien au delà des extrémités indiquées par Wagner, et finissent par former un réseau complet à mailles polygonales, réseau que nous pourrions comparer, en petit, à celui décrit autrefois par Savi. Remak se serait donc trompé, en admettant des terminaisons en forme de pilons; par suite de la macération prolongée qu'il aurait laissé subir à l'organe électrique, certaines branches du réseau nerveux auraient été cassées, et il aurait pris leurs extrémités pour des terminaisons libres. En réalité, suivant Kölliker, il n'existe pas de terminaisons libres, mais un réseau à mailles fermées, de dimensions à peu près égales.

Kölliker a publié un dessin, ce que Remak n'avait pas fait. Vous pourrez facilement vous rendre compte, en examinant cette figure (elle est reproduite Pl. III, fig. 5), de l'opinion qu'avait cet auteur relativement aux terminaisons nerveuses dans l'organe électrique.

Au-dessus de la partie ventrale de la lame, constituée essentiellement par le réseau nerveux terminal, il existe une partie dorsale formée par du tissu conjonctif.

En résumé : les lames, séparées par du tissu muqueux, sont composées d'une couche supérieure de tissu conjonctif et d'une couche inférieure constituée par le réseau nerveux terminal.

Kölliker ajoute :

« Je suis convaincu que le fin réseau terminal que j'ai découvert représente la véritable et dernière terminaison des nerfs. » (*Loc. citat.*, p. 10.) C'est la même affirmation que celle de Savi ; mais, comme vous le voyez, elle est encore plus accentuée.

En 1859, Max Schultze[1] a publié sur les poissons électriques une série de monographies ; l'une d'elles traite de l'organe électrique de la torpille.

Schultze soutient avec Remak que les lames présentent une face supérieure lisse et une face inférieure rugueuse ; il reconnaît comme cet auteur qu'entre les lames il existe un tissu conjonctif muqueux, dans lequel sont logés les vaisseaux et les nerfs ; mais il s'éloigne de lui en admettant, avec Kölliker, un réseau terminal fermé, constitué par de petites mailles polygonales. Il ajoute que, ce réseau étant très-difficile à voir à cause de son extrême petitesse, il ne le représente pas dans son dessin tel qu'il l'a vu, mais grossi trois fois encore, de manière que le grossissement total soit de 1500 diamètres. Il fait au dessin de Kölliker le reproche que les nerfs y sont figurés d'une façon trop raide et paraissent être dans le même plan que le réseau. Schultze évite ces deux défauts. Son dessin (voyez-en la reproduction Pl. III, fig. 4 A) figure un réseau admirablement régulier, et, si ce n'était que les mailles en sont quadrangulaires au

[1] M. Schultze. *Zur Kenntniss der electrischen Organe der Fische.* — 2te *Abtheilung. Torpedo.* — Halle, 1859.

lieu de pentagonales, on croirait avoir devant les yeux une image de la section transversale des prismes de l'organe électrique.

Sous ces différents rapports, Schultze ne fait que confirmer les résultats obtenus par ses devanciers; mais, comme il s'est livré à une étude complète de tous les poissons électriques, il a reconnu les analogies qui existent entre les différents organes électriques et s'est formé ainsi une idée beaucoup plus exacte de la nature et de la signification des diverses parties de ces organes. C'est ainsi qu'il soulève une discussion intéressante à propos de la portion dorsale de la lame électrique, celle à la face inférieure de laquelle s'épanouit le réseau nerveux. Il soutient que cette portion n'est pas de nature conjonctive, comme l'avait avancé Kölliker; et, pour le démontrer, il en fait une analyse chimique, ou, pour parler plus exactement, il essaye sur elle différents réactifs. Il constate d'abord que l'eau bouillante, au lieu de dissoudre cette lame, la coagule; qu'elle résiste aux acides et aux solutions de potasse à froid; et que, pour la détruire, il faut employer la potasse à chaud.

Il ajoute à cela une autre preuve : d'après Kölliker, cette partie supérieure de la lame, ce que Remak appelait la lame vitrée, serait formée par un prolongement des cloisons conjonctives des prismes. Or, Schultze a reconnu que, sous l'influence des acides et de la potasse à froid, le tissu conjonctif de ces cloisons se dissout, tandis que les lames résistent. Ce fait suffit à établir que ces lames ne sont pas des expansions transversales des cloisons.

Mais quelle est alors la signification morphologique de cette lame dorsale ou vitrée? En la comparant avec les parties analogues des organes électriques des autres poissons, Schultze est arrivé à la conviction qu'elle est d'une nature toute spéciale, et qu'il convient dès lors de la désigner sous le nom de lame ou de plaque électrique.

Pour mieux vous faire saisir cette conception de Schultze, j'ai disposé sous ces microscopes des coupes de l'organe électrique du gymnote et de l'organe pseudo-électrique de la raie, en même temps que de l'organe électrique de la torpille. Vous pourrez remarquer que, chez le gymnote, la partie qui correspond à la lame vitrée de la torpille est beaucoup plus épaisse. Dans l'organe pseudo-électrique de la raie, cette partie atteint une dimension encore beaucoup plus considérable, et paraît un vrai gâteau. C'est l'analogie de ces parties avec la lame vitrée qui a empêché M. Schultze d'admettre *a priori* la nature conjonctive de cette dernière et lui a fait penser qu'elle était spécialement électrique. Quant à la relation de la partie nerveuse avec la partie électrique, Schultze est assez embarrassé pour formuler une opinion; il dit que les deux parties ne peuvent être séparées l'une de l'autre. Je reviendrai dans le courant de cette étude sur sa manière de voir, quand je vous aurai donné d'autres détails, qui sont indispensables pour la comprendre.

VINGT-SEPTIÈME LEÇON

(15 MARS 1877)

Terminaison des nerfs dans l'organe électrique de la torpille.

Historique. — Deuxième période, depuis 1873 jusqu'à l'époque actuelle. — Premier travail de Boll. — Il admet le réseau terminal de Kölliker, il signale la ponctuation. — Ciaccio : Il nie l'existence du réseau, et admet des terminaisons en partie libres et en partie anastomosées. — Conférence avec Ciaccio et Boll, en 1876, à Viareggio. Accord sur la non-existence du réseau. La discussion n'est pas terminée en ce qui regarde les anastomoses. — Second travail de Boll. — Il nie absolument l'existence d'anastomoses.

STRUCTURE DES LAMES DE L'ORGANE ÉLECTRIQUE. — L'observation des tissus frais doit être précédée de leur étude à l'aide des réactifs.

Étude des lames de l'organe électrique au moyen de l'acide osmique : Modes de préparation. — L'immersion simple dans le réactif ne suffit pas, à cause des plis et des déformations qui se produisent dans les lames avant qu'elles soient fixées. — Injection d'acide osmique dans l'intérieur des prismes, tandis qu'ils sont en place, pour fixer les lamelles en extension. — Nécessité d'un long séjour subséquent dans l'acide osmique pour colorer les cylindres-axes. — Précautions pour la dissociation. — Avantages de ce procédé pour distinguer la face dorsale et la face ventrale des lames.

Description générale d'une lame de l'organe électrique.

MESSIEURS,

Je dois continuer avec vous l'histoire des progrès qui ont été réalisés dans la connaissance de l'organe électrique de la torpille. J'ai divisé cet historique en deux parties : la première, que j'ai exposée dans la dernière leçon, s'étend depuis Savi jusqu'à Max Schultze; la seconde, que nous pourrions appeler la période actuelle, va depuis le premier travail de Boll jusqu'à maintenant.

Permettez-moi de revenir en quelques mots sur l'historique de la période ancienne, pour mieux faire ressortir les phases par lesquelles a passé la question qui nous occupe.

Savi, comme nous l'avons vu, a découvert l'existence des lames et la distribution des nerfs dans les lames; mais il s'est trompé en soutenant que les nerfs s'anastomosent en un réseau à larges mailles. Rodolphe Wagner a reconnu cette erreur de Savi et a observé que les nerfs ne se terminent pas en réseau, mais par des extrémités libres. Pacini a donné une description exacte des lames et de leur disposition réciproque; son observation reste entière aujourd'hui. Remak a reconnu que la ramification des nerfs se continue bien plus loin que ne l'avait dit Wagner; il a signalé la terminaison en pilons, et indiqué la disposition en palissade dont je vous ai parlé. Kölliker a nié l'existence des extrémités libres et des palissades, et admis la terminaison par un réseau fermé. Max Schultze, en s'appuyant sur l'anatomie comparée, a mieux apprécié la valeur et la signification des différentes parties, mais il s'est trompé en n'admettant pas dans la lame électrique deux couches séparables, et en niant la terminaison en pilons et en palissades.

Le réseau terminal de Kölliker, dont l'existenee était confirmée par Max Schultze, était dès lors admis sans conteste, et, en Allemagne, avec le respect du maître qui caractérise ce pays, il n'y avait absolument pas à y toucher. C'est ce qui explique comment F. Boll[1], un élève de Max Schultze (aujourd'hui professeur à Rome) qui se remit à travailler cette question en 1873, bien qu'il eût employé dans ses recherches un réactif excellent que ses devanciers et Max Schultze lui-même n'avaient pas appliqué à cet organe, l'acide osmique, et qu'il eût dû par consé-

[1] F. Boll. *Die Structur der electrischen Platten von Torpedo*. Archiv für micr. Anat., X, 1873, p. 101.

quent faire de meilleures observations, continua d'admettre l'existence d'un réseau terminal. Il s'éloigna cependant de Schultze en reconnaissant, avec Kölliker, la possibilité de séparer la lamelle nerveuse de la lamelle sus-jacente. En second lieu, il découvrit sur le réseau terminal une série de points très-fins disposés régulièrement, qui s'aperçoivent nettement, dit-il, lorqu'on observe une lame ayant sa face ventrale tournée du côté de l'observateur, et que, après avoir mis au point pour le réseau, on pénètre plus profondément en abaissant un peu l'objectif. Examinant ensuite une lame repliée qui lui présentait sa coupe optique, Boll y distingua des bâtonnets qui, partant du réseau nerveux, s'enfonçaient dans la lame vitrée jusqu'au sixième environ de son épaisseur.

Ces bâtonnets correspondent, comme Boll le fait remarquer lui-même, à ce que Remak avait appelé les palissades. C'est pour cela que, dans une communication antérieure, dans laquelle j'étais forcé de me restreindre beaucoup, faute de place, j'avais dit seulement en parlant de cette ponctuation que c'était une disposition observée par Remak et par Boll. Maintenant que je suis à mon aise quant à l'espace, je tiens à signaler le progrès réalisé par Boll; en effet, l'interprétation qu'il donne est différente de celle de Remak. Ce dernier croyait que les bâtonnets de ses palissades étaient formés par les dernières extrémités des nerfs repliées en forme de genou, tandis que Boll pense qu'il s'agit de fils fins partant de la face inférieure du réseau. Du reste, c'est probablement une erreur qui l'a conduit à cette interprétation nouvelle; comme il était convaincu de l'existence d'un réseau fermé, il ne pouvait pas admettre que les petits bâtonnets fussent les extrémités des derniers rameaux nerveux.

A la fin de son mémoire, Boll raconte qu'étant entré en

correspondance avec Max Schultze au sujet de la ponctuation qu'il venait d'observer dans les lames électriques, celui-ci lui avait fait remarquer qu'il avait bien pu prendre pour des filaments des simples granulations; il ajoute que, tout bien considéré, cette observation est si difficile, si incertaine qu'il croit convenable, sinon de se ranger à l'opinion de Schultze, au moins de faire des réserves considérables au sujet de l'interprétation qu'il vient de donner de la ponctuation.

La question en était là, lorsque, en 1875, Ciaccio et moi nous la reprîmes chacun de notre côté: Ciaccio à Viareggio, près Pise, et moi à Concarneau, sur les côtes de Bretagne. Il a publié avant moi le résultat de ses recherches, il a donc la priorité; du reste, nous différons, comme vous allez le voir, sur un certain nombre de points. Le travail de Ciaccio a paru dans le *Spallanzani*, n° X, 1875; il est daté du mois d'août. Ma note à l'Académie des sciences est du mois de décembre 1875.

Je vais vous parler d'abord des observations de Ciaccio. Cet histologiste commence par mettre en doute l'existence du réseau de Kölliker qu'il avait admis antérieurement. Il rend compte ensuite de ses expériences; il a traité les lames électriques par un grand nombre de réactifs : le liquide de Müller, le mélange de Moleschott (alcool et acide acétique), l'acide chlorhydrique, l'acide osmique, l'acide picrique, le chlorure de sodium, le nitrate d'argent, le chlorure d'or, le chlorure de palladium, le bichromate d'ammoniaque, le permanganate de potasse. D'après lui, la lame électrique se dédouble en deux parties : l'une supérieure, la lame vitrée de Remak, lame conjonctive de Kölliker, qu'il désigne sous le nom de lame vasculaire, et qu'il croit être une membrane de tissu conjonctif en rapport direct avec les vaisseaux; l'autre inférieure, la lame nerveuse, constituée essentiellement par les ramifications des cylindres-axes nus. Ces cylindres-axes ramifiés formeraient une « merveilleuse intrication rétiforme », et leurs extrémités tantôt s'anastomoseraient, tantôt se termineraient librement. Comme vous le voyez, l'opinion de Ciaccio est pour ainsi dire une opinion de conciliation. Il confirme, en outre, l'existence de la ponctuation de Boll.

Dans la note que j'ai communiquée à l'Académie des sciences, je dis que « le réseau décrit et figuré par Kölliker, par Max Schultze et par Boll n'existe pas. » Aujourd'hui encore, comme vous le verrez par la suite, je persiste dans mon opinion. Sous ces microscopes, j'ai disposé deux des préparations que j'ai faites à cette époque. Voici comment elles ont été obtenues : après avoir dénudé l'organe, j'ai passé à plusieurs reprises sur sa surface un crayon ou un cristal de nitrate d'argent. Cette manière de procéder est la plus ancienne, c'est celle qu'a suivie Coccius, lorsqu'il a, pour la première fois, appliqué le nitrate d'argent à l'étude des tissus. On obtient par ce moyen (je passe ici sur les détails de préparation, sur lesquels j'aurai l'occasion de revenir) une image que l'on peut appeler négative, où les nerfs sont ménagés en blanc sur un fond brun. Vous pourrez remarquer qu'il s'y montre un grand nombre de terminaisons libres en bouton.

Comme je savais que le nitrate d'argent est un réactif infidèle, j'ai cherché à obtenir une épreuve positive pour contrôler la précédente. L'acide osmique ne donnant pas une coloration suffisante pour permettre de bien distinguer les parties délicates dont il s'agit, j'ai eu l'idée de rendre cette couleur plus foncée par un traitement subséquent au chlorure d'or. Ce procédé, qui ressemble à celui qu'emploient les photographes pour virer leurs épreuves, m'a bien réussi ; l'or se fixe en effet sur l'osmium. Je vous indiquerai plus tard les conditions dans lesquelles il faut se placer pour obtenir de bonnes préparations. Sur celle que je vous montre, vous reconnaîtrez un dessin positif analogue au dessin négatif donné par l'argent, et présentant également des terminaisons libres en bouton.

Nous en étions là, lorsque, dans l'automne de l'année dernière, je me suis rendu à Viareggio pour y rencontrer Boll et Ciaccio. J'y suis resté quelques semaines. Nous avons fait de nouvelles préparations; nous nous les sommes montrées les uns aux autres, nous avons discuté les questions en suspens et nous avons fini par nous entendre sur un point : la terminaison par boutons et par bourgeons. Mais nous n'avons pas pu déterminer si néanmoins il n'existerait pas des branches anastomotiques, ce qui laisserait à la terminaison nerveuse quelque chose du caractère, sinon d'un réseau, du moins d'un plexus. Sur cette question, la discussion est restée pendante.

Depuis lors, Boll a pris carrément parti. Avant notre entrevue, il avait commencé un mémoire, dont il avait déjà fait graver les planches et qu'il m'avait communiqué avant mon voyage en Italie. Il a publié récemment ce travail en italien[1]; non-seulement il y confirme tout ce que j'avais dit à l'Académie des sciences, mais il va même plus loin. En effet, à l'époque où je faisais mes recherches, je ne connaissais pas le travail de Ciaccio, et je n'avais pas cherché à constater s'il existe ou non quelques anastomoses; je n'avais insisté que sur la présence de terminaisons libres.

Boll, ayant appliqué le nitrate d'argent et le chlorure d'or à l'étude de l'organe électrique, a réussi à observer des images négatives et des images positives; il a même fait agir ces deux réactifs à la fois, et il a obtenu des pré-

[1] F. Boll. *Nuove ricerche sulla struttura delle piastrine electriche della Torpedine*. Roma, 1876.

parations où une partie présentait l'image positive et l'autre la négative. Comparant alors ces images, et partant de ce fait que l'imprégnation à l'argent est infidèle, parce qu'elle peut être plus ou moins complète, il en conclut qu'on ne doit se fier qu'à celles des épreuves négatives qui ressemblent le plus aux épreuves positives. En effet, si, dans les préparations à l'argent, on arrive à reconnaître des anastomoses, ou plutôt des mailles complètes, sous la forme d'îlots bruns, on rencontre aussi des îlots incolores complétement isolés. Ces dernières images prouvent manifestement que certaines branches nerveuses ont été atteintes et colorées par l'argent. Dès lors les îlots bruns, pas plus que les arborisations incolores terminées par des boutons, ne sauraient avoir une valeur absolue.

Dans les préparations à l'or, au contraire, Boll observe constamment la terminaison en bourgeon ou en bouton; il en conclut que les préparations à l'argent qui représentent la disposition analogue sont les plus fidèles, et il finit par admettre que les terminaisons nerveuses se font toujours en bouton et qu'il n'y a jamais d'anastomoses. Boll se met ainsi en contradiction avec Kölliker, avec Max Schultze et avec lui-même. Si je dis cela, ce n'est pas pour lui en faire un reproche. Bien au contraire, je trouve parfaitement honorable de changer d'opinion très-franchement lorsque l'on reconnaît s'être trompé, et je vois avec plaisir qu'aujourd'hui on convient de ses erreurs plus facilement qu'autrefois.

Du reste, dans la science, les erreurs ne seraient vraiment nuisibles que si tous les observateurs se trompaient en même temps. Mais, dès qu'un histologiste a commis une erreur, vingt ou trente de ses confrères, heureux de voir qu'il l'a commise, ne manquent pas de la signaler, et elle est ainsi redressée immédiatement. J'ajouterai même que les erreurs, quand elles sont le fait d'observateurs habiles et intelligents, peuvent devenir très-fructueuses.

Je crois vous avoir indiqué l'état de la science sur les terminaisons nerveuses dans les lames électriques, quand bien même je ne vous ai pas parlé d'une note de M. Rouget, de Montpellier. Cette note ne contient, en effet, rien de nouveau ; l'auteur y dit simplement qu'il avait, lui aussi, appliqué le nitrate d'argent et le chlorure d'or à l'étude des lames électriques, mais qu'il n'avait pas trouvé les résultats obtenus assez intéressants pour être publiés.

Dans cet exposé historique, je me suis proposé surtout de vous expliquer les phases par lesquelles a passé la question qui nous occupe. Ces phases diverses, dans un sujet aussi nettement limité, nous donnent une image assez exacte des progrès qu'a accomplis l'histologie en général depuis 1840 jusqu'à 1877.

Je dois maintenant faire avec vous l'analyse histologique des lames électriques, en vous indiquant les procédés à l'aide desquels vous pourrez vérifier les faits dont je vous entretiendrai. Puis nous aurons à examiner les rapports des lames entre elles et avec l'enveloppe des prismes, la constitution des cloisons qui se trouvent entre ces prismes, enfin la distribution des vaisseaux et des gros nerfs. Je terminerai par quelques considérations physiologiques, qui sont dans un rapport étroit avec l'anatomie générale.

Occupons-nous en premier lieu de la structure des lames électriques.

On pourrait penser qu'il est bon d'observer tout d'abord ces lames à l'état vivant sans addition d'aucun réactif. Il n'en est pas ainsi : on peut même dire qu'en général, pour faire une bonne observation sur des tissus frais, il faut auparavant les avoir examinés après l'action des réactifs qui en rendent les éléments plus distincts. C'est seulement lorsque l'œil est habitué, lorsque l'esprit est dirigé, qu'il est possible de reconnaître tous les détails d'un tissu vivant, car ils y sont d'habitude peu marqués, et il est nécessaire de se préparer à ces recherches par une série d'expériences antérieures.

Le premier réactif qu'il convient d'employer est l'acide osmique. On l'applique de plusieurs façons : Premièrement, sur une coupe fraîche parallèle à la surface de l'organe, on enlève à l'aide des ciseaux le monticule qui termine un prisme, et on le plonge dans quelques centimètres cubes d'une solution d'acide osmique à 1 pour 100 ou à 2 pour 100. Deuxièmement, on retranche avec un scalpel un petit fragment cubique de l'organe, et on le plonge dans quatre à cinq centimètres cubes d'une solution d'acide osmique au même degré.

Au bout de vingt-quatre ou de quarante-huit heures, les lames électriques seront fixées et noircies. Mais il faut remarquer qu'elles seront fixées dans la forme qu'elles avaient au moment où elles ont été plongées dans le réactif. Si l'on a suivi le premier procédé, les lames auront été déjetées, repliées ou plissées par l'action des ciseaux, et garderont toutes ces formes anormales dans les préparations que l'on en fera. Elles ne seront guère meilleures quand elles auront été exécutées suivant le second procédé. Les histologistes qui ont fait usage de l'un ou de l'autre n'ont obtenu, comme j'ai eu l'occasion de m'en assurer, que de très-petits lambeaux de lames assez nettement distincts pour en faire une bonne étude, et il en est résulté qu'ils ont commis des erreurs.

Pour éviter ces inconvénients, il faut avoir recours à une autre méthode. Prenant une seringue hypodermique chargée d'une solution d'acide osmique à 1 pour 100 et munie d'une canule en or, on enfonce cette dernière à peu près horizontalement à travers un premier prisme, et assez profondément pour que sa pointe arrive dans un second ou un troisième prisme, à peu de distance de la surface, où on l'aperçoit par transparence; on pousse alors le piston de la seringue, et on emplit d'acide osmique la partie supérieure du prisme. Il résulte de cette façon de procéder que les lames sont très-exactement tendues au moment où l'acide osmique les atteint; dès lors elles sont fixées dans cette forme. Après avoir attendu une minute ou deux, on retranche avec le scalpel un fragment de l'organe comprenant les prismes injectés, ou bien l'on enlève avec des ciseaux le sommet des calottes hémisphériques des prismes devenus jaunâtres, et on plonge les portions ainsi recueillies dans un petit flacon rempli de la solution d'acide osmique, non plus pour fixer les éléments, mais pour colorer les fibres nerveuses dans leurs dernières terminaisons.

Mais, direz-vous, ces dernières terminaisons sont des cylindres-axes nus, et, comme l'acide osmique ne colore que la myéline, à quoi peut-il servir dans cette circonstance? Je vous rappellerai à ce propos une observation que je vous ai déjà signalée (t. I, p. 124), et que j'ai faite il y a plusieurs années: c'est que les cylindres-axes des raies et des torpilles se colorent en noir par l'acide osmique. Il n'est donc pas étonnant qu'ils noircissent également dans les lames électriques; mais, comme ils sont très-grêles, et de plus très-aplatis, il est nécessaire que l'action du réactif soit intense et prolongée pour les rendre suffisamment nets. C'est dans ce but que, après avoir fixé les lames par l'injection interstitielle, je les plonge encore dans l'acide osmique. Il est même bon, lorsque, vingt-quatre heures après, le liquide a pris une coloration noirâtre, d'en retirer le fragment d'organe électrique, et de le placer dans une nouvelle quantité de la solution jusqu'à ce qu'il soit devenu absolument noir comme du charbon, tel qu'est le fragment que je vous présente ici.

Cela fait, si l'on opère sur un fragment cubique de l'organe, on coupe avec des ciseaux le sommet d'un monticule et on le place dans une soucoupe remplie d'eau. Ce fragment ne comprenant que la partie centrale des lames, celles-ci se sépareront facilement les unes des autres. Elles ne sont, en effet, maintenues solidement ensemble que sur les côtés, là où elles s'attachent aux cloisons des prismes; dans le reste de leur surface, elles sont indépendantes les unes des autres. Aussi suffira-t-il de les agiter dans l'eau pour les voir s'écarter les unes des autres. Cependant elles ne se séparent pas complétement, parce que le tissu muqueux qui leur est interposé les maintient plus ou moins réunies. Lorsqu'on les dissocie, ce tissu reste adhérent à la face ventrale des lames, parce que les nerfs, se distribuant précisément sur cette face ventrale, le retiennent avec eux. Aussi la séparation des lames se fait-elle toujours au niveau de leur face dorsale.

Pour pratiquer la dissociation, il faut mettre le fragment dans un vase à fond blanc, et agir avec les aiguilles de manière à isoler les lames une à une. On y réussit assez facilement, quand on y met de la patience et de la douceur. Vous êtes surpris de m'entendre employer cette expression ; mais elle convient tout spécialement, car, si l'on procède avec quelque brusquerie, ces lames si délicates se pelotonnent, s'enroulent autour des aiguilles, et il n'est plus possible d'en obtenir une bonne préparation.

Par suite de la manière dont la section a été pratiquée sur le prisme, ces lames ont des diamètres inégaux, l'inférieure étant la plus petite ; elles sont toutes convexes-concaves à la manière de la cornée. Nous allons utiliser cette disposition pour nous orienter et pour reconnaître quelle est la face dorsale et quelle est la face ventrale d'une lame en particulier. Il est clair en effet, d'après ce que nous avons dit, que la

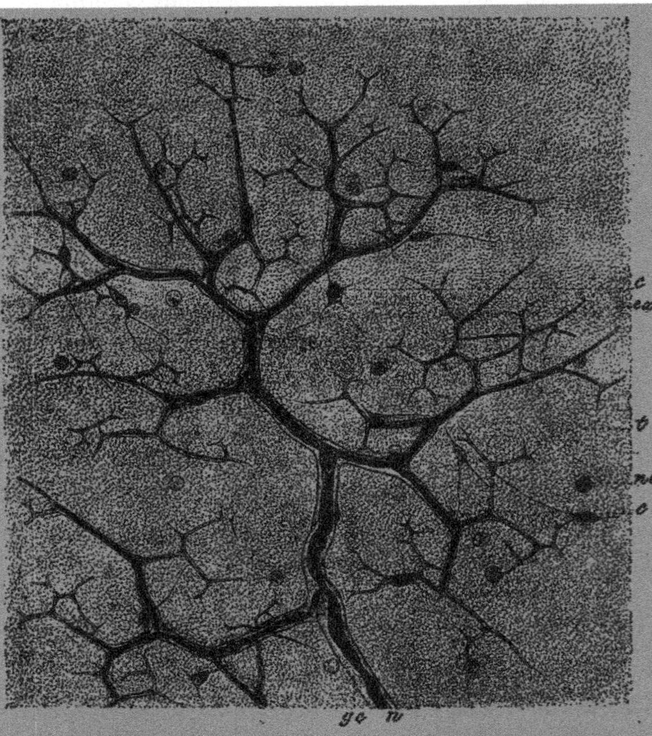

Fig. 2. — Lame de l'organe électrique de la torpille, se présentant par sa face ventrale. Préparation faite par dissociation après injection interstitielle d'une solution d'acide osmique à 2 pour 100; — *n*, nerf; *gs*, gaîne secondaire; *ex*, ramification en bois de cerf de Wagner; *c*, cellules connectives du tissu muqueux; *t*, granulé correspondant à l'arborisation terminale; *ne*, noyaux de la lamelle intermédiaire.

face convexe est la face dorsale, et la face concave la ventrale. Nous ne pouvons pas nous y tromper, comme redoute de le faire Remak, qui dit expressément : « La face rugueuse est la ventrale, si je ne me trompe. » Il est vrai qu'il est nécessaire, pour avoir cette certitude, de procéder avec ménagement dans la dissociation, pour ne pas retourner la membrane, comme on pourrait le faire de toute calotte suffisamment souple.

Analysons maintenant les faits qui s'observent sur une préparation de ce genre bien réussie. La lame électrique est disposée sur le porte-objet, la face ventrale dirigée en haut, elle est recouverte d'une lamelle supportée par des cales pour éviter la compression. Nous l'examinons à un grossissement de cent cinquante diamètres. Tout d'abord nous y remarquons quelques plis; on pourrait les éviter en entaillant la membrane sur les bords. Choisissant des points où ces plis ne gênent pas l'observation, nous reconnaissons (voy. Pl. IV), sur un premier plan, des vaisseaux et des nerfs, entre lesquels se distinguent des cellules connectives ramifiées et étoilées; sur un second plan, une lame granulée qui correspond aux ramifications terminales des nerfs; plus profondément, des noyaux arrondis. Dans la prochaine leçon nous ferons l'examen détaillé de ces différentes parties.

VINGT-HUITIÈME LEÇON

(20 MARS 1877)

Terminaison des nerfs dans l'organe électrique de la torpille.

STRUCTURE DES LAMES DE L'ORGANE ÉLECTRIQUE (suite). — *Examen d'une lame de l'organe électrique après injection interstitielle d'acide osmique.*

Distinction des plans, en partant de la face ventrale. — Premier plan, fibres nerveuses à myéline; second plan, vaisseaux sanguins; troisième plan, fibres nerveuses à myéline; quatrième plan, lame nerveuse terminale; cinquième plan, noyaux et granulations.

Les vaisseaux capillaires sont dans une couche intermédiaire; il y a des fibres nerveuses à myéline au-dessus et au-dessous d'eux. — Manières de voir de R. Wagner et de Ciaccio à ce sujet.

Distinction de deux ordres de fibres nerveuses: fibres à myéline et fibres sans myéline. — Ramifications de ces deux espèces de fibres.

Structure des fibres à myéline. — Leur membrane secondaire, ressemblant à la gaîne de Henle. — Terminaison de la gaîne médullaire en pointe au niveau des étranglements annulaires. — Forme convexe des étranglements. — Coloration du cylindre-axe; elle a fait croire à l'existence d'étranglements incomplets. — Situation excentrique du noyau du segment. — Bifurcation ou émission de rameaux, se faisant toujours au niveau d'un étranglement. — Manière dont se comporte la gaîne secondaire au niveau des divisions de la fibre.

Fibres de second ordre ou sans myéline. — Manière dont se termine la myéline. — Découverte de la terminaison de la gaîne secondaire. — Striation du cylindre-axe. Méthode spéciale pour bien l'observer.

Cellules conjonctives qui se trouvent dans le tissu muqueux des trois premiers plans. — Leur forme polyédrique. Cause de cette forme. — Leurs prolongements.

MESSIEURS,

Dans la dernière leçon, nous avons commencé l'analyse histologique des lames de l'organe électrique de la torpille en examinant une préparation faite après l'action de l'acide osmique. Il est nécessaire, pour que l'on puisse bien distinguer les différents plans de ces lames, qu'elles soient conservées dans l'eau phéniquée à 1 pour 100 et dans une cellule épaisse. L'avantage que présente l'observation dans l'eau tient à ce que ce liquide, ayant un indice de réfraction beaucoup moindre que la glycérine et le baume du Canada, conserve aux parties les plus délicates, aux dernières fibres nerveuses, un certain degré d'opacité qui permet de les suivre au milieu des parties voisines. Si je me sers d'eau phéniquée au lieu d'eau pure, c'est uniquement pour éviter le développement des microphytes.

Commençons l'examen de cette préparation à un grossissement de cent cinquante diamètres, en ayant soin de choisir un bon objectif à grand angle d'ouverture. La lame est tournée la face ventrale en haut, c'est-à-dire qu'elle est exactement dans la position inverse de celle qu'elle a naturellement chez l'animal. Ma description, et les termes de dessus et de dessous que j'emploierai, se rapporteront à la position de la lame dans la préparation, et non pas à sa situation chez l'animal.

Dans un premier plan (voy. Pl. IV), le plus superficiel, on distingue des fibres nerveuses à myéline, *n*. Au-dessous de celles-ci, dans un second plan, se rencontrent des vaisseaux capillaires ramifiés et anastomosés, *v*. Dans un troisième plan, au-dessous des vaisseaux, on remarque encore des fibres nerveuses à myéline, *n'*. Un examen attentif permet de reconnaître que les fibres nerveuses, situées d'abord au-dessus des vaisseaux, s'infléchissent pour passer au-dessous d'eux. Sur un quatrième plan, se montre un granulé fin, *g*, qui correspond aux dernières terminaisons nerveuses, dont les détails ne sont pas visibles avec le faible grossissement que nous employons en ce moment ; enfin, sur un dernier plan, on observe des noyaux ronds, *r*, et des granulations. Ajoutons immédiatement que, dans le premier, le second et le troisième plan, c'est-à-dire dans les trois plans situés au-dessus de la lame nerveuse terminale, on aperçoit des cellules étoilées, *c*, possédant des prolongements extrêmement grêles. Ce sont des cellules connectives, appartenant au tissu muqueux qui s'étend d'une lame à l'autre et qui remplit les vides laissés entre les fibres nerveuses et les capillaires sanguins.

Cette première observation, faite avec un grossissement relativement faible, établit qu'il existe des fibres nerveuses au-dessus et au-dessous des vaisseaux. Ainsi se trouvent confirmées et infirmées tout à la fois les opinions contradictoires de Rod. Wagner et de Ciaccio. D'après Wagner, en effet, les vaisseaux se trouvent toujours au-dessous des nerfs; d'après Ciaccio, au contraire, les nerfs sont toujours au-dessous des vaisseaux, c'est-à-dire plus près de l'arborisation terminale.

Comment expliquer que deux histologistes aussi compétents aient fait ces deux observations opposées? Wagner se servait d'objectifs forts, mais à petit angle d'ouverture, ne permettant par conséquent pas de bien apprécier la superposition des objets. Il avait observé les grosses branches nerveuses au-dessus des vaisseaux, et, ne pouvant pas distinguer exactement comment il en était pour les petites branches nerveuses, il avait fait ce qu'en général les expérimentateurs sont tentés de faire quand leurs moyens d'investigation les abandonnent; il avait raisonné par analogie, ce qui l'avait amené à conclure que les vaisseaux devaient être au-dessous de toutes les fibres nerveuses à myéline.

Quant à Ciaccio, il possède d'excellents objectifs à grand angle d'ouverture, mais le mode de préparation qu'il a mis en usage ne lui permet pas d'obtenir des lames d'une étendue suffisante. Dans les petites surfaces qu'il est réduit à considérer, il n'observe que de petits segments de vaisseaux, en compagnie des fibres nerveuses à myéline les plus minces; n'ayant pas rencontré les fibres plus grosses qui sont au premier plan, au-dessus du réseau vasculaire, il en a conclu que les capillaires sont toujours au-dessus des nerfs, c'est-à-dire plus éloignés qu'eux de l'arborisation terminale. Rien ne séparerait donc ces vaisseaux de la face dorsale de la lame sous-jacente, avec laquelle ils seraient en contact intime. Aussi Ciaccio les considère-t-il comme faisant partie de cette lame, et c'est pour cela qu'il a donné le nom de lame vasculaire à la partie dorsale de la lame électrique (voy. p. 104).

Nous allons faire maintenant une série d'observations qui susciteront autant de problèmes, à la solution desquels nous appliquerons de fortes lentilles, et des méthodes particulières pour chacun d'eux. Je décrirai successivement ces méthodes et leurs résultats, continuant ainsi à suivre le mode d'enseignement du Collége de France, dont le caractère spécial est d'être un enseignement expérimental et pratique.

Nous distinguerons, avec R. Wagner, deux ordres de fibres nerveuses dans la lame électrique, des fibres de premier ordre, celles qui sont encore enveloppées de myéline, et des fibres de second ordre, celles qui en sont dépourvues.

Parlons d'abord des fibres de premier ordre ou fibres à myéline. Sur nos préparations, comme vous le constaterez, ces fibres, grâce à l'action de l'acide osmique, se montrent avec une admirable netteté, et il est dès lors possible de les observer dans leurs moindres détails. Elles donnent lieu à des ramifications successives, parmi lesquelles nous en distinguerons de latérales et de terminales. Les ramifications latérales, semblables à la branche dont elles émanent, mais généralement plus petites qu'elle, s'en dégagent, soit perpendiculairement, soit plus ou moins obliquement. Quelquefois on en voit naître deux en face l'une de l'autre, comme l'avait déjà signalé Wagner. Quelquefois aussi, et ceci est un cas assez fréquent, une branche latérale, après avoir parcouru une certaine longueur dans une direction donnée, revient sur elle-même et décrit un trajet récurrent. Ces traits généraux de la distribution des fibres n'ont pas une très-grande importance, mais ils présentent un certain intérêt au point de vue de la répartition dans la plaque des fibres qui émanent de différentes origines. Quant aux ramifications terminales, soit des branches principales, soit des branches secondaires ou latérales, elles sont le plus souvent dichotomiques, et sur chacun de leurs rameaux se montrent encore des ramifications latérales (voy. fig. 2, p. 112).

Les fibres de second ordre, ou fibres sans myéline, émanent des premières; elles continuent de se ramifier et se terminent en se recourbant et en présentant une forme spéciale, que Rodolphe Wagner a comparée à celle des bois de cerf et qu'il a décrite sous ce nom. Il faut remarquer cependant que les crochets recourbés qu'elles figurent, et que Wagner a représentés très-exactement, sont plus arqués que ne l'indique ce nom et cette comparaison. Après s'être disposées ainsi, les fibres de second ordre entrent dans la lame nerveuse terminale. Il est même possible qu'elles y soient déjà entrées auparavant; c'est une question que je laisserai de côté pour le moment et que je discuterai plus tard.

Après cette description sommaire de leur trajet, je dois vous parler de la structure de ces deux ordres de fibres.

Occupons-nous d'abord des fibres à myéline. Comme je vous le disais, ces fibres, fixées par l'acide osmique et conservées dans l'eau phéniquée, se présentent avec une admirable netteté (voy. *n* et *n'*, Pl. IV). En les examinant avec un bon objectif, on croirait voir un dessin tracé à la plume. Elles possèdent une enveloppe extérieure cylindrique, membraneuse, dans l'intérieur de laquelle se montre le tube nerveux à myéline, caractérisé par la couleur d'un bleu noirâtre qu'il a prise sous l'influence de l'osmium, son double contour, sa réfringence spéciale, ses étranglements annulaires et ses segments interannulaires.

Il y a des différences considérables entre ces nerfs et ceux que nous avons étudiés jusqu'à présent chez les mammifères et chez les reptiles.

La membrane secondaire qui les entoure est transparente; elle possède un double contour très-net; en dedans de ce contour on remarque des noyaux contenus dans une couche de protoplasma, qui se moule sur la face interne de la membrane.

Quelle est la signification morphologique de cette membrane? Est-elle analogue à la gaîne de Henle des dernières ramifications nerveuses? C'est une question à laquelle je ne répondrai pas en ce moment; elle sera mieux placée lorsque nous étudierons les nerfs dans leur trajet depuis les centres, et que nous les suivrons à travers la paroi des prismes pour les voir se distribuer aux lames électriques.

Les tubes nerveux contenus dans leurs gaînes secondaires présentent des étranglements annulaires sur tout leur trajet et au niveau de toutes leurs bifurcations. R. Wagner a figuré, sinon décrit exactement, ceux qui se trouvent aux bifurcations; mais, bien que son dessin représente plusieurs tubes nerveux sur une longueur assez considérable et que ceux-ci paraissent copiés avec tout le soin possible, il ne se trouve indiqué dans leur continuité aucun des étranglements que vous reconnaîtrez tout à l'heure si nettement en examinant nos préparations. Cela vous montre une fois de plus que l'on ne voit facilement que ce que l'on connaît déjà; pour faire un pas en avant, pour découvrir une disposition non encore connue, il faut un grand effort. C'est ainsi que Rodolphe Wagner, qui a très-consciencieusement exécuté sa figure, comme il le dit, et qui avait porté son attention sur les bifurcations, les a représentées exactement telles qu'elles sont, et dès lors il y a figuré les étranglements annulaires. Mais, ne s'attendant pas à trouver quelque disposition spéciale dans la continuité des tubes, il n'y a pas reconnu les étranglements, bien qu'ils y soient plus nettement marqués encore qu'au niveau des bifurcations, et qu'il faille même les étudier d'abord dans la continuité du nerf pour les bien comprendre en ces derniers points.

Ces étranglements n'ont pas la même forme que chez les mammifères. La gaîne médullaire, au lieu de s'y terminer par une extrémité renflée, comme sur les nerfs que nous avons étudiés précédemment, diminue d'épaisseur peu à peu, et la bande foncée qui lui correspond sur chaque bord du tube s'amincit de plus en plus jusqu'à devenir une simple ligne au niveau de l'étranglement (voy. *e*, Pl. IV et Pl. V, fig. 5). Quant à la portion du tube nerveux qui se trouve entre les extrémités à myéline effilées des deux segments, et qui constitue l'étranglement proprement dit, elle forme une saillie convexe. Cette saillie est due au cylindre-axe et correspond, comme je l'ai dit il y a longtemps, à ce que j'ai appelé le renflement biconique. Par suite de l'amincissement graduel de la gaîne médullaire, la gaîne de Schwann, qui la suit exactement, se moule étroitement sur le cylindre-axe à ce niveau.

De plus, comme je vous l'ai fait remarquer dans la dernière leçon, le cylindre-axe est coloré par l'acide osmique; il en résulte que, contrairement à ce que nous avons constaté dans les tubes nerveux étudiés précédemment, l'étranglement n'interrompt pas par un espace clair la continuité du tube nerveux coloré en noir par l'osmium. C'est cette circonstance qui a conduit certains observateurs à admettre chez les torpilles l'existence d'étranglements incomplets. Leur erreur provient de ce qu'ils ne connaissaient pas le fait que je vous signale, à savoir que chez ces animaux l'acide osmique colore fortement le cylindre-axe.

Le segment interannulaire possède un seul noyau, et, sous ce rapport, il ne diffère pas de celui des mammifères; mais souvent ce noyau est notablement plus rapproché de l'une ou de l'autre des extrémités du segment interannulaire. Chez les mammifères, il n'est pas toujours rigoureusement au milieu du segment, mais jamais il ne s'en éloigne autant que chez la torpille. Cette différence n'a pas, du reste, une importance considérable.

Je dois vous dire maintenant quelques mots des noyaux qui sont disposés entre la gaîne de Schwann et la gaîne secondaire. Lorsque la lame électrique n'est pas bien tendue, les tubes nerveux sont repliés et la gaîne secondaire présente des plis : on remarque alors que les noyaux qui la doublent se moulent exactement sur ces plis, ce qui prouve qu'ils sont formés d'une substance très-souple. Nous avons eu l'occasion de faire une observation semblable à propos des noyaux de la gaîne de Henle (voy. t. I, p. 169).

Nous devons maintenant nous demander quelle est la structure du tube nerveux de premier ordre ou à myéline au niveau de ses bifurcations.

Lorsqu'un tube nerveux à myéline se divise ou lorsqu'il donne naissance à un rameau latéral, la séparation se produit toujours au niveau d'un étranglement. C'est là une loi tout à fait générale, qui n'offre pas d'exceptions, ni pour les nerfs de la torpille, ni pour les nerfs de n'importe quel organe chez n'importe quel animal : la bifurcation, ou l'émission d'une branche nerveuse se fait toujours, dans les tubes nerveux à myéline, au niveau d'un étranglement annulaire. Cela posé, il nous reste à examiner comment se comportent à ce niveau la gaîne de Schwann et la gaîne secondaire (voy. Pl. IV).

La gaîne de Schwann se moule exactement sur les trois segments interannulaires, au point où ils s'unissent; il n'en est pas de même de la gaîne secondaire; ainsi, lorsqu'un tube se bifurque, sa gaîne secondaire continue souvent à embrasser dans une enveloppe unique les deux nouveaux tubes, et c'est plus loin seulement qu'elle se divise pour donner à chacun d'eux sa gaîne spéciale (voy. Pl. IV, *p*).

Au niveau de la bifurcation et dans la gaîne non encore divisée il existe d'habitude un éperon qui s'avance plus ou moins loin, et qui forme une cloison dans son intérieur.

Je vous indique tous ces détails, parce qu'ils fixent votre attention sur des faits qui, bien que secondaires en apparence, acquerront peut-être de l'importance par la suite. Aussi, pour ne rien laisser de côté, je vous signalerai encore une disposition que vous observerez fréquemment (Pl. IV, *a*). Un tube secondaire, contenu d'abord dans une gaîne commune avec celui qui lui a donné naissance, se recourbe après un certain trajet, prend une direction récurrente le long du tube principal, de manière à revenir en arrière de son point d'origine, et il quitte alors seulement ce tube pour recevoir une gaîne spéciale.

Arrivons maintenant aux fibres sans myéline ou fibres de second ordre.

En perdant leur revêtement médullaire, les fibres nerveuses conservent cependant leur membrane de Schwann et leur gaîne secondaire, ce que l'on peut facilement reconnaître au point où finit la myéline; aussi est-ce là le point sur lequel je vais attirer votre attention en premier lieu.

Je vous ferai remarquer d'abord que, en se divisant dichotomiquement, les tubes nerveux à myéline deviennent de plus en plus grêles et leurs segments interannulaires de plus en plus courts, ce qui est en rapport avec une loi relative aux tubes nerveux à myéline de tous les animaux, à savoir que les segments interannulaires sont d'autant moins longs que le tube auquel ils appartiennent est d'un diamètre moindre. A l'extrémité d'un des segments, on voit la gaîne médullaire diminuer d'épaisseur comme au niveau d'un étranglement en laissant la membrane de Schwann enserrer le cylindre-axe; mais, au lieu qu'à cette partie amincie succède le renflement biconique et le commencement d'un nouveau segment, le cylindre-axe continue de rester dépourvu de myéline, enveloppé étroitement de la gaîne de Schwann et revêtu, mais d'une façon beaucoup moins serrée, de la gaîne secondaire (Pl. V, fig. 5).

Ces deux gaînes se continuent-elles jusqu'aux dernières ramifications nerveuses? En ce qui regarde la gaîne de Schwann, cela est très-probable, car on la voit se poursuivre sur le tube nerveux sans qu'il soit possible d'y reconnaître un point où elle disparaîtrait.

Il n'en est pas de même de la gaîne secondaire. Sur une préparation faite après injection interstitielle d'acide osmique suivie d'un séjour de vingt-quatre ou quarante-huit heures dans le même réactif, et conservée dans l'eau phéniquée, j'ai pu déterminer exactement la manière dont la gaîne secondaire finit sur les fibres nerveuses.

En un point bien marqué, quelquefois sur la première, d'autres fois sur la seconde ou sur la troisième ramification de la fibre nerveuse à partir de la fin de sa gaîne de myéline,

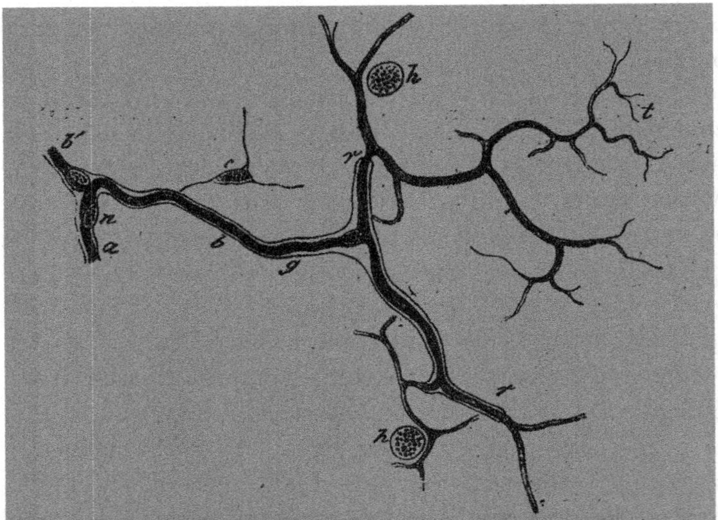

Fig. 5. — Terminaison de la gaine secondaire sur les fibres nerveuses sans myéline dans la lame électrique de la torpille. Préparation obtenue après injection d'une solution d'acide osmique à 1 pour 100 et macération pendant 24 heures dans le même réactif; examen dans l'eau phéniquée. — *a*, branche nerveuse d'origine; *bb'*, branches nerveuses de second ordre; *c*, cellule conjonctive; *g*, gaîne secondaire; *rr*, anneaux terminaux de la gaine secondaire; *h*, noyaux de la couche intermédiaire; *n*, noyau de la gaîne secondaire; *t*, ramifications en bois de cerf.

la gaîne secondaire s'arrête en embrassant cette fibre comme d'un anneau. Le double contour de cette gaîne, qui se dessinait nettement à une certaine distance de la fibre, se recourbe brusquement vers elle et s'y termine. Dans certains cas, cette courbure est même si accentuée qu'il semblerait que la membrane se replie sur la fibre et qu'elle se comporte à son égard exactement comme une séreuse.

Je n'ai pu observer cette disposition que sur des préparations conservées dans l'eau phéniquée. Lorsqu'elles étaient montées dans la glycérine ou dans le baume du Canada, il m'a été impossible d'en rien reconnaître, parce que, sous l'influence de ces réactifs, la gaîne secondaire vient s'appliquer exactement sur le tube nerveux.

Je dois vous parler maintenant d'un fait intéressant que l'on peut facilement observer sur les fibres du second ordre : la striation longitudinale du cylindre-axe. Pour la constater, il faut employer une méthode spéciale. Sur les préparations fortement colorées par l'acide osmique, où nous venons de reconnaître la membrane secondaire et le point où elle s'arrête, nous ne pourrions distinguer aucun détail dans le cylindre-axe lui-même, parce qu'il est devenu trop noir. Il faut donc modifier le procédé; voici comment il convient de s'y prendre : après avoir fait dans un prisme de l'organe électrique une injection interstitielle d'acide osmique, on détache un morceau de l'organe comprenant ce prisme et on le plonge dans une solution de bichromate d'ammoniaque à 2 pour 100. Après l'avoir laissé séjourner quelques jours dans ce dernier réactif, on recueille, pour en isoler quelques lamelles, les portions qui ont été touchées et fixées par l'acide osmique, et que l'on reconnaît encore grâce à leur coloration grisâtre; puis on les plonge pendant vingt-quatre heures dans une solution de picrocarminate à 1 pour 100, où elles se colorent aisément, parce que l'acide osmique n'a pas exercé longtemps son action. Enfin on les monte en préparation, et on fait pénétrer la glycérine très-lentement, en suivant les indications que je vous ai données plusieurs fois déjà à cet égard.

En examinant une lame ainsi préparée, vous remarquerez que l'acide osmique est loin d'avoir agi également sur toutes ses parties. Sur certains points, vous reconnaîtrez la trace d'une action énergique, tandis qu'en d'autres elle est à peu près nulle. Vous rencontrerez également tous les degrés intermédiaires, et c'est là une circonstance fort heureuse, car l'observation des faits que je vais décrire n'est possible que dans des points où la réaction a atteint un certain degré, exactement convenable. Une de ces préparations a été placée sous un de ces microscopes (Pl. V, fig. 5).

Vous y observerez un tube nerveux de premier ordre donnant naissance à une fibre nerveuse sans myéline : à partir du point où elle en émerge du premier, on y remarque une striation longitudinale fine des plus nettes et des plus caractéristiques. Cette striation correspond à celle que nous avons reconnue sur les cylindres-axes des mammifères, en suivant des méthodes que je vous ai minutieusement indiquées et sur lesquelles je ne reviendrai pas ici.

L'observation que nous venons de faire nous permet d'affirmer que les cylindres-axes des tubes nerveux de l'organe électrique sont striés. Mais cette striation est produite par des éléments extrêmement délicats, et, pour qu'il soit possible de la reconnaître, il faut, je le répète, une action de l'acide osmique mesurée, calculée pour ainsi dire, telle que la donne l'injection interstitielle.

Nous devons examiner maintenant comment se comportent les fibres nerveuses sans myéline au niveau de leurs bifurcations. Je vous rappellerai d'abord qu'elles ne présentent plus ni étranglements annulaires ni renflements biconiques du cylindre-axe. Dans les parties où elles sont encore entourées de la gaîne secondaire, celle-ci se bifurque également, et souvent à ce niveau on remarque un ou plusieurs noyaux appliqués à la surface de la fibre. Ces noyaux appartiennent à la gaîne secondaire, et ce qui le prouve, c'est qu'il ne s'en trouve jamais au delà de la terminaison de cette gaîne.

Pour distinguer nettement la manière dont se disposent

au niveau des bifurcations les fibrilles qui constituent le cylindre-axe, il faut faire des préparations spéciales. Un fragment de l'organe électrique est mis à macérer dans le bichromate d'ammoniaque à 2 pour 100 pendant plusieurs mois. Ensuite, il est dissocié dans l'eau distillée, et les lames électriques isolées sont traitées pendant vingt heures par le chlorure double d'or et de potassium à 1 pour 10 000; c'est là le procédé que Gerlach a recommandé pour le système nerveux central.

La préparation étant montée dans la glycérine, on remarque, après que la réduction de l'or s'est faite complétement sous l'influence de la lumière solaire, le cylindre-axe aminci et coloré en violet, dans l'intérieur des gaînes teintées en rose violacé. En examinant attentivement ce cylindre-axe au niveau des bifurcations, on reconnaît qu'il y présente une figure triangulaire (*ca*, fig. 4, p. 128). Ce triangle est constitué par des fibrilles qui vont du cylindre-axe principal à chacun des cylindres-axes secondaires et par d'autres fibrilles qui, passant d'un cylindre-axe secondaire dans l'autre, forment ainsi le troisième côté du triangle. Il y a donc là, non pas une bifurcation simple du cylindre-axe, mais un véritable entre-croisement de fibrilles dans tous les sens, comme dans un chiasma.

Avant d'arriver à la lame électrique proprement dite, qui occupe seulement le quatrième plan dans la préparation, il me reste à vous parler des cellules que l'on rencontre dans les trois premiers. Ces cellules, examinées sur les préparations faites après action de l'acide osmique (*c*, Pl. IV), paraissent irrégulièrement polyédriques; leur forme se rapproche tantôt de la pyramide et tantôt du prisme; leurs angles sont toujours émoussés. Elles contiennent un noyau volumineux, de telle sorte que leur protoplasma se trouve réduit à une couche mince. Des angles de ces cellules et quelquefois de différents points de leur surface partent des prolongements fins qui se dirigent dans différents plans et dont les ramifications extrêmement grêles s'anastomosent

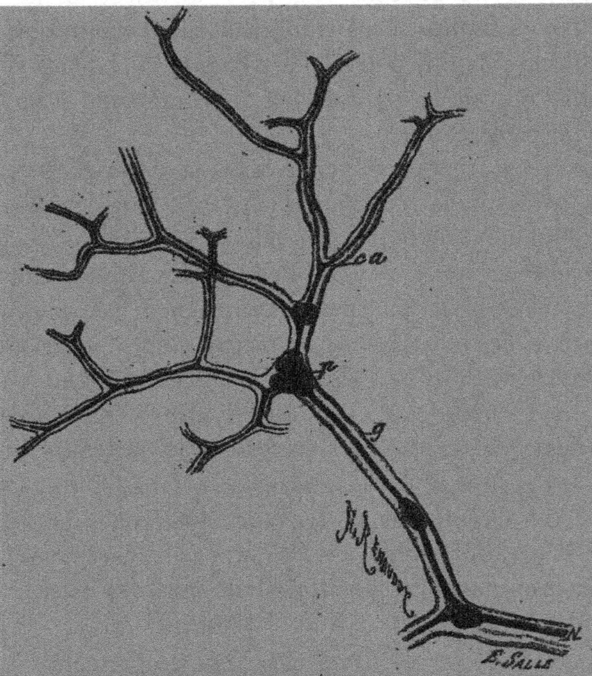

Fig. 4. — Tube nerveux ramifié d'une lame de l'organe électrique de la torpille, traitée successivement par le bichromate d'ammoniaque et le chlorure double d'or et de potassium. — N, cylindre-axe; *g*, gaîne secondaire; *p*, groupe de noyaux de la gaine secondaire dans un point voisin de sa terminaison; *ca*, bifurcation du cylindre-axe en forme de chiasma.

avec des ramifications analogues appartenant aux cellules voisines.

Ces cellules sont des cellules connectives, ainsi que l'ont reconnu Remak et Max Schultze. Ce dernier auteur a signalé également la ressemblance qu'elles présentent avec les cellules du tissu muqueux compris dans d'autres régions de la torpille. Elles ne diffèrent des cellules connectives ordinaires que par leur forme polyédrique, et cette différence est due à une influence de milieu. Les cellules du tissu conjonctif diffus ne possèdent, en effet, la forme de lames aplaties que parce qu'elles ont été comprimées entre deux surfaces opposées. Les cellules connectives de l'organe électrique et celles du tissu muqueux, situées, au contraire, au milieu d'une masse molle, n'éprouvent aucune compression spéciale dans un sens donné; dès lors elles restent massives.

Remak a fait remarquer, à propos de ces cellules, que leurs prolongements ne s'anastomosent pas avec les nerfs, qu'il y a simple entre-croisement. Il se proposait ainsi de mettre à l'abri d'une erreur presque inévitable des observateurs peu expérimentés ou enthousiastes.

Les prolongements de ces cellules vont-ils s'attacher sur les gaînes des nerfs, comme l'a dit Schultze? Cela est possible; mais je n'en ai pas trouvé d'exemple, et je ne puis par conséquent pas prendre parti dans cette question.

VINGT-NEUVIÈME LEÇON

(22 MARS 1877)

Terminaison des nerfs dans l'organe électrique de la torpille.

STRUCTURE DES LAMES DE L'ORGANE ÉLECTRIQUE. — *Étude d'une lame de l'organe électrique après injection interstitielle d'acide osmique* (suite). — Arborisation terminale des nerfs. — Noyaux sous-jacents.

Méthode qui permet de séparer les différentes couches de la lame électrique proprement dite, depuis l'arborisation terminale jusqu'à la face dorsale de cette lame. — Observation des cils électriques, correspondant aux palissades de Remak et à la ponctuation de Boll. — Distinction de trois couches dans la lame proprement dite : 1° Couche ventrale, comprenant l'arborisation terminale et les cils électriques attachés perpendiculairement aux ramifications nerveuses. — 2° Couche intermédiaire, comprenant une première portion à granulé fin formé par l'empreinte des cils électriques, et une seconde portion à grosses granulations. — 3° Couche dorsale homogène. — Au delà, couche de fibres connectives fines appliquées à la face dorsale de la lame (quatrième couche).

Distinction de ces quatre couches sur des coupes transversales des lames électriques après durcissement de l'organe dans le bichromate d'ammoniaque et coloration des préparations par l'hématoxyline. — Couche ventrale colorée et striée perpendiculairement à sa surface par les cils électriques. — Couche intermédiaire incolore et contenant les noyaux. — Couche dorsale colorée et homogène.

Étude de la lame électrique au moyen du nitrate d'argent. — Détails de l'application du procédé dit de Coccius. Inégalité d'action du réactif. — Résultats de cette méthode : Noyaux de la couche intermédiaire ménagés en blanc. Ils ne sont pas contenus dans des cellules. — Arborisations terminales ménagées en blanc sur fond coloré et terminées en bourgeons ou en boutons. — Silhouette ménagée en clair des vaisseaux et des nerfs de la lame située au-dessus. — Cellules connectives ménagées en blanc. — Anneaux terminaux des gaînes secondaires colorés en noir. — Cylindres-axes ménagés partout, et ne donnant jamais ni les croix au niveau des étranglements, ni les stries transversales de Frommann.

MESSIEURS,

Tous les éléments que nous avons étudiés dans la dernière leçon par rapport à leur disposition et à leur structure sont situés en dehors de la lame électrique proprement dite, c'est-à-dire dans le tissu muqueux qui double sa face ventrale. Je vais laisser de côté aujourd'hui les vaisseaux, les nerfs et les cellules conjonctives, pour m'occuper de la lame elle-même.

Cette lame, à cause de l'extrême délicatesse des parties qui la constituent, présente de grandes difficultés techniques, tandis que, les préparations une fois obtenues, l'observation en est comparativement facile. Je serai obligé d'exposer ce sujet d'une façon assez étendue et d'entreprendre une discussion détaillée des points de structure controversés. Seulement, au lieu de discuter avec des arguments, comme on peut le faire dans d'autres branches de la science, je discuterai au moyen de méthodes qui montrent nettement les faits, ce qui est le seul procédé de discussion vraiment profitable en histologie. Il est évident, en effet, que si l'on est obligé de recourir à des arguments pris en dehors des faits observés, c'est que ceux-ci ne sont pas démonstratifs; autrement ils ne donneraient lieu à aucune discussion. C'est pourquoi j'argumenterai exclusivement en indiquant les méthodes et les résultats des méthodes qui mettent hors de doute les différents détails de la structure des lames électriques.

Revenons à la préparation dont nous avons commencé l'analyse dans la dernière leçon. Continuons l'examen d'une lame électrique fixée par injection interstitielle d'acide osmique et disposée dans une cellule remplie d'eau phéniquée, la face ventrale dirigée en haut. Observons-la avec un grossissement de cent cinquante diamètres, et suivons les branches nerveuses de ramifications en ramifications jusqu'aux figures en bois de cerf. Si nous abaissons un peu l'objectif, nous ne voyons plus au delà, comme je vous l'ai déjà dit, qu'un granulé fin. Ce granulé paraît bien avoir un certain arrangement; mais il serait impossible, à ce grossissement, de dire en quoi il consiste. Au-dessous du granulé fin, on observe un granulé plus grossier et des noyaux disséminés sur lesquels je reviendrai tout à l'heure.

A un grossissement plus considérable, de quatre cents à cinq cents diamètres, vous pourrez facilement reconnaître avec certitude que les noyaux et le granulé plus grossier sont dans une couche inférieure au granulé fin qui paraît être la continuation des ramifications en bois de cerf. A ce même grossissement, ce granulé apparaît plus distinct, et on remarque qu'il est formé d'un réseau, ou plutôt d'une sorte d'arborisation fine et délicate, dont les branches se termineraient par des feuilles d'un diamètre très-peu supérieur à celui des branches elles-mêmes.

C'est en observant dans ces conditions que Kölliker et Max Schultze ont cru apercevoir un réseau. Si l'on considère que ces branches et ces feuilles, dont l'image est très-fugace, parce qu'elles n'ont qu'une très-petite épaisseur et qu'il est difficile par conséquent de les mettre et de les maintenir au point, sont couvertes de granulations fines qui en dépassent les bords, et que très-peu au-dessous se trouvent des granulations plus grosses, on conçoit fort bien qu'un observateur qui n'est pas encore fixé sur leur forme y soit trompé. Tous ces points, tour à tour brillants ou obscurs suivant le plus léger déplacement de l'objectif, fatiguent son œil et ne lui permettent pas de suivre nettement les contours des objets.

Si, de plus, l'observation est faite sur le tissu vivant sans addition d'aucun réactif (et c'est ainsi qu'ont procédé Kölliker et Max Schultze), une nouvelle cause d'erreur vient s'ajouter aux premières; toutes les grosses granulations situées au-dessous du granulé fin présentent le mouvement brownien ou mouvement moléculaire; il en résulte que l'œil est encore plus distrait. Dès lors on comprend aisément comment Kölliker, Max Schultze et Franz Boll dans son premier travail, celui qui a précédé mes propres recherches, ont pu, je dirai même ont dû s'y tromper.

Employons pour cette analyse un objectif encore plus puissant, par exemple le n° 12 à immersion de Hartnack et Prazmowski, avec leur oculaire 3. Malgré la difficulté de la mise au point, qui exige une grande habitude ou des appareils spéciaux[1], l'observation sera plus facile; on ne sera plus tenté de confondre la ponctuation spéciale des rameaux terminaux avec les granulations sous-jacentes; enfin, et c'est pour cela surtout que ce grossissement sera nécessaire, on reconnaîtra la véritable forme de l'arborisation terminale. Mais, comme après l'action de l'acide osmique cette arborisation est moins nette que sur des lames fraîches enlevées à l'animal vivant, il convient d'en renvoyer la description pour le moment où nous étudierons les lames de l'organe électrique sans addition d'aucun réactif.

Avant d'aller plus loin, je dois vous parler des gros noyaux qui sont situés au-dessous de l'arborisation terminale. Ces noyaux (voy. *r*, Pl. IV) sont sphériques et possèdent un double contour. Ils ont presque tous le même diamètre; quelques-uns seulement sont un peu plus petits que les autres. Leur groupement est irrégulier; souvent on en observe deux, trois, quatre, qui sont assez voisins, tandis que les autres sont beaucoup plus éloignés; quelquefois il y en a deux qui se touchent; en un mot, ils ne présentent pas une distribution régulière qui rappelle en quoi que ce soit les noyaux d'un pavé épithélial.

Ces noyaux possèdent le plus souvent un seul nucléole,

[1] Voir : *Traité technique d'histologie*, p. 12.

quelquefois ils en ont deux. Ils contiennent des granulations que l'acide osmique a noircies comme si elles étaient de nature graisseuse; le nucléole est du reste aussi coloré en brun par le même réactif. Le double contour qui les limite est parfaitement net. Quelques-uns, et ceci est un point important, paraissent simplement plongés dans la substance granuleuse fondamentale; d'autres sont entourés d'une zone claire, qui pourrait faire croire à l'existence d'une cellule. Cette zone est variable d'étendue et de forme; le plus souvent elle est tout à fait circulaire, et alors elle est tantôt concentrique, tantôt excentrique au noyau qui y est compris; d'autres fois elle est fusiforme. Je vous donnerai l'explication de ces divers aspects lorsque nous en aurons fait l'étude à l'aide d'autres méthodes. Cependant je vous dirai par avance que la zone claire qui parfois se forme autour des noyaux est due à un retrait de la substance qui les entoure.

Je devrais maintenant, pour continuer cette description dans l'ordre que j'ai adopté, c'est-à-dire par plans successifs, poursuivre l'étude de la lamelle nerveuse terminale; mais il est nécessaire que je vous renseigne d'abord sur la texture de la lame électrique tout entière. Il est en effet impossible d'aborder l'analyse de l'arborisation terminale si l'on ne s'est pas rendu compte auparavant de la superposition, et je dirai même du nombre des couches que possède cette lame.

Je vous ai dit (voy. p. 94 et 95) que Remak, en examinant des lames électriques repliées, fut conduit à admettre que ces lames sont formées de deux couches distinctes : l'une nerveuse ventrale, l'autre vitrée ou dorsale. Kölliker alla plus loin; il parvint à séparer l'une de l'autre une lamelle nerveuse ou ventrale et une lamelle supérieure correspondant à la lame vitrée de Remak et qu'il considéra comme étant de nature conjonctive. Max Schultze admit aussi que la lame électrique est formée de deux couches, mais il ne réussit pas à les isoler et soutint que cela était impossible. Nous avons vu que pour cet auteur la partie dorsale ne serait pas constituée par du tissu conjonctif, comme Kölliker l'avait dit, mais par un tissu spécial.

Dans ces derniers temps, Ciaccio, ayant observé dans la lame vitrée de Remak de petites fibres de tissu conjonctif, est revenu à l'opinion de Kölliker et a soutenu de nouveau que la portion dorsale de la lame électrique est de nature conjonctive. C'est donc là une question sur laquelle la science n'est pas fixée, et je dois dire que, si l'on a généralement reconnu dans la lame électrique l'existence de deux couches, on ignore encore la nature de la couche dorsale. Il est donc nécessaire de reprendre ce sujet à nouveau.

Je vous ferai remarquer d'abord que, si Kölliker a séparé deux couches dans la lame électrique, il l'a dû au hasard. En effet, en isolant les lames les unes des autres, il s'en est trouvé quelques-unes où l'une des deux couches dépassait l'autre dans une certaine étendue. C'est aussi par hasard que F. Boll a réussi cette dissociation après l'action de l'acide osmique. Mais il ne faut pas compter sur le hasard, et c'est pour cela que j'ai cherché une méthode précise, donnant un succès constant. J'y ai réussi, et les résultats que j'ai obtenus sont d'une grande importance pour la connaissance exacte de la lame électrique. La patience que vous avez mise à me suivre dans ces recherches minutieuses m'est un garant que ces faits nouveaux exciteront votre intérêt autant qu'ils ont excité le mien.

Les lames électriques, isolées après avoir été soumises à l'action de l'acide osmique, sont placées dans l'alcool au tiers, où on peut les conserver longtemps sans qu'elles subissent d'altération. Ayant choisi une de ces lames, et l'ayant disposée sur une plaque de verre, la face ventrale en haut, je l'étends avec les doigts par la méthode de la demi-dessiccation. Je vous ferai remarquer que c'est au procédé de l'injection interstitielle que je dois l'avantage d'obtenir ces lames dans une étendue suffisante pour qu'il soit possible de recourir à ce moyen d'extension. La plaque de verre sur laquelle la lame électrique est ainsi fixée étant placée dans un baquet contenant de l'alcool à 36°, je touche à plusieurs reprises la surface de cette lame avec un pinceau dirigé verticalement, et cela d'autant plus fort et d'autant plus longtemps que je veux obtenir un résultat plus complet; mais quelques coups de pinceau suffisent généralement pour atteindre le but que l'on se propose. La plaque de verre est alors mise dans l'eau, où il faut se garder de la laisser longtemps, parce que la lame électrique se détacherait. Quand elle en est retirée, la préparation est recouverte d'une lamelle et disposée sous le microscope.

En l'examinant (voy. Pl. V, fig. 1), vous constaterez que le pinceau a fait éprouver à la lame électrique des pertes de substance plus ou moins considérables au niveau desquelles vous allez observer des détails intéressants relativement à la texture et même à la structure fine de cette lame. Notons d'abord que le pinceau n'a pas agi également sur tous les points; il en est (*a*) où la lame est restée intacte; dans d'autres, sa portion superficielle a été enlevée, et la surface dégagée est grisâtre, ponctuée (*b*); ailleurs, cette couche elle-même a disparu, et il reste seulement quelques fibres fines entre-croisées (*c*). Un examen attentif avec un objectif puissant à grand angle d'ouverture, permet de distinguer ces mêmes fibres au-dessous des autres couches dans toute l'étendue de la préparation. Enfin, il y a aussi des régions où, la couche granuleuse ponctuée ayant été enlevée, on reconnaît qu'il est resté une lamelle extrêmement mince (*d*) au-dessus des fibres fines. Ces régions ont en effet une teinte grise bien différente de la transparence de celles où il n'a persisté que les fibres connectives. Notons un dernier fait : dans un assez grand nombre de points, une portion de la lame superficielle qui porte le réseau nerveux a été détachée et retournée par le pinceau comme un pan d'étoffe (*r*); sur le profil de ce pli (*e*) se distinguent, disposés perpendiculairement à sa surface, des bâtonnets qui, par leur aspect et leur disposition, rappellent les cils vibratiles.

Ce premier examen nous conduit à admettre que dans une lame de l'organe électrique il y a quatre couches distinctes :

1° Une première couche, que j'appellerai *lamelle nerveuse*, divisée elle-même en deux portions : la superficielle formée par l'arborisation terminale, la profonde par les bâtonnets correspondant aux palissades de Remak, ou à la ponctuation de Boll. J'appellerai ces bâtonnets *cils électriques*.

Cette seule observation vous montre combien la technique en histologie est chose importante, puisque à l'aide d'un simple tour de main il m'est possible de vous faire distinguer, complétement séparées les unes des autres, des parties sur l'existence même desquelles il restait encore des doutes. L'examen attentif des cils électriques sur le profil du pan retourné de la lamelle nerveuse nous fait reconnaître que ces éléments y sont disposés régulièrement et à des distances égales.

2° Une seconde couche, *couche intermédiaire*, que nous diviserons également en deux portions : la superficielle ou ventrale, présentant un granulé fin qui correspond à l'empreinte des cils électriques; l'autre profonde, plus grossièrement granulée, renfermant dans son sein les noyaux de la lame électrique.

3° La troisième couche, anhiste et d'une grande minceur, située immédiatement au-dessous de la précédente, doit être désignée sous le nom de *lamelle dorsale*.

4° La quatrième couche, *couche connective*, n'appartient pas à la lame électrique proprement dite. Elle est constituée par des fibres de tissu conjonctif très-grêles qui s'entre-croisent de manière à former un treillis résistant. Ce treillis est destiné sans doute à soutenir la lame électrique, dont les parties extrêmement délicates et molles seraient exposées, sans cet appui, à se déranger sous l'influence du plus léger traumatisme.

L'analyse que je viens de faire me dispense de toute critique; les faits que je vous ai décrits, et que vous pourrez constater vous-mêmes sur la préparation disposée sous vos yeux, sont tellement nets qu'il est maintenant parfaitement inutile de discuter les opinions des divers auteurs qui se sont occupés de ce sujet.

Je passe à l'examen des résultats fournis par les coupes transversales des lames électriques. Pour les faire, je vous conseille le procédé suivant : Un fragment de l'organe, dans lequel on a pratiqué une injection interstitielle d'acide osmique, est placé dans une solution de bichromate d'ammoniaque à 2 pour 100. Il peut y être conservé pendant plusieurs mois et même pendant plusieurs années, mais il n'y acquiert jamais une consistance suffisante, et dès lors il est nécessaire de le traiter encore par la gomme et l'alcool (voy. t. I, p. 91).

Les coupes seront pratiquées parallèlement à l'axe des prismes. Malgré cela, toutes les lames ne seront pas tranchées d'une façon exactement perpendiculaire. Cela tient à ce qu'elles possèdent une étendue plus grande que la section transversale des prismes, et que dès lors pour y être contenues elles sont forcément plissées ou repliées sur elles-mêmes. Cependant il y en aura toujours quelques-unes qui, au moins dans certaines portions de leur étendue, seront coupées suivant un plan bien perpendiculaire à leur surface.

Les coupes seront placées dans l'eau pour enlever la gomme, puis colorées par l'hématoxyline et enfin montées dans la glycérine. Vous y ferez les observations suivantes (voy. Pl. V, fig. 3), qui compléteront les notions acquises par la vue de face des lames traitées au pinceau. Du côté dorsal vous observerez la coupe de la lamelle dorsale, *d*, doublée des fibres connectives, *c*, et colorée en bleu plus ou moins intense, suivant que le réactif colorant aura agi plus ou moins vivement ou plus ou moins longtemps. Du côté ventral, vous verrez la lame nerveuse, *n*, également colorée ; entre les deux, la lame intermédiaire, légèrement teintée, se présentera avec ses noyaux, maintenant d'un violet très-foncé, *n*, et ses granulations. Vous retrouverez donc sur cette coupe, et nettement distinguées par leur coloration, les quatre couches que je vous ai signalées.

Si vous examinez à un plus fort grossissement la lamelle nerveuse, vous y distinguerez la série des cils électriques, *e*, formant palissade. Ces cils, aussi bien sur la coupe que vous considérez ici que sur le pli de la membrane rebroussée où nous les avons observés tout à l'heure, ne sont pas semblables aux cils vibratiles, qui ont le même diamètre dans toute leur longueur ou bien sont effilés à leur extrémité. Ils présentent au contraire un renflement terminal, et c'est à ce renflement bien plus qu'au corps même du cil qu'est due la ponctuation de Boll.

En résumé, l'action des réactifs colorants nous montre, aussi bien que le traitement au pinceau, que la lame électrique est composée de quatre couches nettement distinctes. Plus tard, quand j'essayerai de vous donner une théorie physiologique de l'organe électrique, vous verrez combien tous les faits que je viens de vous signaler nous seront utiles.

. .

Maintenant que nous connaissons la texture de la lame électrique dans son ensemble, revenons à l'analyse de l'arborisation terminale. Comme les préparations à l'acide osmique seul ne nous fournissent pas des renseignements bien exacts et bien précis, il est nécessaire d'employer d'autres méthodes. Parmi ces méthodes, l'une des plus importantes, et qui donne les résultats les plus intéressants, est le traitement par le nitrate d'argent. J'ai employé, comme je vous l'ai dit, le procédé le plus ancien, celui dont Coccius s'était servi pour l'étude de la cornée. Voici en quoi il consiste : après avoir passé à plusieurs reprises un crayon de nitrate d'argent sur la cornée, on la plonge dans l'eau; ses cellules se montrent alors de la manière la plus nette, réservées en blanc sur un fond brun. C'est en vue d'obtenir un résultat analogue dans l'organe électrique que j'ai eu recours au même procédé. Mon but était en effet de rechercher si les noyaux qui sont dans la couche intermédiaire appartiennent à des cellules. L'argent devait ménager, comme dans la cornée, le protoplasma cellulaire, et je devais voir la cellule, s'il en existait une, se dessiner en blanc sur fond noir.

J'ai été très-surpris des résultats que j'ai obtenus, non pas en ce qui regarde l'objet spécial que je recherchais, mais à plusieurs autres points de vue, et j'avoue franchement que jamais observation histologique, excepté celle des petites croix dessinées par l'argent au niveau des étranglements annulaires, ne m'a fait plus de plaisir. Quand on interroge la nature, comme on disait au siècle dernier, et que la nature donne une réponse nette et précise, celui qui reçoit cette réponse, s'il est véritablement amoureux de la science, éprouve une grande joie.

Pour bien réussir dans l'application du nitrate d'argent à l'organe électrique, il faut d'abord enlever, avec le plus grand soin, la peau qui le recouvre, en évitant d'entamer les prismes. Puis, passant la main sous le ventre de l'animal, on fait bomber la surface dorsale dénudée de l'organe, et, prenant avec une pince un cristal de nitrate d'argent un peu gros, on le passe à plusieurs reprises sur la surface saillante et tendue des prismes, jusqu'à ce qu'elle devienne opaque et blanchâtre. Ensuite, en se servant d'un rasoir, on retranche une couche plus ou moins épaisse de l'organe comprenant ces parties blanchies qui ne tarderont pas à devenir noires, et on la plonge d'abord dans l'eau distillée pendant quelques minutes, puis dans un mélange d'une partie d'alcool et de deux parties d'eau distillée. Les lames peuvent séjourner dans ce mélange un temps indéterminé sans plus s'altérer; même au bout de six mois, elles sont encore bonnes pour l'étude.

Après que l'on a excisé avec de petits ciseaux la calotte de l'un des prismes, la dissociation des lames est pratiquée dans l'eau, comme je l'ai dit pour celles qui ont été traitées par l'acide osmique; mais ici leur séparation est plus difficile, et il est nécessaire d'y mettre plus de soin.

Le résultat obtenu n'est pas constant, c'est-à-dire que l'effet du nitrate d'argent n'est pas le même sur les différentes lames. C'est, du reste, un caractère très-général de ce réactif; sur un grand épiploon, par exemple, qui aura été plongé et agité dans un bain de nitrate d'argent, on trouvera, à côté de parties où l'imprégnation aura bien réussi, d'autres endroits où il ne se remarquera aucun effet; d'autres encore où le tissu sera simplement coloré. Le même phénomène se produit sur les membranes tendues en place: ce qui prouve que, dans l'imprégnation de l'épiploon, il n'est pas dû aux plis que ce dernier prend dans la solution. Dans l'organe électrique, toutes les lames ont été blanchies; toutes ont donc été atteintes, et cependant à l'examen microscopique elles ont des aspects fort différents; bien plus, dans une même lame, il y a des parties qui présentent très-nettement l'image dont je vais vous entretenir, tandis que sur des parties voisines il s'en montre une autre.

Le fait qui avait excité mon admiration en juillet 1875 était le dessin des arborisations nerveuses réservées en blanc sur un fond coloré. Mais, avant de vous le décrire, il faut que je vous parle du résultat que j'ai obtenu dans ce qui était proprement l'objet de ma recherche : l'existence ou l'absence de cellules autour des noyaux. Dans les parties où les arborisations nerveuses sont nettes, les noyaux ne le sont pas, tandis que, réciproquement, lorsque les noyaux se voient nettement, les arborisations sont indistinctes. Choisissons un endroit qui présente ce dernier caractère. Les noyaux, réservés en blanc sur un fond noir granuleux, apparaissent comme des cercles absolument incolores, limités directement par les granulations de la substance environnante. Dans certains points, par suite du retrait de cette substance, ils sont entourés d'un espace clair, mais c'est là une exception. On est donc conduit à admettre que les noyaux de la couche intermédiaire ne sont pas contenus dans des cellules spéciales, mais sont simplement logés dans la substance qui constitue cette couche. Celle-ci doit être considérée, par conséquent, comme une lame cellulaire à plusieurs noyaux, ou, si vous préférez, comme une cellule à noyaux multiples. Les cellules de ce genre ne sont pas rares dans l'organisme[1].

Je reviens maintenant aux terminaisons nerveuses proprement dites. Sous plusieurs de ces microscopes, j'ai disposé des préparations où vous reconnaîtrez l'arborisation qu'elles forment. A partir des ramifications en bois de cerf,

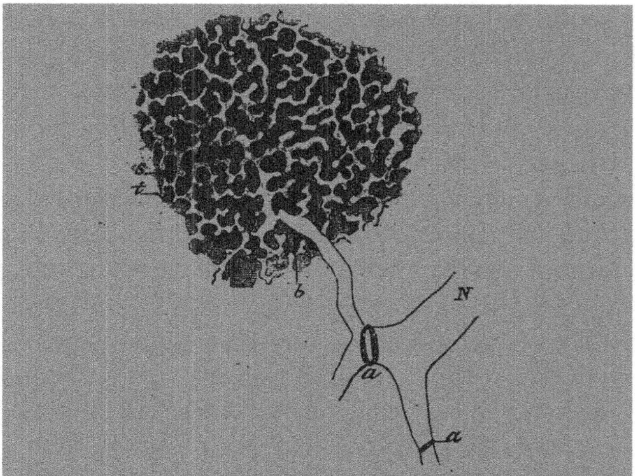

Fig. 5. — Lame de l'organe électrique de la torpille, imprégnée d'argent et examinée par sa face ventrale. — N, fibre nerveuse de second ordre; *a*, anneaux terminaux de la gaîne secondaire; *b*, dernière branche nerveuse; *t*, arborisation terminale; *s*, substance intermédiaire.

vous verrez les fibres nerveuses présenter des divisions dichotomiques de plus en plus délicates, qui se poursuivent en donnant finalement naissance, comme Remak l'avait reconnu, à des rameaux qui se terminent par des extrémités libres en pilons, bourgeons ou boutons. C'est là le fait que j'ai observé en 1875. A cette époque, je ne connaissais que les

[1] Les faisceaux primitifs des muscles striés constituent des exemples très-remarquables de cellules à noyaux multiples, et le rapprochement que l'on peut faire à ce propos entre la lame électrique et le faisceau musculaire n'est pas sans intérêt au point de vue de l'anatomie et de la physiologie générales.

recherches de Kölliker, de Max Schultze et de Boll; je n'avais pas lu le travail de Remak. Quand j'en ai pris connaissance, j'ai admiré plus que jamais la finesse et la sûreté d'observation de cet histologiste remarquable. Je ne comprends pas comment, sans objectifs suffisants, sans bons réactifs, malgré les nombreuses causes d'erreur qu'il avait à éviter, il a pu reconnaître ce mode de terminaison par des extrémités libres, que ses successeurs ne sont plus arrivés à distinguer.

Il nous reste à déterminer maintenant si les ramifications se terminent toutes par des bourgeons ou si quelques-unes s'anastomosent entre elles. Quoiqu'il soit possible de suivre les contours d'arborisations terminales complètes où toutes les mailles sont ouvertes, on en rencontre cependant d'autres où, en examinant attentivement, on distingue des mailles fermées, soit que le nitrate d'argent ait épargné une portion du fond située entre deux bourgeons libres, soit que réellement il y ait des anastomoses entre les rameaux de l'arborisation. Comme, d'autre part, il n'est pas absolument certain que le nitrate d'argent n'ait pas coloré quelques portions des terminaisons nerveuses et n'ait par conséquent pas interrompu des mailles fermées qui existaient réellement, il reste sur l'exactitude absolue de la disposition observée un certain doute, malgré que les préparations soient parfaitement nettes et claires. Pour écarter ce doute, nous ferons de nouvelles préparations au moyen de méthodes différentes. Mais avant d'aller plus loin, je dois vous parler des autres détails que l'on reconnaît dans les lames électriques après qu'elles ont été traitées par le nitrate d'argent.

Un premier fait, qui acquerra une certaine importance lorsque nous nous occuperons des terminaisons nerveuses dans les muscles, est le suivant :

Dans une préparation bien réussie, tandis que sur la face ventrale les arborisations seront nettement dessinées, vous observerez par transparence des figures à contour plus vague, également réservées en clair, et semblables à celles que donneraient des vaisseaux et des nerfs. En employant un objectif fort, vous reconnaîtrez que ces figures se trouvent sur la face dorsale de la lame. En voici l'explication : comme vous le savez, c'est par leur face dorsale que nous avons attaqué les lames électriques avec le nitrate d'argent. Il en résulte que, si un objet quelconque s'est trouvé en contact avec cette face dorsale, il a dû la garantir plus ou moins de l'action du réactif sur toute l'étendue qu'il occupait, et cette portion restée incolore donnera précisément l'image de cet objet. C'est pour cela que les ramifications vasculaires et nerveuses, qui se trouvent dans le tissu muqueux interposé aux différentes lames, dessinent leur silhouette sur la face dorsale de la lame inférieure, bien qu'elles ne lui appartiennent pas.

Un second détail a trait aux cellules connectives. Ces cellules sont ménagées en blanc sur fond brun, à condition que l'action du réactif n'ait pas été trop prolongée, car autrement elles finissent aussi par se colorer. Lorsque cette coloration se produit, elle commence par les bords de la cellule, qu'elle ronge pour ainsi dire peu à peu. C'est pour cela que les cellules observées après l'action du nitrate d'argent, dans l'organe électrique ou ailleurs, ont souvent des formes irrégulières qui ne sont pas en rapport avec leur disposition normale. Ce fait a été signalé par Schweigger-Seidel pour les cellules endothéliales.

Les vaisseaux capillaires qui se trouvent entre les lames montrent leur endothélium admirablement imprégné; c'est même dans l'organe électrique de la torpille que l'on obtient le plus aisément leur imprégnation.

Un autre détail est relatif à la gaîne des nerfs. Cette gaîne présente des lignes fines d'imprégnation correspondant aux limites des cellules qui la doublent; mais elles sont beaucoup moins régulières que celles de l'endothélium vasculaire, et souvent elles manquent entièrement. Cependant, ce n'est pas là le fait le plus intéressant que l'on y remarque; celui sur lequel j'attirerai votre attention d'une façon toute spéciale est relatif à la terminaison de la gaîne secondaire. Vous vous souvenez d'avoir vu, sur une préparation à l'acide osmique conservée dans l'eau phéniquée que je vous montrais dans la dernière leçon, cette gaîne se terminer par un bourrelet arrondi qui entoure la fibre nerveuse (voy. p. 124). Ici, à la place de ce bourrelet, se dessine un anneau noir très-net, analogue à celui que présentent les fibres nerveuses à myéline au niveau des étranglements (voir fig. 5, p. 145 et Pl. V, fig. 6). Je donnerai à ces anneaux le nom d'*anneaux terminaux* de la gaîne secondaire.

Avant d'en finir avec les observations que l'on peut faire à l'aide du nitrate d'argent, je dois encore vous parler de son action sur les étranglements annulaires. Il est très-rare que cette action s'y manifeste; la gaîne secondaire les protége et empêche l'argent d'arriver jusqu'à eux. Lors même qu'ils sont atteints, ils ne forment qu'une tache irrégulière noirâtre, au lieu de la croix caractéristique que nous connaissons. De plus, ni dans les cylindres-axes des tubes à myéline, ni dans les cylindres-axes nus des fibres de second ordre, dont la forme aplatie serait favorable à leur étude, je n'ai pu apercevoir les stries transversales de Frommann.

TRENTIÈME LEÇON

(10 AVRIL 1877)

Terminaison des nerfs dans l'organe électrique de la torpille.

Étude de l'arborisation terminale au moyen de l'acide osmique, avec virage subséquent à l'or pour augmenter la coloration. — Détails du procédé. — Résultats : inégalité de la coloration dans les différentes parties. — Terminaisons libres et anastomoses. — Ponctuation sur toute la surface, aussi bien entre les branches de l'arborisation terminale que sur ces branches.

Étude de l'arborisation terminale au moyen de l'hématoxyline. — Avantages de cette matière colorante constatés dans les fibrilles musculaires. — Détails de son application. Elle réussit après l'action de l'acide osmique. — Résultats : l'arborisation, très-nette, se termine surtout par des extrémités libres, mais il existe aussi des anastomoses. — La ponctuation se montre sur les branches de l'arborisation et en dehors d'elles. — Explication de ce fait par l'implantation oblique des cils aux extrémités des bourgeons.

Étude des lames électriques à l'état frais. — Nécessité d'employer un grossissement considérable pour en faire l'examen. — Confirmation des faits reconnus précédemment. — La réfringence des terminaisons nerveuses est plus grande que celle de la substance ambiante. — Mouvement brownien des grosses granulations. La couche qui les contient est liquide. — Les cils électriques ou dernières terminaisons nerveuses flottent dans un liquide.

Moyen de déterminer le point où les ramifications nerveuses pénètrent dans la lame électrique. — Observation d'une lame repliée. — Résultat : les ramifications en bois de cerf de Wagner ne sont pas encore contenues dans la lame. — Les ramifications nerveuses sont recouvertes d'une membrane qui donne au pli de la lame sur sa face ventrale une surface lisse. — Cette membrane est-elle l'expansion de la gaîne de Schwann?.

MESSIEURS,

Nous avons vu, dans la dernière leçon, en examinant les effets de l'application du nitrate d'argent à la lame électrique, que les résultats obtenus au moyen de ce réactif sont encore sujets à discussion pour ce qui concerne le mode de terminaison des nerfs. Cette méthode n'est donc pas définitive, et nous devons en employer d'autres pour arriver, s'il est possible, à une certitude complète.

L'acide osmique, bien qu'il colore en noir les cylindres-axes des nerfs des raies et des torpilles, ne donne pas à leurs dernières terminaisons dans l'organe électrique une coloration suffisamment intense pour permettre de bien juger de leur forme. Même lorsque l'on emploie un très-fort grossissement, l'œil hésite; on distingue bien des terminaisons nerveuses libres, mais il est impossible de se faire une conviction sur l'existence ou l'absence de branches anastomotiques. C'est cette difficulté qui m'avait inspiré l'idée de renforcer la coloration par le virage à l'or. Voici le procédé que j'avais employé. Après avoir fait dans les prismes de l'organe électrique une injection interstitielle avec une solution d'acide osmique à 2 pour 100, j'enlevais les portions de cet organe où elle avait pénétré, et je les plaçais pendant vingt-quatre à quarante-huit heures dans le même réactif. Je dissociais ensuite dans l'eau les lames électriques; puis, après les avoir isolées, je les disposais sur une plaque de verre et je laissais tomber sur elles quelques gouttes d'une solution de chlorure double d'or et de potassium à 1 pour 10 000. Je voyais alors la coloration grise être remplacée par une teinte violette : mais je n'obtenais pas toujours une action convenable du sel d'or.

Depuis cette époque, j'ai reconnu, en faisant de nouvelles préparations, qu'il n'est pas nécessaire d'employer le chlorure double d'or et de potassium à une dose aussi faible, et qu'en opérant avec une solution à 1 pour 1000, ou même avec une solution à 1 pour 100, on obtient des résultats tout aussi satisfaisants. Vous voyez que la marge est grande, et qu'il n'est pas besoin de titrer bien exactement la solution dont on fait usage. Je vais vous indiquer les détails du procédé et les conditions du succès. Il importe d'abord qu'il y ait la plus grande quantité possible d'acide osmique réduit, car l'or ne se fixe que sur les points où il se trouve de l'osmium ; on doit donc se servir, pour l'injection interstitielle, d'une solution forte, à 2 pour 100. Ensuite il faut enlever des morceaux de l'organe très-petits et les laisser plongés dans la solution d'acide osmique pendant quarante-huit heures. Après avoir dissocié les lames électriques, il convient de les laver à plusieurs reprises dans de l'eau distillée; on les conserve dans de l'alcool au tiers. Il m'a semblé que les lames électriques qui ont séjourné dans ce dernier liquide pendant quelques jours donnent sous l'influence du sel d'or de meilleures préparations que celles qui sont soumises directement à l'action de ce réactif.

Les lames électriques sont disposées sur la plaque de verre, la face ventrale en haut, et régulièrement étendues. Il ne faut pas se servir à cet effet de la demi-dessiccation, car l'emploi de ce procédé permettrait de faire des objections sur la valeur des résultats obtenus. On verse sur la préparation quelques gouttes d'une solution de chlorure double d'or et de potassium à 1 pour 100 ou à 1 pour 200, et l'on voit presque immédiatement se produire des changements de coloration. Ces changements de coloration ne sont pas constamment les mêmes : quelquefois ils sont à peine appréciables ; d'autres fois la lame prend une couleur verte plus ou moins foncée; d'autres fois encore, une teinte bleue ou violette, qui peut avoir les intensités les plus variées ; enfin, lorsqu'il s'est produit, par l'action des aiguilles, une déchirure de la lame électrique, les lèvres de cette déchirure sont généralement verdâtres. Je vous indique tous ces détails pour vous montrer combien cette méthode est incertaine. Les lames qui ont pris la couleur violette sont les meilleures pour l'observation. Après en avoir enlevé par un lavage à l'eau le surplus du réactif, on les monte dans la glycérine ou dans le baume du Canada.

Examinons une préparation faite suivant cette méthode, et portons notre attention sur les dernières ramifications nerveuses. Nous les verrons se terminer en boutons. Nous remarquerons aussi des anastomoses, mais plus rares que dans les préparations faites à l'aide du nitrate d'argent. Nous distinguerons sur l'arborisation terminale la ponctuation que nous connaissons, et en même temps nous observerons des points colorés par l'or disséminés entre les branches de l'arborisation.

Nous trouvons donc dans ces préparations la confirmation des résultats fournis par l'application du nitrate d'argent, mais elles sont encore sujettes à bien des objections. L'action des sels d'or est en effet si variable que certaines parties pourraient avoir été colorées sans appartenir à l'arborisation nerveuse, tandis qu'inversement des branches nerveuses de celle-ci seraient demeurées incolores. Par conséquent, les mêmes doutes dont je vous ai parlé à propos des préparations à l'argent persistent encore, et pour les dissiper il est nécessaire d'employer d'autres méthodes.

Au lieu de continuer à me servir des sels métalliques, j'ai eu recours à une matière colorante de laquelle j'attendais de bons résultats, parce que je connaissais l'intensité de son pouvoir colorant pour l'avoir remarqué sur d'autres parties très-fines et délicates, les fibrilles musculaires de l'hydrophile. Cette matière est l'hématoxyline. Je vous donnerai d'abord quelques renseignements sur la manière de l'employer. Dans une solution d'alun à 1 pour 200 on verse goutte à goutte une solution forte d'hématoxyline cristallisée dans l'alcool absolu. Le liquide acquiert une teinte violacée, d'abord peu marquée, mais qui s'accentue de plus en plus dans les jours suivants, en même temps qu'il s'y fait un précipité. Au bout de quelques jours, il est d'un beau violet. C'est alors seulement qu'il possède les propriétés colorantes les plus intenses, et qu'il agit avec le plus d'élection sur les éléments des tissus.

Vous pourrez juger de la netteté de cette élection et de l'intensité de la couleur produite sur les fibrilles des muscles de l'aile de l'hydrophile dans une des préparations que j'ai disposées sous ces microscopes. Je dois vous dire comment cette préparation a été obtenue. Les muscles de l'aile enlevés à l'animal ont été d'abord plongés dans l'alcool au tiers, où ils ont séjourné pendant 24 heures; puis ils ont été dissociés sur une lame de verre en employant le procédé de la demi-dessiccation; ensuite, on y a versé une ou deux gouttes de la solution d'hématoxyline; après quelques minutes la coloration a été produite. Alors, la préparation a été largement lavée à l'eau et montée, après déshydratation, dans le baume du Canada. On y distingue (voy. Pl. VI, fig. 4 *a*) avec la plus grande netteté les disques minces et les disques épais colorés en beau violet, tandis que les espaces clairs des deux côtés du disque mince sont restés parfaitement incolores. On aperçoit également la strie médiane transversale plus claire du disque épais. Tous ces détails sont déjà nettement visibles à un grossissement de 150 diamètres, tandis que, pour les reconnaître sur des fibrilles vivantes, il fallait jadis employer de très-forts grossissements, malgré lesquels les faits n'étaient pas encore établis d'une façon indiscutable.

Ces résultats m'ont déterminé à appliquer l'hématoxyline aux lames électriques, dans l'espérance de voir cette subtance colorer les ramifications nerveuses en laissant incolores les parties intermédiaires. Après avoir appliqué sans succès ce réactif aux lames fraîches, je l'ai employé après l'action de l'alcool au tiers, de l'alcool fort et de solutions variées d'acide picrique, mais aucun de ces procédés ne m'a donné un résultat satisfaisant. Cela tient à ce que ces liquides exercent une action perturbatrice sur les dernières ramifications nerveuses et altèrent la forme de ces organes délicats. Il n'y a guère que l'acide osmique qui conserve cette forme dans toute son intégrité, mais je n'avais pas songé d'abord à l'essayer, parce que je savais combien il est difficile ensuite de colorer les tissus. Depuis lors j'ai reconnu que, quand son action n'a pas été trop forte et que les éléments sont simplement fixés sans être noircis, la coloration par l'hématoxyline n'en est pas empêchée.

Voici maintenant les détails du procédé : après que l'on a pratiqué dans l'organe électrique une injection interstitielle d'acide osmique à 1 pour 100, la portion atteinte est enlevée et plongée dans une solution de bichromate d'ammoniaque à 2 pour 100 pendant plusieurs jours ou plusieurs semaines ; on peut même l'y conserver plusieurs mois. Les lames électriques contenues dans les prismes ont été attaquées à des degrés divers par l'acide osmique, qui a fixé et noirci le plus fortement celles qui se trouvaient immédiatement au voisinage de la pointe de la canule, tandis qu'au delà son action a été affaiblie progressivement. L'isolation de ces lames doit être pratiquée dans l'eau ; on sépare quelques-unes de celles qui se trouvent à la limite de la portion atteinte par l'osmium. Parmi elles il faut alors choisir, et c'est là le point important, celles qui sont dans de bonnes conditions pour la coloration ; il est nécessaire, en effet, que l'acide osmique les ait fixées, mais qu'il ne les ait pas trop fortement attaquées. Pour le reconnaître, on dispose les lames électriques sur une plaque de verre, et on les examine avec un grossissement de 150 diamètres ; celles qui présentent le granulé fin régulier caractéristique de l'arborisation terminale sont les meilleures ; on les étale sur la plaque de verre, et on verse sur elles quelques gouttes de la solution d'hématoxyline. Au bout de deux à trois minutes, la coloration est généralement produite. On peut du reste juger si elle est suffisante en examinant la lame électrique après l'avoir lavée avec de l'eau ordinaire ; si elle ne l'est pas, il faut faire agir de nouveau la matière colorante. Finalement la préparation est montée dans la glycérine ou dans le baume du Canada, en suivant les procédés classiques. Le baume me paraît préférable à la glycérine ; il conserve mieux la couleur et rend les parties plus transparentes.

A un grossissement de 500 à 600 diamètres, vous verrez l'arborisation terminale violette, très-nettement délimitée, se détacher sur les parties intermédiaires à peine colorées (Pl. V, fig. 4). En suivant les ramifications nerveuses, vous reconnaîtrez que presque toutes se terminent librement, mais vous observerez aussi quelques anastomoses. Ces dernières sont moins nombreuses que sur les préparations au nitrate d'argent, mais elles existent réellement.

Les points qui correspondent aux cils électriques vus de face sont colorés en bleu, et s'aperçoivent, de même que dans les préparations au chlorure d'or, non-seulement sur toutes les ramifications terminales, mais encore, en dehors de ces ramifications, dans la substance intermédiaire. Cette dissémination de la ponctuation dans toute l'étendue des lames électriques a une certaine importance, et s'explique si l'on rapproche cette observation de celle que nous avons faite sur des coupes transversales de ces lames. Sur ces coupes, vous vous en souvenez, les cils électriques paraissent tous à égale distance les uns des autres et donnent lieu à une image régulière. Or, s'il y avait des cils électriques seulement au-dessous des différentes ramifications nerveuses, ils devraient former des groupes, entre lesquels on pourrait distinguer des espaces intermédiaires qui en seraient dépourvus. Il faut donc admettre, pour expliquer la régularité des palissades, que les cils qui sont sur les bords et aux extrémités des ramifications nerveuses sont très-légèrement obliques en dehors, de manière que leurs boutons terminaux, empiétant un peu sur les espaces intermédiaires toujours très-petits, arrivent à être aussi rapprochés de ceux de la branche voisine qu'ils le sont les uns des autres. C'est ce qui existe en réalité; les cils n'étant nettement indiqués en effet que par leurs boutons terminaux, la distance égale de ces derniers suffit à produire la régularité des palissades. D'autre part, sur les vues de face, c'est également le bouton terminal du cil, et non la coupe optique de sa tige, qui est représenté par la ponctuation; et c'est ce qui explique pourquoi nous apercevons un certain nombre de points en dehors des arborisations terminales. Ils correspondent aux boutons des cils implantés obliquement.

Je passe maintenant à une observation que j'ai réservée pour la fin de cette étude, celle des lames électriques à l'état frais.

Il n'est pas difficile d'en exécuter des préparations. On enlève, en employant le procédé de Savi (voy. p. 90), de petits fragments de l'organe électrique, que l'on dissocie rapidement sur la plaque de verre et sans addition d'aucun liquide et que l'on recouvre d'une lamelle de verre. Cette opération doit être exécutée très-rapidement. La préparation étant bordée à la paraffine, on y cherche une lame électrique bien isolée se présentant par sa face ventrale. On applique alors à l'étude de cette lame un grossissement considérable. A cet effet, je vous recommande l'objectif n° 12 à immersion de Hartnack et Prazmowski ; un bon éclairage est nécessaire.

C'est une observation délicate ; elle exige une mise au point très-exacte, car la moindre action sur la vis micrométrique change complétement l'aspect de la préparation.

Lorsque l'on examine ainsi dans son propre plasma une lame électrique, on y voit très-distinctement les branches de l'arborisation nerveuse, et on remarque qu'elles deviennent claires quand on éloigne l'objectif, obscures quand on le rapproche. Elles se comportent donc comme des corps convexes plus réfringents dans un milieu moins réfringent. Si l'on met ensuite l'objectif exactement au point sur les branches de l'arborisation, on constate qu'elles ont une disposition semblable à celle que nous leur avons reconnue dans les préparations faites au moyen de l'hématoxyline. On y constate également l'existence de quelques anastomoses entre les terminaisons nerveuses. Lorsque l'on abaisse légèrement l'objectif, la ponctuation apparaît avec une admirable netteté.

A côté de ces faits qui nous étaient déjà connus, il en est un autre dont l'importance est considérable et que l'on ne peut observer que sur les lames électriques fraîches. Les granulations, qui se trouvent avec les noyaux dans un plan inférieur à la ponctuation, sont agitées du mouvement brownien. Cette observation établit que la couche intermédiaire est liquide ou semi-liquide ; les méthodes que nous avions appliquées jusqu'ici ne nous avaient pas permis de le reconnaître, parce que toutes les substances mises en usage pour conserver les lames coagulent les substances albuminoïdes qu'elles contiennent et y fixent toutes les granulations. C'est donc dans une masse liquide, qui constitue la plus grande partie de la couche intermédiaire, que sont plongés les cils électriques.

Avant d'aller plus loin, j'ai à vous parler de deux questions que j'ai laissées de côté chemin faisant, pour ne pas embrouiller davantage cet exposé déjà assez complexe. J'y reviens ici, fidèle à ma méthode, qui est de vous exposer les problèmes tels qu'ils existent dans la science, ou tels qu'ils se présentent à mon esprit, lorsqu'ils n'ont pas encore été posés dans la science.

Il s'agit, en premier lieu, de rechercher quel est le point où, après s'être divisées, les ramifications nerveuses pénètrent dans la lame électrique ; en second lieu, de déterminer si les dernières ramifications nerveuses sont libres ou si, au contraire, elles sont comprises dans une membrane ou un ciment intermédiaire qui les unirait pour former une couche continue.

Il paraît d'abord très-facile de répondre à la première de ces questions. Il suffit, semble-t-il, d'observer les ramifications nerveuses et de les suivre dans toutes leurs divisions successives, pour arriver sans difficulté au point où elles pénètrent dans les lames électriques. Lorsque nous examinons attentivement une de ces lames, nous voyons, il est vrai les fibres nerveuses se diviser et se subdiviser jusqu'aux ramifications en bois de cerf de Wagner, et ces dernières se perdre peu à peu dans l'arborisation terminale ; mais on ne saurait dire, même sur les meilleures préparations, quel est le point précis où ces fibres sont dans la membrane, si c'est au niveau de l'anneau terminal de la gaîne secondaire, si c'est en deçà ou au delà. Nous pouvons constater, il est vrai, que les ramifications en bois de cerf sont sur un plan un peu plus superficiel que celui de l'arborisation terminale, mais cela ne prouve pas qu'elles soient en dehors de la lame électrique, car elles pourraient aussi bien s'y mouler en demi-relief, et par conséquent y être comprises, tout en présentant une saillie.

D'autre part, bien que l'on reconnaisse, sur des coupes transversales, les petites fibres nerveuses qui cheminent entre deux lames, je n'ai jamais pu distinguer exactement le point où elles pénètrent.

Pour résoudre cette difficulté, il fallait donc recourir à d'autres méthodes. Après en avoir essayé plusieurs, je me suis arrêté à la suivante : ayant isolé dans l'eau une lame électrique fixée par l'action de l'acide osmique, je l'ai pliée sur sa face dorsale de manière à dégager sa face ventrale sur le bord même du pli. En examinant la préparation que j'ai faite ainsi (voy. Pl. V, fig. 2), vous constaterez que toutes les ramifications nerveuses, jusqu'aux extrémités des bois de cerf de Wagner, sont en dehors de la plaque ; sur le bord lisse du pli, en effet, vous verrez des rameaux nerveux faisant saillie et séparés de ce bord par un espace transparent, et, en les suivant sur la surface de la lame, vous leur reconnaîtrez la forme caractéristique signalée par Wagner.

La seconde question que nous nous sommes posée, à savoir si les arborisations terminales sont simplement appliquées sur la face ventrale de la lame électrique, ou si elles sont comprises dans un ciment qui en ferait une membrane continue, ne peut pas être résolue par des préparations d'ensemble, parce que, les différentes couches y étant superposées, il est impossible de distinguer suffisamment tous les détails de la lamelle nerveuse. Mais on obtient souvent, sur le bord d'un fragment de la lame électrique dissociée, des régions où la lamelle nerveuse existe seule, les autres ayant été arrachées, et où elle peut dès lors être soumise à une observation exacte. Il est nécessaire que la préparation soit colorée, mais on ne doit pas employer à cet effet l'hématoxyline, attendu que cette substance laisse très-souvent une pellicule que l'on prendrait à tort pour une membrane placée entre les branches de l'arborisation terminale. Cette cause d'erreur n'existe pas lorsque les tissus ont été colorés au moyen du chlorure double d'or et de potassium après l'action de l'acide osmique. Sur la préparation que j'ai faite par ce dernier procédé et que vous allez étudier (voy. Pl. V, fig. 7), vous verrez la lamelle nerveuse, isolée sur une certaine étendue, montrer ses ramifications terminales colorées en violet; entre elles vous distinguerez une substance incolore dont le bord bien visible unit les extrémités brisées des ramifications et forme avec elles une ligne continue. Il y a donc en réalité une sorte de membrane dans laquelle se trouve comprise l'arborisation terminale.

Revenons maintenant à l'une des préparations que je vous ai montrées précédemment, celle où la lame a été pliée sur sa face ventrale; vous y reconnaîtrez un fait intéressant. A l'exception des quelques points sur lesquels font saillie les rameaux nerveux, la surface du pli est absolument lisse, comme s'il était fait sur une membrane vitrée. C'est cependant à cette face de la lame électrique que Remak a donné le nom de face rugueuse, mais il l'a appelée ainsi parce que, à un faible grossissement, les fibres nerveuses qui l'atteignent la font paraître inégale. A un fort grossissement, je le répète, excepté dans les points où ces fibres y arrivent, le pli que nous examinons forme une ligne absolument droite. Cette observation vient confirmer l'existence d'une membrane qui serait comprise entre les branches de l'arborisation terminale. En effet, si ces branches étaient simplement appliquées sur la face ventrale de la lame électrique, chacune d'elles devrait se dessiner sur le pli, qui par conséquent serait rugueux[1]. Puisqu'il est au contraire lisse, la surface ventrale de la lame l'est également ; il faut donc, ou bien que l'arborisation soit prise dans un ciment, dans une sorte de vernis, ou bien qu'il y ait une mince membrane au-dessus de cette arborisation. Je ne puis résoudre directement ce dernier problème, mais j'ai cependant une hypothèse à vous présenter à son sujet. Lorsque nous nous sommes occupés de la terminaison en manchon de la gaîne secondaire (voy. p. 123), je vous ai dit que la membrane de Schwann se continue au delà, et que sa terminaison ultime nous est inconnue. Il serait possible que cette terminaison correspondît précisément à la portion lisse de la surface de la lame électrique, c'est-à dire que la surface ventrale de cette lame fût recouverte d'une lamelle extrêmement mince formée par l'ensemble des membranes de Schwann des différents tubes qui s'y rendent, et qui seraient étalées et soudées les unes aux autres.

[1] La figure 1 et la figure 5 de la planche I du mémoire de M. Schultze (nous en avons fait reproduire une à la fin de ce volume, Pl III, fig. 4 B), qui représentent des vues de profil des lames électriques, doivent donc être considérées comme de simples schémas, correspondant peut-être à la définition de Remak et certainement à la manière inexacte dont Max Schultze envisageait la lame électrique.

TRENTE-ET-UNIÈME LEÇON

(12 AVRIL 1877)

Organe électrique de la torpille.

Cloisons des prismes. — Injection interstitielle de bleu liquide additionné de gélatine. Coupes parallèles à l'axe des prismes sur l'organe durci. Écartement et dissociation partielle à l'aide des aiguilles. — Résultats : les cloisons sont composées de lamelles dont les centrales sont épaisses, les marginales plus minces. — Chaque prisme est entouré d'une gaîne intime. — Toutes ces membranes connectives, depuis les plus centrales jusqu'à la gaîne intime, s'anastomosent pour former un système de tentes, comme dans la gaîne lamelleuse des nerfs. — Elles sont formées de tissu conjonctif, et leur texture diffère suivant que l'on considère les unes ou les autres.

Rapports de la gaîne intime des prismes avec les lames électriques. — Opinion de Kölliker et de Max Schultze à ce sujet. — Observation directe du mode d'attache des lames à la gaine intime des prismes sur des coupes parallèles à l'axe et perpendiculaires à l'une des faces d'un prisme. — Forme des bords des lames. — Toutes les faces dorsales des lames d'un prisme sont en contact les unes avec les autres. — Importance de ce fait pour la physiologie.

Nerfs de l'organe électrique. — *Dissociations*. — Gaîne secondaire des tubes nerveux. — Cause pour laquelle elle ne revient pas s'appliquer exactement sur ces tubes lorsqu'il sont compris dans les lames. — Existence de cette seconde gaîne sur toute la longueur des tubes nerveux depuis leur origine.

Étranglements annulaires deux fois plus rapprochés sur les tubes nerveux des nerfs électriques que dans les autres nerfs. — Diamètre égal de tous les tubes des nerfs électriques. — Rapports de ces dispositions avec le rôle physiologique de ces nerfs.

Messieurs,

Nous avons discuté dans les dernières leçons toutes les questions relatives à la structure des lames électriques et au mode de terminaison des nerfs dans ces lames.

Le programme que nous nous sommes tracé au sujet de l'organe électrique comprend, en outre, le rapport des lames entre elles et avec la paroi des prismes, la disposition des nerfs et des vaisseaux, et enfin les indications physiologiques que dans l'état de la science il est possible de tirer des faits histologiques établis. Pour le remplir, nous devrons étudier d'abord les cloisons des prismes, attendu qu'il faut que nous en connaissions la disposition et la structure, avant de rechercher le rapport que les lames électriques affectent avec elles.

Sur une coupe horizontale de l'organe électrique frais, les cloisons se montrent sous la forme de bandes blanchâtres et opaques qui tranchent sur le contenu translucide et rosé des prismes. Lorsque l'on a pratiqué dans l'organe une injection de bleu de Prusse additionné de gélatine, on constate qu'une portion plus ou moins considérable de cet organe (cela dépend de la quantité de la masse injectée) a pris une coloration bleue. En faisant ensuite une coupe horizontale au niveau des parties où la gélatine a pénétré, on reconnaît que la coloration n'est pas répartie également; les prismes, restés à peu près incolores, sont séparés les uns des autres par des lignes bleues. La matière colorante a donc pénétré surtout dans les cloisons, et, si la substance même des prismes paraît légèrement bleuâtre, cela tient en partie à ce qu'elle est translucide et laisse apercevoir la couleur des portions situées plus profondément.

Cette observation nous apprend que les éléments connectifs qui constituent les cloisons laissent facilement passer entre eux la masse injectée; mais elle ne nous renseigne pas sur la nature de ces éléments, et nous devons nous demander dès lors si ce sont de simples faisceaux de tissu conjonctif, ou si ce sont des lamelles membraneuses, comme celles de la gaîne des nerfs.

Pour répondre à cette question, il faut faire des coupes de l'organe électrique, après l'avoir convenablement durci par l'action successive du bichromate d'ammoniaque, de la gomme et de l'alcool. Les sections doivent être exactement parallèles à l'axe des prismes, c'est-à-dire perpendiculaires à la face dorsale de l'organe. Dans les préparations ainsi obtenues, vous reconnaîtrez, à un faible grossissement, les prismes avec leurs lames constitutives superposées comme les feuillets d'un livre. Bien que ces prismes aient tous le même diamètre, ils vous paraîtront de dimensions inégales, parce que les uns auront été atteints par le rasoir suivant leur plus grande largeur, tandis que d'autres, au contraire, auront été coupés plus loin de leur axe.

Étendons une des coupes que nous venons de faire sur une plaque de verre et agissons avec les aiguilles pour séparer deux prismes l'un de l'autre ; nous verrons apparaître entre eux un espace cloisonné. Si nous examinons plus attentivement cet espace, nous reconnaîtrons qu'il est occupé au milieu par une cloison épaisse d'apparence lamelleuse, de laquelle partent des cloisons secondaires qui vont, en s'anastomosant les unes avec les autres, rejoindre les deux prismes voisins. En agissant plus fortement avec les aiguilles, on parvient à isoler l'un ou l'autre des prismes; on remarque alors qu'il est revêtu d'une gaîne spéciale.

Cette observation nous autorise à distinguer deux parties dans le tissu conjonctif interprismatique : la cloison lamelleuse et la gaîne propre ou intime des prismes.

Sur les coupes dont je viens de vous indiquer le mode de préparation, et mieux encore après qu'on les a colorées avec l'hématoxyline ou le picrocarminate, on constate que ces cloisons lamelleuses sont constituées à leur milieu par des lames épaisses, tandis que, à mesure qu'on s'éloigne de cette partie médiane, on en rencontre de plus en plus minces. Je désignerai les premières sous le nom de lames centrales ou basales et les secondes sous celui de lames marginales.

Occupons-nous d'abord des lames centrales ou basales. J'ai placé sous un de ces microscopes une préparation dans laquelle une de ces lames est disposée à plat. Voici le procédé à l'aide duquel elle a été obtenue. Après avoir pratiqué une injection interstitielle d'acide osmique à 1 pour 100 dans l'organe électrique d'une torpille vivante, j'ai enlevé la portion de cet organe atteinte par le réactif et je l'ai mise dans une solution de bichromate d'ammoniaque à 2 pour 100, dans laquelle je l'ai laissée plusieurs mois. Le durcissement ayant ensuite été complété par l'action de la gomme et de l'alcool, des coupes perpendiculaires à la surface de l'organe ont été pratiquées. Ces coupes ont été placées dans l'eau distillée pendant quelques heures pour enlever la gomme, puis elles ont été colorées successivement par l'hématoxyline et l'éosine. Ensuite elles ont été dissociées avec les aiguilles, et par suite les lamelles, qui étaient de champ, se sont renversées, de telle sorte qu'elles sont maintenant vues à plat.

Vous reconnaîtrez facilement leur structure (voy. Pl. VI, fig. 1). Elles sont constituées par de gros faisceaux de tissu conjonctif faiblement colorés, d'une teinte gris de lin et s'entre-croisant en tous sens; elles possèdent en outre un réseau élastique composé de fibres volumineuses, colorées en rouge vif, fréquemment anastomosées, et le plus souvent de manière à présenter une disposition en croix. Enfin elles sont pourvues de noyaux aplatis, ovalaires ou arrondis, qui appartiennent évidemment à un endothélium.

Telle est la structure des lames les plus épaisses, qui constituent le centre des cloisons. A mesure que l'on en examine de plus marginales, on voit les faisceaux conjonctifs devenir moins épais. Les fibres élastiques, de plus en plus fines, disparaissent bientôt, et, dans les parties de la cloison les plus rapprochées des prismes (je ne parle pas encore de leur gaîne intime) les faisceaux conjonctifs, devenus très-minces, s'anastomosent pour former un réticulum à petites mailles, analogue à celui du grand épiploon ou à celui de la face inférieure du centre phrénique.

La gaîne intime des prismes est formée par des fibres connectives fines, entre-croisées de manière à produire un treillis complexe. Cette gaîne s'anastomose avec les lamelles marginales de la cloison, de telle sorte que, depuis la paroi du prisme jusqu'au centre de la cloison interprismatique, toutes les lamelles sont unies par un système de tentes analogue à celui qui existe dans la gaîne lamelleuse des nerfs (voy. t. I, p. 210-212).

Maintenant que nous avons une connaissance exacte de la constitution de la cloison des prismes, nous pouvons nous occuper des rapports des lames électriques avec cette cloison, ou plutôt avec le feuillet de cette cloison qui en est le plus rapproché, c'est-à-dire avec la gaîne intime du prisme.

Lorsque je vous ai parlé des diverses opinions qui se sont produites dans la science au sujet des lames électriques, je vous ai dit que, pour Kölliker, les cloisons horizontales (ce que nous appelons les lames électriques) ne sont autre chose que des expansions du tissu conjonctif de la gaîne des prismes ; au niveau de chaque lame, cette gaîne émettrait des faisceaux connectifs, qui en s'entre-croisant formeraint une membrane, sur la face inférieure ou ventrale de laquelle les nerfs viendraient se ramifier. Max Schultze, au contraire, se fondant sur ce que, dans un fragment de l'organe électrique soumis à l'ébullition prolongée dans l'eau, les lames, bien conservées, s'isolent complétement, a soutenu (voy. p. 99) que ces lames ne contiennent pas de tissu conjonctif, et qu'elles sont simplement soudées par leurs bords à la cloison des prismes.

Ni l'un ni l'autre de ces histologistes n'a observé directement la manière dont les lames s'attachent à la cloison des prismes de l'organe électrique. Cette observation peut être faite pourtant sur des coupes, mais, pour être démonstratives, elles doivent non-seulement être extrêmement minces, mais encore atteindre perpendiculairement l'une des faces latérales d'un prisme.

Avant de décrire ces coupes, je vous rappellerai que, dans chaque lame électrique, on doit distinguer la lamelle dorsale, la couche intermédiaire et la lamelle ventrale ou nerveuse; nous allons, en effet, avoir à examiner comment ces différentes parties se comportent au niveau du point d'attache de la lame sur la cloison des prismes. Vont-elles simplement se souder à cette cloison, comme le croyait Schultze, ou s'y poursuivent-elles au moyen de fibres connectives, comme l'admet Kölliker?

Sur la préparation que j'ai disposée devant vous (voy. fig. 6, p. 166), vous reconnaîtrez que la lamelle dorsale, arrivée au voisinage de la gaîne intime, se replie et se prolonge sur cette dernière pour se terminer brusquement au voisinage immédiat de la lame sous-jacente. La lamelle nerveuse l'accompagne et se replie avec elle. Les cils qui garnissent la face profonde de cette dernière se montrent encore au niveau du coude qu'elle forme et au commencement de sa portion réfléchie; mais ils diminuent progressivement de hauteur et finissent par disparaître. La couche intermédiaire s'amincit graduellement dans la portion réfléchie de la lame; on y distingue encore les noyaux et les granulations caractéristiques.

Toutes les lames électriques se comportent de la même façon. Le profil des coupes de leurs portions réfléchies ne saurait être mieux comparé qu'à des pieds, le point où se ré-

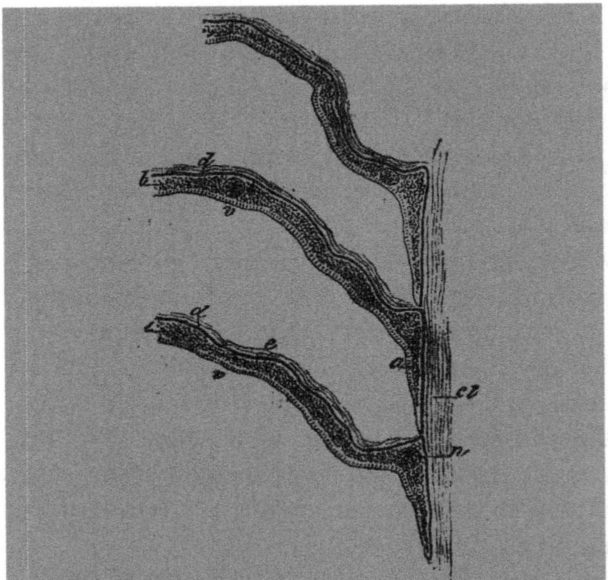

Fig. 6. — Attache des lames électriques de la torpille à la gaîne intime des prismes. — *cl*, gaîne intime du prisme ; *v*, lamelle nerveuse ou ventrale; *d*, lamelle dorsale ; *e*, couche mince de tissu conjonctif qui double la lame du côté dorsal; *b*, couche intermédiaire ; *n*, noyau de cette couche; *a*, portion réfléchie de la lame.

fléchit la lame dorsale constituant le talon, celui où se réfléchit la lame nerveuse correspondant au cou-de-pied, et les extrémités des portions réfléchies des deux lames représentant la pointe du pied. Une préparation réussie montre ainsi sur bord de la cloison comme une succession de pieds mis bout à bout. Entre la pointe de l'un des pieds et le talon de l'autre, on voit passer un certain nombre de fibres connectives qui, provenant de la gaîne intime, vont revêtir la face dorsale de la lame sur le talon de laquelle elles ont passé. Cette disposition coudée en forme de pied, que présentent sur une coupe les bords des lames, correspond en réalité à une bordure circulaire et verticale, de telle sorte que chaque lame électrique a dans son ensemble à peu près la forme d'un cristallisoir ou d'une feuille de nymphæa.

Je dois attirer votre attention sur un fait important que nous révèle cette observation : les lamelles dorsales de toutes les lames électriques d'un prisme sont en contact immédiat les unes avec les autres. En effet, entre l'extrémité réfléchie de l'une et le coude de celle qui est en dessous, il existe seulement quelques minces faisceaux de tissu conjonctif. J'aurai bientôt l'occasion d'utiliser ce fait, lorsque je vous présenterai quelques considérations sur le fonctionnement de l'organe électrique. Ces considérations, contrairement à la plupart des théories émises jusqu'ici, seront fondées sur une connaissance histologique exacte de l'organe.

Maintenant que le rapport des lames électriques avec la gaîne intime des prismes est bien établi, il vous sera facile de reconnaître ce qu'il y a de vrai et ce qu'il y a de faux dans les opinions de Kölliker et de Max Schultze. En réalité, tous deux avaient raison et tous deux avaient tort. Kölliker était dans le vrai en affirmant qu'il y a des faisceaux de tissu conjonctif qui passent de la gaîne du prisme dans la lame électrique, mais il était dans l'erreur en soutenant que ces faisceaux forment toute cette lame, à l'exception du réseau nerveux. En effet, non-seulement le tissu conjonctif ne constitue pas la lame électrique, mais il ne lui appartient même pas; il n'en est pas l'étoffe, il en forme simplement la doublure.

D'autre part, Schultze s'est trompé en supposant que les

lames électriques sont simplement soudées à la paroi des prismes. A ce propos, je vous ferai remarquer que les résultats qu'il a obtenus au moyen de l'ébullition ne sont pas aussi concluants qu'il l'a dit. J'ai répété son expérience et j'ai constaté, il est vrai, comme lui, que, sous l'influence de ce traitement, le tissu conjonctif se dissout, tandis que les lames résistent; mais il m'a été impossible de reconnaître si ces lames avaient réellement été séparées de leur point d'attache au prisme, ou si elles avaient été déchirées en quelque autre endroit de leur surface.

Occupons-nous maintenant des nerfs de l'organe électrique. Nous avons déjà examiné les tubes nerveux qui sont à la surface des lames de cet organe; je ne reviendrai pas ici sur tous les détails que je vous ai signalés à leur sujet (voy. p. 119); je me contenterai de vous rappeler les plus importants.

Nous avons reconnu que les tubes nerveux qui cheminent entre les lames électriques possèdent une double enveloppe; outre la gaîne de Schwann, qui se moule exactement sur la myéline, ils sont entourés d'une gaîne secondaire. J'ai comparé cette gaîne à la gaîne de Henle des petits nerfs périphériques, mais en faisant des réserves sur l'analogie morphologique de ces deux gaînes, et j'ai renvoyé à plus tard la discussion de cette question.

La gaîne de Henle revient sur elle-même en embrassant étroitement les tubes qu'elle revêt; elle n'est nettement visible qu'au niveau des étranglements annulaires. Dans les lames électriques, au contraire, la gaîne secondaire laisse toujours un espace relativement considérable entre elle et le tube nerveux. Cette gaîne, en effet, étant unie intimement au tissu muqueux dans lequel elle est plongée, ne peut revenir sur le tube nerveux qu'elle entoure, et le liquide plasmatique ou additionnel vient remplir l'espace intermédiaire.

J'ai suffisamment insisté, à propos des lames électriques, sur les noyaux de cette gaîne, sur les lignes endothéliales qu'y dessine l'argent et sur sa terminaison. Je vous parlerai dans un instant de sa signification morphologique, mais auparavant je dois examiner les nerfs dans leur trajet depuis le lobe électrique jusqu'aux lames. Quant au lobe électrique lui-même, je ne m'en occuperai pas maintenant; j'en réserve l'étude pour le moment où je traiterai des centres nerveux.

Il n'est pas nécessaire d'employer une méthode spéciale pour étudier les nerfs électriques; celles que nous avons appliquées aux autres nerfs nous donneront d'excellents résultats. En premier lieu, nous pratiquerons des dissociations après une macération plus ou moins prolongée dans une solution d'acide osmique à 1 pour 100 ou à 2 pour 100; nous la laisserons agir vingt-quatre heures, si nous tenons à ce que le nerf soit parfaitement fixé; et au contraire nous abrégerons beaucoup le séjour dans la solution, si nous voulons observer les incisures et pratiquer la coloration. Je n'insiste pas sur les détails de technique, pour lesquels vous avez tous les renseignements nécessaires. Je vous indiquerai seulement parmi les résultats obtenus quelques faits intéressants pour la physiologie et la morphologie des nerfs électriques.

Les tubes nerveux de ces nerfs examinés après dissociation possèdent, dans n'importe quelle portion de leur trajet, aussi bien dans les faisceaux dont ils font partie qu'entre les lames électriques, une double gaîne : la gaîne de Schwann et une gaîne secondaire. Il suit de cette observation qu'il n'y a plus lieu de chercher une analogie entre cette dernière gaîne et la gaîne de Henle. La gaîne de Henle est, en effet, la dernière expansion terminale, l'expression la plus simple de la gaîne lamelleuse des nerfs. La gaîne secondaire, au contraire, ne peut être en quoi que ce soit une expansion terminale, puisqu'elle accompagne les tubes nerveux dans toute leur longueur. C'est là un point difficile à expliquer et sur lequel je reviendrai.

Il y a deux autres faits que nous révèlent les dissociations de ces nerfs et sur lesquels je désire attirer votre attention.

Le premier, c'est que, dans les nerfs de l'organe électrique, les tubes nerveux possèdent des segments interannulaires dont la longueur, toutes choses égales d'ailleurs, est deux fois moindre que dans les autres nerfs du même animal, ou en d'autres termes que les étranglements annulaires y sont deux fois plus rapprochés. Voici quelques chiffres à l'appui : sur une torpille de 38 centimètres de longueur, les tubes nerveux des nerfs électriques ayant 12 μ (millièmes de millimètre) de diamètre, les étranglements étaient distants de 500 à 600 μ. Dans un nerf mixte du même animal, sur un tube nerveux également de 12 μ de diamètre, la distance des étranglements était de 1200 μ. Sur une autre torpille, mesurant 60 centimètres de long sur 40 de large, les tubes des nerfs électriques avaient 20 μ de diamètre, leurs segments interannulaires avaient 1000 à 1150 μ (1 millimètre à 1^{mm},15) de longueur; sur un tube du nerf intercostal, qui avait également 20 μ de diamètre, les étranglements étaient distants de 2000 à 2250 μ.

Quelle est la raison de cette différence? On doit la chercher, selon moi, dans l'activité des nerfs électriques, qui est très-considérable, surtout si on la compare à celle des autres nerfs du même animal. La torpille est en effet un poisson assez peu actif; elle reste mollement couchée sur le sable et s'en recouvre même quelquefois, passant des journées entières dans une immobilité si complète que sa vie ne se trahit que par ses mouvements respiratoires; elle ne fait donc guère d'efforts musculaires, tandis qu'au contraire à certains moments elle déploie une force colossale sous la forme de décharges électriques. Or, si ce travail ne peut pas se produire sans échange de matériaux dans les nerfs; si, comme nous le savons (voy. t. I, p. 152), l'échange nutritif se fait presque entièrement au niveau des étranglements annulaires, il est clair que plus ces derniers seront rapprochés, plus l'échange des matériaux pourra se faire rapidement.

Pour donner de la valeur à cette manière de voir, d'après laquelle la longueur des segments serait en raison inverse de l'activité des nerfs, j'ai fait de longues recherches, qui ont porté non-seulement sur les poissons électriques, mais encore sur beaucoup d'autres animaux. Ces recherches ne sont pas encore suffisantes pour en énoncer le résultat comme une loi, mais jusqu'à présent je n'ai fait aucune observation qui m'ait obligé d'abandonner mon hypothèse.

Le second fait dont je dois vous parler est celui-ci : vous vous souvenez que dans les nerfs mixtes il y a de grandes différences entre les tubes qui les composent; on y rencontre, en effet, des fibres sans myéline et des fibres à myéline, et, parmi ces dernières, il en est qui possèdent les diamètres les plus variés. Dans les nerfs électriques au contraire, les fibres de Remak manquent complétement, et tous les tubes nerveux à myéline sont semblables; ils ont le même diamètre et leurs segments interannulaires sont de la même longueur. Cette unité de forme et de dimension de tous les tubes correspond à leur unité fonctionnelle.

Il est intéressant de constater ce rapport entre la morphologie et la physiologie, car on ne saurait le faire dans les nerfs mixtes, dont les fibres nerveuses ne jouent pas toutes le même rôle. Les unes sont motrices, les autres sensitives; il y en a peut-être qui sont trophiques, vaso-motrices, thermiques, etc. En un mot, elles remplissent les fonctions les plus diverses; aussi ont-elles également une très-grande variété de formes. Mais, comme nous ne savons pas à quelle fibre est dévolue telle ou telle fonction, nous ne pouvons établir dans ces nerfs aucun rapport entre la fonction et la forme.

TRENTE-DEUXIÈME LEÇON

(17 AVRIL 1877)

Organe électrique de la torpille.

NERFS DE L'ORGANE ÉLECTRIQUE DE LA TORPILLE. — *Coupes transversales.* — Procédé de durcissement et manière de faire les coupes. — Constitution uniquement lamelleuse du tissu conjonctif de ces nerfs. — Conséquence de cette observation pour la signification morphologique de la gaîne secondaire des tubes nerveux : la gaîne secondaire correspond au tissu conjonctif intrafasciculaire proprement dit. — Confirmation de ce fait par l'étude de coupes transversales des petits faisceaux nerveux qui se trouvent dans les cloisons des prismes : chaque tube nerveux y est entouré d'une gaîne lamelleuse simple ou double.

Constitution fibrillaire du cylindre-axe révélée par l'aspect de sa coupe transversale.

Division des tubes nerveux. — Bouquets de Wagner. Branche mère et branches filles. — Gaîne lamelleuse de la branche mère : rapprochement de ses étranglements. — Mode de naissance des branches filles. Leur nombre. Leur diamètre. — Rapport de surface de l'ensemble de leurs sections avec la la section de la branche mère. — Situation des bouquets de Wagner dans la gaîne intime des prismes. — Disposition de la gaîne secondaire sur les différentes branches de ces bouquets. — Point d'entrée des tubes nerveux dans les prismes.

Vaisseaux sanguins. — Ils sont peu nombreux. — Les capillaires ne forment pas de réseaux complets dans les lames électriques.

MESSIEURS,

Nous devons continuer aujourd'hui l'étude des nerfs de l'organe électrique de la torpille. Nous avons constaté au moyen des dissociations deux faits très-importants : l'égalité de diamètre de tous les tubes nerveux et le rapprochement tout spécial de leurs étranglements annulaires. Nous allons compléter ces observations en examinant les nerfs sur des coupes transversales.

Si, après avoir fait macérer un nerf électrique pendant huit à dix jours dans l'acide chromique à 2 pour 1000, on pratique des sections transversales sur différents points de sa longueur, on reconnaît que, au sortir de la boîte crânienne, ce nerf paraît formé d'un petit nombre de faisceaux assez volumineux, tandis que, sur un point pluséloigné, par exemple celui où il va entrer dans l'organe électrique, bien qu'il ait conservé le même diamètre, il est au contraire constitué par un nombre considérable de faisceaux plus petits. Dans les points intermédiaires, il présente naturellement une disposition intermédiaire également aux deux extrêmes que nous venons de signaler. Cette observation démontre que les faisceaux nerveux, au delà de la boîte crânienne, se divisent bientôt en un certain nombre de faisceaux plus petits.

En revanche, je ne crois pas qu'il y ait de divisions des tubes dans l'intérieur des troncs nerveux. Je n'en ai jamais rencontré dans les nerfs dissociés; du reste, l'égalité de diamètre de tous les tubes qui se rendent à l'organe électrique, quelle que soit la hauteur à laquelle on les considère, est peu favorable à l'hypothèse de leur bifurcation.

Passons à l'observation microscopique de coupes transversales des troncs nerveux. Pour obtenir le durcissement nécessaire à la bonne exécution de ces coupes, la macération pendant huit à dix jours dans l'acide chromique ne suffit pas; il faut, après avoir enlevé par le lavage à l'eau l'excès du réactif, compléter le durcissement par un séjour de vingt-quatre à quarante-huit heures dans l'alcool fort. Les sections doivent être faites au microtome, parce qu'il importe qu'elles soient bien régulières; elles sont colorées soit avec le picrocarminate, soit avec l'hématoxyline, soit successivement par ces deux réactifs colorants. Sur la préparation qui est disposée devant vous, vous reconnaîtrez que le nerf tout entier est enveloppé d'une gaîne lamelleuse, de laquelle se dégagent des cloisons qui le divisent en autant de départements; ces cloisons, formées de lames connectives, émettent à leur tour des cloisons secondaires, et c'est dans les espaces limités par ces dernières ou même par des cloisons tertiaires que sont contenus les faisceaux nerveux. Chacun de ces faisceaux est entouré d'une première gaîne lamelleuse qui dépend du système général de cloisons du nerf, et d'une seconde gaîne, gaîne lamelleuse intime, qui correspond à celle dont je vous ai parlé en traitant des nerfs en général.

Par conséquent, dans les nerfs électriques de la torpille (et il en est de même dans les nerfs mixtes de cet animal et de tous les plagiostomes), tout le tissu conjonctif est sous forme de lames. Ces lames sont constituées par des faisceaux connectifs noyés dans une substance unissante, et elles sont recouvertes sur leurs deux faces d'une couche endothéliale qui leur forme un revêtement continu.

Cette observation présente un double intérêt. D'abord elle nous montre d'une manière beaucoup plus précise une disposition qui existe dans les nerfs des autres animaux, mais qui n'y est pas accusée aussi nettement. En second lieu, elle va nous permettre de saisir la signification morphologique de la gaîne secondaire des tubes nerveux. Lorsque je vous ai parlé de cette seconde gaîne qui existe chez les plagiostomes et chez quelques autres poissons, non-seulement aux terminaisons, mais dans l'intérieur même des troncs nerveux, j'ai réservé cette question pour plus tard; c'est ici le moment de la traiter.

Nous avons vu que chez les vertébrés en général les tubes nerveux sont accompagnés dans l'intérieur des faisceaux par un nombre considérable de fibrilles connectives à direction longitudinale, qui forment le tissu intrafasciculaire proprement dit (voy. t. I, p. 224). Chez les poissons dont nous nous occupons ici, comme je viens de vous le faire remarquer, tout le tissu conjonctif périfasciculaire, au lieu d'être constitué par des fibres, est uniquement formé de lames; il n'est pas étonnant que cette disposition s'étende au tissu intrafasciculaire, et que ce dernier possède également une disposition lamelleuse. La gaîne secondaire qui entoure chaque tube nerveux et le sépare des autres correspond donc aux fibrilles qui, chez les vertébrés en général, sont disposées entre les tubes.

L'hypothèse que je viens de vous exposer sur la signification de la gaîne secondaire des tubes nerveux chez les plagiostomes est confirmée par l'observation des petits rameaux nerveux qui se trouvent dans les cloisons des prismes, et sur lesquels on voit de la façon la mieux accusée ce qui n'est pas aussi nettement visible sur les gros troncs.

Pour faire cette observation, il faut commencer par pratiquer dans l'organe une injection interstitielle d'une solution d'acide osmique à 1 pour 100 ou à 2 pour 100. Ce réactif se répand d'abord entre les différents prismes; puis il diffuse dans les régions voisines; tous les petits nerfs qui se trouvent dans la zone où il a pénétré en sont imbibés et leurs éléments sont fixés. Alors, à l'aide du scalpel, du rasoir ou des ciseaux, la portion d'organe atteinte par l'acide osmique est enlevée et placée dans l'alcool; ensuite, pour lui donner une consistance suffisante, elle est mise dans la gomme et de nouveau dans l'alcool. Lorsque la pièce est bien durcie, on y pratique à main levée des coupes parallèles à l'axe des prismes. Ces coupes doivent être très-minces; aussi, lorsqu'elles sont détachées, ne doit-on pas les mettre dans l'eau pour en enlever la gomme, car elles se désagrégeraient. Elles sont placées directement sur la lame de verre avec une goutte d'eau seulement, et sont immédiatement recouvertes d'une lamelle de verre. Sur un des bords de celle-ci, on dépose une goutte d'un mélange à parties égales d'eau et de glycérine, tandis que sur le bord opposé on dispose une languette de papier à filtrer. Le passage de l'eau, même mélangée de glycérine, à travers la mince lame de tissu, suffit pour dissoudre la gomme.

Ces préparations vous permettront de reconnaître les coupes transversales de quelques-uns des petits faisceaux nerveux compris dans les cloisons. Dans l'intérieur de ces faisceaux, les tubes nerveux se comportent exactement de la même façon que les faisceaux eux-mêmes dans l'intérieur du nerf. Chacun de ces tubes, qui se reconnaissent nettement à leur gaîne médullaire colorée en noir par l'osmium, possède en effet une gaîne lamelleuse particulière, formée soit par une soit par deux ou trois lames distinctes (voy. Pl. VI, fig. 2).

Les coupes transversales des nerfs compris dans les cloisons de l'organe électrique nous révèlent encore un autre fait intéressant. En examinant à un fort grossissement les tubes nerveux qu'elles contiennent, vous verrez leurs cylindres-axes montrer sur leur surface de section un grand nombre de granulations ou de petits cercles. Ces petits cercles correspondent à la coupe transversale des fibrilles nerveuses primitives qui constituent les cylindres-axes.

Avant cette dernière observation, j'avais quelque peine, je l'avoue, à croire à la structure fibrillaire du cylindre-axe; mais, dans les nerfs de la torpille, cette disposition est si nettement visible que je suis actuellement parfaitement convaincu que le cylindre-axe est un faisceau de fibrilles. C'est là une idée que Max Schultze a si souvent émise et défendue qu'il l'a pour ainsi dire faite sienne, bien qu'il n'en soit pas l'inventeur; l'étude attentive des faits me force de l'accepter aujourd'hui. Le faisceau de fibrilles, dont l'ensemble constitue le cylindre-axe, a comme enveloppe la partie réfléchie du protoplasma du segment interannulaire que j'ai désignée sous le nom de gaîne de Mauthner (voy. t. I, p. 87 et 88).

Cette digression était nécessaire, car lorsque j'ai fait avec vous l'étude des tubes nerveux des mammifères et des batraciens je n'avais pas résolu complétement la question de la constitution du cylindre-axe. Mes dernières préparations, que vous allez examiner, sont tout à fait démonstratives.

Je devrais maintenant, continuant l'analyse des coupes transversales des petits faisceaux nerveux, vous parler de leur situation dans la paroi des prismes de l'organe électrique; mais, avant d'y arriver, il est nécessaire que je vous indique certains faits que l'on y observe à l'aide d'autres méthodes.

Déjà, en 1847, R. Wagner, en enlevant avec des ciseaux courbes de petits fragments des cloisons des prismes, et en les examinant après les avoir légèrement comprimés, a reconnu que les tubes nerveux isolés qui y cheminent conservent le même diamètre ou même présentent un diamètre un peu supérieur à celui qu'ils avaient à leur origine, puis se divisent brusquement en un buisson ou un fagot de branches nerveuses.

Wagner a beaucoup insisté sur cette terminaison, qui l'avait frappé. Ce n'est pas que l'on ne connût à cette époque la division des tubes nerveux, mais on n'avait pas encore vu un de ces tubes donner naissance à la fois à un aussi grand nombre de ramifications.

Cette disposition présente un grand intérêt. Je vous ferai remarquer tout d'abord qu'elle est particulière aux organes électriques. On voit, il est vrai, dans d'autres organes, un tube nerveux se diviser en deux, trois, quatre tubes secondaires, mais nulle part ailleurs on ne rencontre un pareil luxe de ramifications simultanées. Ce fait acquerra de l'importance, surtout quand nous le mettrons en rapport avec le mode d'activité spécial des organes électriques.

Analysons maintenant les faits observés par Wagner. Ces faits ont été à peu près complétement négligés depuis par les histologistes, à tel point que c'est le dessin même de R. Wagner que donne Max Schultze, dans son article classique sur les nerfs, publié dans le Manuel de Stricker[1]. On peut à bon droit s'étonner que cet histologiste, qui s'était beaucoup occupé des torpilles, n'ait pas dessiné lui-même quelques-unes de ces ramifications. Il est probable que, s'il l'avait fait, il serait arrivé à y reconnaître les étranglements annulaires, qui y sont si facilement visibles et si distincts.

Le procédé de Wagner, c'est-à-dire l'examen des cloisons enlevées avec des ciseaux sur l'organe frais, ne permettrait pas de conserver des préparations aussi nettes que celle que je mets sous vos yeux. Aussi ont-elles été faites d'une autre façon. Elles ont été obtenues au moyen de l'acide osmique.

Je vous ferai remarquer d'abord que, en plongeant des fragments de l'organe électrique dans une solution d'acide

[1] M. Schultze. *Ueber die Structurelemente des Nervensystems.* Handbuch der Lehre von den Geweben des Menschen und der Thiere, herausgegeben von S. Stricker, Leipzig. 1871. Fig. 23, p. 119.

osmique, on réussirait bien à noircir les nerfs, mais, comme les parties voisines seraient également colorées fortement, il serait difficile d'en faire ensuite des préparations démonstratives. Ici encore, il faut employer la méthode des injections interstitielles. Les cloisons des prismes étant spongieuses, le réactif y pénétrera en premier lieu, et il sera réduit tout d'abord par les éléments nerveux qui y sont contenus. Plus tard, quand la solution osmique arrivera jusqu'aux lames électriques, elle sera déjà diluée, et n'aura plus sur elles qu'une action légère.

Quelques minutes après l'injection, tous les éléments atteints seront fixés par l'osmium. Choisissant alors entre les prismes un interstice qui nous paraîtra bien coloré, nous pratiquerons avec des ciseaux des incisions verticales sur les trois cloisons qui vont se rendre à cet interstice. Ces incisions, faites à une certaine profondeur, isoleront un fragment de l'organe, qu'il sera facile de séparer complétement par une incision horizontale dans sa partie profonde. Ce fragment sera mis dans l'eau sans que l'on ait à craindre désormais de voir ce liquide altérer les éléments nerveux, et ensuite, au moyen de la pince, des aiguilles, des ciseaux et du pinceau, on enlèvera la plupart des lames électriques adhérentes aux cloisons. En procédant ainsi, on finira par obtenir des cloisons à peu près isolées des lames qui y adhéraient; on les étalera sur une plaque de verre et on les recouvrira d'une lamelle, sous laquelle on remplacera peu à peu l'eau par la glycérine. Il faudra avoir soin, dans ce cas particulier surtout, que ce dernier réactif pénètre sous la lamelle avec une extrême lenteur; en effet, les éléments étant très-peu fixés par l'acide osmique, il y a d'autant plus de danger qu'ils soient ratatinés ou racornis par la glycérine.

En examinant à un grossissement de vingt-cinq diamètres

une préparation faite de la sorte, nous verrons les rameaux nerveux qui se trouvent dans les cloisons se diviser en faisceaux de plus en plus petits, et donner finalement naissance à des tubes nerveux qui cheminent séparément les uns des autres. Après un certain parcours, chacun de ces tubes paraît se terminer par une ligne droite perpendiculaire ou légèrement oblique à sa direction, et de laquelle partent sur toute sa longueur des fibres secondaires disposées comme les dents d'un râteau. En observant à un grossissement un peu plus fort, on reconnaît que la ligne perpendiculaire, ou le bois du râteau, est formée par deux faisceaux de fibres, qui vont l'un à droite et l'autre à gauche du tube nerveux d'origine. Les fibres qui constituent chacun de ces faisceaux s'en séparent successivement en se coudant pour prendre des directions à peu près parallèles les unes aux autres. Du reste, cette direction dépend beaucoup de la manière dont on a fait la préparation.

Je donnerai à ces divisions nerveuses caractéristiques le nom de bouquets de Wagner. J'appellerai branche mère (A, fig. 7) le tube nerveux qui arrive jusqu'au bouquet pour s'y diviser, tandis que je nommerai branches filles (B, fig. 7) les nombreux rameaux qui émanent de son extrémité.

Étudions d'abord la branche mère. Elle est constituée par un tube nerveux qui, dégagé du faisceau dont il faisait partie, se montre entouré d'une gaîne lamelleuse épaisse, constituée par un grand nombre de lamelles superposées, à la manière de l'enveloppe des corpuscules de Pacini, et séparées les unes des autres par des revêtements endothéliaux continus. Cette gaîne présente deux couches distinctes : l'une externe, formée de lamelles plus épaisses, plus faciles à reconnaître; la seconde interne, composée de lamelles plus fines et plus serrées. Au centre se distingue le tube nerveux muni de ses étranglements annulaires avec leur forme caractéristique, c'est-à-dire celle d'un renflement biconique très-apparent, sur les deux côtés duquel la myéline de chaque segment vient mourir en diminuant graduellement d'épaisseur (*e*, fig. 7).

En examinant la branche mère, vous serez frappés de

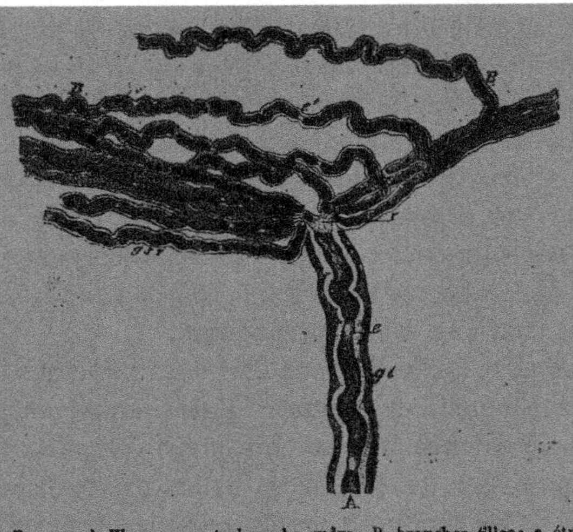

Fig. 7. — Bouquet de Wagner. — A, branche mère; B, branches filles; *e*, étranglement annulaire du tube nerveux de la branche mère; *gl*, gaine stratifiée ou lamelleuse de cette dernière; *r*, renflement terminal du tube nerveux de la branche mère; *e'*, étranglements annulaires des tubes nerveux secondaires; *g s r*, gaine secondaire des branches filles.

voir que, malgré le diamètre assez considérable de ce tube nerveux, les étranglements annulaires y sont très-rapprochés. Ainsi, sur un tube de ce genre, qui mesurait 20 à 25 μ de diamètre, j'ai trouvé la longueur des segments égale à 250 à 300 μ, tandis que, chez le même animal, sur un tube provenant des faisceaux qui se rendent à l'organe et ayant un diamètre de 15 à 20 μ, la longueur de ces segments était de 800 à 850 μ.

Les branches mères des bouquets de Wagner ont donc un diamètre supérieur à celui des tubes contenus dans les troncs nerveux qui se rendent à l'organe, et en même temps leurs segments interannulaires sont beaucoup plus courts (à peu près dans la proportion de 800 à 500).

De cette observation se dégagent deux conséquences importantes. Vous vous rappelez que, en étudiant chez différents vertébrés les tubes contenus dans les troncs nerveux, nous avons reconnu l'existence d'un rapport constant entre leur diamètre et la distance de leurs étranglements annulaires; plus un tube est mince, plus ses étranglements sont rapprochés. Il n'en est pas de même pour les tubes nerveux de l'organe électrique, et la disposition spéciale que nous y avons observée montre qu'il est impossible d'étendre aux terminaisons nerveuses la loi que je viens de formuler.

En second lieu, je signale à votre attention le rapport du diamètre de la branche mère avec celui des tubes contenus dans les troncs nerveux qui se rendent à l'organe. Cette augmentation d'épaisseur d'une fibre nerveuse à sa périphérie est un fait exceptionnel et isolé, déjà entrevu par Wagner, et dont l'intérêt tout spécial est relatif au mode de fonctionnement de l'organe électrique.

Passons maintenant aux branches filles. Nous aurons à nous occuper successivement de leur mode de naissance, de leur nombre et de leur diamètre. La branche mère se termine au niveau d'un étranglement annulaire qui fait défaut, c'est-à-dire que la myéline vient mourir des deux côtés du cylindre-axe, et que celui-ci se renfle en une sorte de bourgeon analogue au renflement biconique, mais plus volumineux. C'est sur ce bourgeon que viennent prendre naissance les branches filles. A leur origine, elles sont constituées par des cylindres-axes dépourvus de gaîne médullaire, et c'est un peu plus loin seulement que la myéline commence à les revêtir d'une couche mince d'abord et qui augmente progressivement. En d'autres termes, ces fibres, lorsqu'on les suit du côté de leur origine, se comportent comme si le bourgeon était pour elles le renflement d'un étranglement annulaire.

Quelquefois, au lieu d'un bourgeon, il en existe deux, comme dans une des préparations qui sont placées sous vos yeux (fig. 7, p. 182), et de chacun d'eux partent un certain nombre de branches filles ou de tubes nerveux secondaires.

Dans les préparations faites comme je vous l'ai indiqué, les bouquets de Wagner ne se présentent pas toujours de profil; quelquefois le bourgeon terminal se montre de face, et alors les différents tubes secondaires qui en naissent se séparent d'un point central pour aller en serpentant dans diverses directions, figurant ainsi comme une tête de Méduse.

Dans leur parcours ultérieur, les branches filles présentent des dispositions tout à fait analogues à celles des fibres nerveuses à myéline qui sont situées entre les lames électriques et que j'ai appelées, avec Wagner, fibres nerveuses de premier ordre (voy. p. 119). Je n'ai donc pas à y insister ici.

Le nombre des branches filles a été exactement apprécié par Wagner. Il en a compté 12 à 20. Il arrive parfois que la branche marginale du bouquet, celle qui va le plus loin, se divise en deux au moment où elle entre dans les prismes. Mais, avant de parler de ce mode de division et de la manière dont se comporte la gaîne à son niveau, il importe que je vous renseigne sur le diamètre des branches filles.

Ce diamètre est en général deux fois moins considérable que celui de la branche mère. Ainsi, cette dernière mesurant par exemple 20 μ (millièmes de millimètre), les branches filles ont 10 μ de diamètre. Cette proportion nous conduit à penser que la masse nerveuse représentée par l'ensemble des branches filles est beaucoup plus considérable que celle de la branche mère. En effet, cette dernière ayant un diamètre de 20 μ, sa surface de section est environ de 300 μ carrés. Une branche fille ayant 10 μ de diamètre, aura une surface de section d'environ 75 μ; les vingt branches secondaires auront donc ensemble une surface de section de 1500 μ carrés, c'est-à-dire 5 fois plus considérable environ que celle de la branche qui leur a donné naissance.

Le résultat de ces mensurations acquerra une certaine importance quand nous nous occuperons de la physiologie de l'organe électrique.

Revenons maintenant à la question que nous nous sommes posée il y a un instant. Quelle est la situation des bouquets de Wagner par rapport aux prismes? Il nous est facile de constater qu'ils se trouvent à leur surface; mais on ne saurait dire *a priori* s'ils sont compris dans les lames basales des cloisons, ou entre ces lames et la gaîne intime des prismes, ou enfin s'ils sont situés au-dessous de cette gaîne?

Ce problème peut être résolu sur des coupes de l'organe électrique, faites par l'un des procédés indiqués plus haut (voy. p. 174). Il faudra y rechercher des points où la section ait atteint la cloison des prismes au niveau d'un bouquet de Wagner. Parmi les préparations que l'on aura faites spécialement pour cette recherche, il s'en trouve toujours qui sont assez épaisses et assez étendues pour qu'un ou plusieurs bouquets de Wagner y soient compris. On reconnaît alors que ces bouquets se trouvent logés dans l'épaisseur de la gaîne intime et qu'ils font saillie dans l'intérieur du prisme.

Il nous reste à examiner comment se comporte la gaîne lamelleuse de la branche mère. Au niveau du point où cette branche se termine par les deux faisceaux divergents des branches filles, la gaîne se divise également et donne naissance à deux gaînes distinctes qui accompagnent ces faisceaux. A une certaine distance de l'origine d'un bouquet, l'un des tubes nerveux se replie brusquement, et, quittant le faisceau, il demeure entouré d'une seule gaîne, la même gaîne secondaire que possède chaque tube dans le tronc nerveux. La gaîne lamelleuse accompagne le reste du faisceau, que les autres tubes quittent les uns après les autres en se recourbant à leur tour, et chacun d'eux est accompagné de sa gaîne secondaire.

Lorsque les bouquets de Wagner sont disposés à plat, il est impossible de reconnaître le point où les branches filles pénètrent dans les prismes; on est naturellement porté à supposer que c'est à l'endroit où elles se coudent. Pour s'en assurer, il faut étudier des coupes faites après injection interstitielle d'acide osmique et durcissement subséquent par l'action successive de la gomme et de l'alcool. Vous verrez alors que les branches qui se dégagent des bouquets de Wagner pénètrent entre deux lames d'un prisme, en continuant d'être accompagnées de leur gaîne secondaire, tandis que les différents éléments de la gaîne lamelleuse périphérique se perdent dans la gaîne intime des prismes et se confondent avec elle.

J'ai à peu près terminé la description de l'organe électrique de la torpille. Pour la compléter, il me reste à vous dire quelques mots des vaisseaux sanguins.

Ces vaisseaux sont peu nombreux, comme vous avez déjà pu en juger par la couleur grise, à peine rosée, de l'organe.

On peut en apprécier la disposition générale et même la structure sur les préparations faites à l'aide de plusieurs des méthodes que je vous ai déjà indiquées. C'est ainsi que, sur les lames électriques isolées après l'action de l'acide osmique (voy. Pl. IV), on voit les vaisseaux ramper dans le tissu muqueux entre les tubes nerveux de premier ordre; ils présentent toujours la structure élémentaire des capillaires, bien que leur calibre soit relativement considérable. C'est seulement dans les cloisons des prismes qu'il existe des vaisseaux sanguins artériels ou veineux.

En employant le nitrate d'argent suivant la méthode de Coccius (voy. p. 140) et en isolant ensuite les lames électriques, on en trouve quelques-unes à la surface desquelles se distribuent les vaisseaux capillaires. Leur endothélium est alors nettement dessiné par l'imprégnation (voy. p. 145).

Pour acquérir des notions plus complètes sur la richesse vasculaire de l'organe électrique et sur la distribution des vaisseaux dans son intérieur, il convient d'en faire des coupes après avoir injecté les vaisseaux sanguins de l'animal. Ces injections seront faites par l'artère caudale, avec du carmin ou du bleu de Prusse soluble additionné de gélatine. Lorsque la gélatine sera prise par le refroidissement, des fragments de l'organe seront détachés et plongés dans l'alcool. Mais ce réactif, même employé à l'état absolu, ne donne pas à l'organe électrique une consistance suffisante, et il est nécessaire de compléter le durcissement par l'action successive de la gomme et de l'alcool. Lorsqu'elles auront été détachées par le rasoir, les coupes, pratiquées parallèlement ou perpendiculairement à l'axe des prismes, seront placées dans l'eau pour dissoudre la gomme et montées ensuite dans le baume du Canada, en suivant les indications classiques. On y reconnaît que les artères et les veines parcourent en se ramifiant les cloisons des prismes, et suivent le trajet des nerfs. Il s'en détache des capillaires qui s'insinuent entre les lames et qui, cheminant dans le tissu muqueux, continuent quelquefois leur trajet sans donner aucune ramification. Le plus souvent, au contraire, ils se divisent ou s'anastomosent, mais sans jamais former un réseau qui soit comparable à celui que l'on rencontre dans les autres organes vasculaires.

TRENTE-TROISIÈME LEÇON

(19 AVRIL 1877)

Organe électrique de la torpille.

CONSIDÉRATIONS PHYSIOLOGIQUES SUR L'ORGANE ÉLECTRIQUE. — Sensation produite par la décharge de la torpille, analogue à celle d'une bouteille de Leyde, mais moins subite. Explication de Marey à ce sujet. — Caractères de la décharge. — Elle se produit par la volonté de l'animal, par l'excitation des lobes électriques et à la suite de l'excitation des nerfs sensitifs. — La décharge réflexe ne se produit nécessairement que si l'animal est affaibli.
Analogie de la décharge avec la contraction musculaire. — Cette analogie n'est pas complète. — Différence dans l'effet produit sur l'organe électrique et sur le muscle par l'excitation du segment périphérique du nerf sectionné. — Différence dans l'action du curare. Expérience de Moreau : Le curare ne paralyse pas les nerfs électriques; chez une torpille curarisée, la décharge se produit après chaque excitation de la peau.
Hypothèses au sujet du mécanisme de la décharge. — La comparaison avec une pile n'est pas exacte. — Hypothèse des molécules électro-motrices de Du Bois-Reymond.
Essai d'une théorie de la décharge, fondée sur les faits histologiques et physiologiques bien établis. — L'organe électrique doit être comparé à une batterie groupée en surface.

MESSIEURS,

Je dois vous parler aujourd'hui de la physiologie de l'organe électrique, ou plutôt je dois, comme je vous l'ai annoncé, examiner avec vous les déductions physiologiques les plus importantes que l'on peut tirer des faits anatomiques établis.

Vous avez pu éprouver vous-mêmes que, lorsqu'on enlève avec la main une torpille bien vivante du bassin où on l'avait conservée, elle donne une série de secousses très-énergiques. A mesure qu'elle se fatigue, ces secousses deviennent moins fortes, et il est nécessaire alors, pour les sentir, d'appliquer le pouce sur la face dorsale de l'animal et les autres doigts sur la face ventrale, ou inversement.

La sensation que l'on éprouve dans la main et, quand la décharge est forte, dans l'avant-bras, est assez semblable à celle que donnerait une bouteille de Leyde ; mais elle en diffère en ce qu'elle n'est pas aussi subite ; elle est moins instantanée, moins sèche, pour employer l'expression de Du Bois-Reymond.

L'explication de cette différence a été donnée dans un récent travail de M. Marey[1]. Cet expérimentateur a établi que, lorsque la torpille donne une forte décharge, cette décharge, qui paraît unique à la main, est en réalité composée d'une série de décharges successives dont l'effet s'additionne. C'est en effet pour cela que la secousse qu'elle produit n'est pas absolument comparable à celle que donne une bouteille de Leyde.

La nature électrique de la décharge a été reconnue avant les découvertes de Galvani sur l'électricité animale. Déjà, en 1778, Walsh avait observé que les deux faces de l'animal dégagent de l'électricité de nom contraire. Depuis lors, beaucoup de physiologistes et de physiciens se sont occupés de ce phénomène. Il me suffira de citer Gay-Lussac, de Humboldt, John Davy, Becquerel, Linari, Matteucci, Moreau, Du Bois-Reymond, F. Boll, et enfin Marey.

On a constaté que le courant de la décharge de la torpille aimante le fer doux momentanément, et l'acier d'une façon durable. Cette découverte est due à Davy. On a reconnu qu'il produit des décompositions chimiques. On est parvenu à

[1] Marey. *Sur les caractères des décharges électriques de la torpille.* Comptes rendus de l'Académie des sciences, 22 janvier 1877.

l'accumuler dans un condensateur. Cette expérience est de M. Armand Moreau. Enfin Du Bois-Reymond a réussi à compléter, en opérant avec la décharge de la torpille, la série des huit effets des courants électriques signalés par Faraday.

Je ne m'étendrai pas sur ce sujet, qui sort de mon domaine. Je veux seulement indiquer ici quelques-unes des expériences les plus simples et les plus importantes.

Vous avez pu apprécier vous-mêmes, sur les torpilles que je vous ai montrées, que la décharge se produit sous l'influence de la volonté de l'animal.

Si vous prenez une torpille, elle ne vous donne pas nécessairement une secousse ; vous la gardez dans la main et vous l'irritez en la piquant ou en la pinçant, vous ne provoquez pas constamment une décharge; elle ne la produit que quand elle le veut. En revanche, lorsque l'animal est affaibli, l'excitation que l'on détermine en irritant un point quelconque de la peau est presque toujours suivie d'une décharge.

Enfin, si l'on dégage le cerveau et qu'on vienne à toucher seulement l'un des lobes électriques, il se produit une forte décharge, et, si la volonté n'est pas en jeu, cette décharge est limitée au côté correspondant au lobe que l'on a touché. Il n'y a donc pas ici d'action croisée. Ce fait a été reconnu par Matteucci, et confirmé ensuite par plusieurs autres physiologistes.

Quand la torpille est extrêmement affaiblie, qu'elle ne manifeste plus aucun mouvement, qu'elle ne respire plus, si l'on irrite fortement l'un des lobes électriques, on obtient encore une décharge sensible à la main.

Une torpille étant vigoureuse et nullement affaiblie, si l'on excite mécaniquement ou au moyen d'un courant d'induction interrompu le nerf de la nageoire latérale, ou n'importe quel autre nerf mixte, après l'avoir dénudé, on provoque nécessairement une décharge. L'action de la volonté semble alors supprimée ; mais cela prouve seulement que, sous l'influence d'une irritation très-forte, la torpille ne peut dominer ses réflexes. Lorsqu'elle est affaiblie, nous venons de le constater il y a un instant, elle ne les domine qu'incomplétement sous l'influence d'excitations beaucoup moindres.

En résumé, les décharges électriques se produisent chez la torpille sous l'influence de la volonté, par excitation artificielle et directe de l'organe central, et d'une façon réflexe.

La contraction des muscles striés ordinaires s'exécute aussi sous l'influence de la volonté, par l'excitation des centres moteurs, et enfin d'une façon réflexe. Nous ne rencontrons donc jusqu'à présent aucune différence essentielle entre les conditions expérimentales dans lesquelles se produisent la décharge électrique et la contraction musculaire ; nous allons voir si l'analogie se poursuit plus loin.

Spallanzani et Galvani avaient reconnu que, après la section de tous les nerfs électriques d'un côté, la fonction est abolie de ce côté, tandis qu'elle est conservée de l'autre. Plus tard, Matteucci a observé que, si l'on irrite le segment périphérique des nerfs sectionnés, il se produit une décharge à la suite de chaque excitation. Mais il importe de faire remarquer que ces décharges ont été constatées seulement à l'aide du galvanomètre ou à l'aide de la grenouille préparée à la manière de Galvani. Vous savez en quoi consiste cette préparation : La grenouille est écorchée, puis coupée par le milieu, de façon à conserver son arrière-train ainsi que les nerfs lombaires qui s'y rendent. Devenue ainsi un appareil galvanoscopique, cette grenouille est placée sur la surface dorsale de la torpille, et, lorsqu'il se produit une décharge, ses muscles se contractent comme à la rupture ou à la clôture d'un courant.

Voici maintenant comment Matteucci fit l'expérience. Ayant isolé complétement chez une grosse torpille l'organe électrique avec ses nerfs, il disposa sur cet organe une série de grenouilles préparées. Excitant alors l'un des nerfs électriques, il vit tressauter les grenouilles placées sur la portion d'organe innervée par ce nerf, tandis que les autres demeuraient immobiles. Cette expérience est parfaitement exacte et démonstrative : quand on excite un nerf électrique, il se produit dans la portion correspondante de l'organe une décharge, de même que, lorsque l'on excite un nerf moteur, il se manifeste une contraction dans les muscles auxquels il se distribue.

Mais là s'arrête l'analogie. En effet, si, au lieu d'employer dans cette expérience un galvanomètre ou une grenouille galvanoscopique, qui sont, comme vous le savez, extrêmement sensibles, on se sert de la main, en appliquant le pouce sur l'une des faces de l'organe électrique et les autres doigts sur l'autre face du même organe, on constate que, quel que soit l'excitant employé, mécanique, chimique ou électrique, et dans ce dernier cas, quelle que soit même l'intensité du courant, on ne détermine jamais de décharge sensible à la main.

C'est là une différence notable entre les nerfs électriques et les nerfs musculaires. En effet, si l'on excite, avec un courant électrique même de moyenne intensité, le segment périphérique d'un nerf mixte que l'on vient de couper, on voit les muscles innervés par ce nerf produire leur maximum de contraction, aller même au delà de ce qu'ils donnent dans les plus grands efforts produits sous l'influence physiologique du nerf. Dans l'organe électrique, au contraire, ainsi qu'il résulte de l'expérience dont je vous ai parlé, l'excitation du segment périphérique du nerf sectionné n'amène que des décharges très-faibles par rapport à celles que l'animal produit avec son nerf intact. Ce n'est là, il est vrai, qu'une différence de quantité, mais elle est tellement considérable qu'elle équivaut à une différence de qualité.

Une autre expérience, où se montre également une différence considérable entre les nerfs musculaires et les nerfs électriques, est due à M. Moreau[1]. Ce physiologiste injecte dans les veines d'une torpille une certaine quantité de curare. Lorsque la respiration est arrêtée, lorsque l'excitation des nerfs moteurs ne détermine plus de contractions musculaires, l'appareil électrique continue de fonctionner; si l'on pince ou qu'on irrite la torpille en un point, on obtient des secousses sensibles à la grenouille galvanoscopique.

Franz Boll[2] a repris ces expériences, et il a publié un mémoire, dans lequel il a soutenu que le curare n'a aucune action sur les nerfs de la torpille, pas plus sur les musculaires que sur les électriques. Cette conclusion m'a étonné, car à cette époque j'avais moi-même répété les expériences de Moreau et j'en avais reconnu l'exactitude. Du Bois-Reymond, dans son exposé théorique de la décharge électrique de la torpille, avoue que les expériences de Moreau l'embarrassaient beaucoup; « mais, ajoute-t-il, puisque Boll a démontré qu'elles sont inexactes, je n'ai plus à en tenir compte et je suis tiré d'embarras. » Et, ne s'en préoccupant pas davantage, il continue l'exposé de sa théorie.

J'ai fait avec le curare une série d'expériences sur la torpille; je vais lire la relation de la première, qui date du 1er août 1872 :

[1] A. Moreau. *Expériences sur la torpille électrique*. Annales des sciences naturelles, 1862, t. XVIII, cahier 1.

[2] F. Boll. *Beitraege zur Physiologie von Torpedo*. Arch. Reichert et Du Bois-Reymond, 1873, p. 76.

Laboratoire de Concarneau, 1er août 1872. Expérience faite avec l'assistance de M. Malassez. Torpille de 40 centimètres de longueur.

« A deux heures treize minutes, un centimètre cube d'une solution saturée de curare est injecté dans le tissu cellulaire sous-cutané. A deux heures quarante-trois minutes, après que l'animal a présenté une légère excitation, les mouvements volontaires sont complétement abolis. La respiration est ralentie. Si l'on place alors la main gauche sur les côtés de l'animal, de manière à avoir le pouce sur la face dorsale de l'organe électrique gauche et l'indicateur sur la face ventrale du même organe, l'on ne ressent aucune secousse. Mais si, avec la main droite restée libre, on irrite, soit à l'aide de l'ongle, soit avec un instrument piquant, soit au moyen d'un courant électrique, une région quelconque de la peau de la torpille, on éprouve immédiatement une secousse.

« Les nerfs de l'organe électrique gauche sont alors liés et coupés. L'excitation de leurs bouts périphériques, soit avec un courant d'induction interrompu, soit par une action mécanique, ne produit aucune décharge sensible à la main. L'expérience est reproduite plusieurs fois, en employant des excitants de force croissante.

« A deux heures cinquante minutes, la respiration s'arrête.

« A trois heures huit minutes, aucune décharge électrique n'est plus perceptible à la main dans aucun des deux organes. Essayant alors les muscles et les nerfs moteurs, on constate que les muscles sont excitables directement, mais que les nerfs ne le sont plus. Le cœur bat énergiquement. »

Les autres expériences que j'ai faites sont analogues à celle que je viens de vous lire : elles en diffèrent par des circonstances accessoires et par les conditions de l'expérience, qui ont été variées à dessein.

Leur résultat montre que Boll n'avait pas employé une

dose suffisante de curare. La quantité que j'en ai injectée, un centimètre cube d'une solution concentrée, est une dose relativement très-considérable.

Cette expérience est la plus simple, la plus claire, la plus facile de celles que l'on peut faire pour démontrer l'action spéciale du curare sur les nerfs musculaires. La torpille étant immobile et dans un état complet de paralysie, j'ai excité une région quelconque de sa peau et j'ai obtenu une décharge électrique. La sensibilité était donc parfaitement conservée, ce qui prouve que le poison n'agit pas sur les nerfs sensitifs; il n'agit pas non plus sur les centres de perception, ni sur les nerfs moteurs électriques. Son action est donc limitée aux nerfs moteurs musculaires.

Vous connaissez tous la belle expérience au moyen de laquelle M. Claude Bernard a démontré l'action spéciale du curare sur les nerfs musculaires. Je vais maintenant la répéter devant vous, pour que vous l'ayez bien présente à l'esprit. Sur cette grenouille, au moyen des ciseaux, je détache de bas en haut le sacrum et je le soulève, de manière à mettre à nu les nerfs lombaires. Au-dessous d'eux je passe un fil avec lequel j'embrasse dans une ligature fortement serrée tout le corps de la grenouille, à l'exception de ces nerfs. Puis j'injecte dans la partie supérieure de l'animal quelques gouttes d'une solution de curare au centième. Le poison se répand dans toute la portion antérieure du corps, mais la ligature l'empêche de pénétrer dans les pattes abdominales. — La substance toxique a agi maintenant; vous voyez que les pattes antérieures sont paralysées, tandis que les postérieures ne le sont pas. Je détermine des mouvements du train postérieur en pinçant une des pattes antérieures; la sensibilité est donc conservée. Cette expérience démontre que le curare n'agit ni sur les nerfs sensitifs, ni sur les centres de perception, ni sur les centres de mouvement, mais seulement sur les nerfs musculaires au voisinage de leur terminaison, qui seule a été mise à l'abri du poison par la ligature.

On peut faire chez la torpille, vous venez de le voir, une expérience tout aussi démonstrative et sans mutiler l'animal.

Les torpilles empoisonnées par le curare présentent encore un phénomène sur lequel je dois attirer votre attention. Je vous rappellerai d'abord que, chez une torpille normale, l'excitation des parties sensibles ne détermine pas toujours une décharge électrique; pour la produire il faut le concours de la volonté de l'animal, à moins d'une excitation très-forte portée directement sur les nerfs sensitifs. Chez une torpille curarisée au contraire, il suffit d'irriter une région quelconque de la peau pour amener une décharge. Faut-il conclure de là que le curare agit de manière à empêcher l'action de la volonté sur les réflexes? Je ne le pense pas. Je crois que ce phénomène est lié à l'affaiblissement qui accompagne la paralysie et que, si l'action du cerveau sur les réflexes est diminuée, c'est parce que, la respiration étant ralentie, l'hématose de cet organe se fait d'une manière insuffisante.

Occupons-nous maintenant de l'explication du phénomène de la décharge. Comment se produit-il dans l'organe électrique un état tel qu'il y ait accumulation de fluide positif à sa face dorsale et de fluide négatif à sa face ventrale? Où se fait cette rupture d'équilibre électrique dans l'animal? Enfin, peut-on rapprocher l'organe électrique d'un appareil de physique connu?

En remarquant que les prismes de l'organe électrique sont constitués par des lames superposées, on a été porté naturellement à les comparer aux disques des piles à colonnes, et on a pensé qu'il se faisait entre ces lames des actions chimiques analogues à celles qui se produisent dans une pile.

Cette comparaison n'est pas exacte, en ce sens que l'action de l'organe électrique n'est pas constante comme celle d'une pile ; en dehors du moment où se produit la décharge, on ne peut y reconnaître aucun courant électrique (Matteucci).

Lorsque Nobili découvrit le courant propre de la grenouille, courant qui va des muscles aux nerfs, et où par conséquent les nerfs se comportent négativement par rapport aux muscles, on chercha à appliquer ces faits intéressants à l'explication des phénomènes électriques de la torplile. Il y a déjà longtemps, Colladon a fait une théorie dans ce sens ; voici ce qu'il dit à ce sujet, et que je trouve cité dans le dernier ouvrage de Du Bois-Reymond :

« Dans cette hypothèse, les organes électriques des torpilles seraient composés d'un faisceau de piles latentes formées d'éléments bipolaires très-petits, nageant dans un fluide, et disposés sans ordre dans les tubes aponévrotiques. Ces éléments bipolaires, sous un acte de volonté de l'animal, ou par une action nerveuse artificielle, se disposeraient subitement dans un ordre régulier et tourneraient tous ou presque tous leurs pôles positifs vers une des faces de l'animal. Sous l'action volontaire, le pôle positif serait toujours tourné vers le dos de la torpille. Cette disposition régulière des éléments ne durerait qu'un temps très-court, et le fluide lancé sur les deux faces se réunirait immédiatement, soit dans le corps de la torpille, soit au travers des corps conducteurs, au contact avec une portion de sa surface. Les variations d'intensité dépendraient du nombre des éléments qui seraient dirigés vers les faces par un effort plus ou moins violent [1]. »

[1] Colladon. *Mém. publiés par l'Institut*, 1836, t. IV, n° 181, p. 530. —

Vous voyez ici la première apparition de la théorie des molécules électro-motrices. Cette théorie a été développée et généralisée depuis par Du Bois-Reymond. D'après cet auteur, l'organe électrique se comporte de la même façon qu'un muscle, et c'est pour cette raison que, comme nous l'avons vu, les expériences de Moreau le gênaient et qu'il a été heureux de les voir contestées par F. Boll. Voici comment il présente son hypothèse sur le mécanisme de la décharge de la torpille :

« J'ai été amené à une hypothèse qui me paraît propre à expliquer comment l'organe ne devient électro-moteur que sous l'influence des nerfs, et qui offre en outre l'avantage de pouvoir s'appliquer en même temps à l'activité des nerfs et des muscles. Cette hypothèse, c'est que, dans la plaque électrique comme dans les muscles et les nerfs, il y a des molécules électro-motrices bipolaires ; ces molécules, à l'état de repos, tournent leurs pôles ou bien dans toutes les directions possibles, ou bien dans deux directions opposées, de telle sorte que leur action extérieure disparaît ; mais, au moment de la décharge, elles tournent toutes rapidement leurs pôles positifs vers la face de l'organe d'où part le courant positif. On doit considérer ici aussi ces molécules électro-motrices comme les foyers d'une action chimique ayant lieu dans le sens de leur axe, foyers pouvant se déplacer et tourner autour de leur centre de gravité. Il peut y avoir plusieurs de ces molécules l'une derrière l'autre dans l'épaisseur de la plaque, de sorte que ces piles à colonnes seraient constituées par une quantité d'éléments encore bien plus grande que ne le ferait supposer le nombre des lames[1]. »

Nous donnons cette citation d'après Du Bois-Reymond ; nous n'avons pas pu trouver le mémoire de Colladon à l'endroit indiqué.

[1] Du Bois-Reymond. *Gesammelte Abhandlungen zur allgemeinen Muskel- und Nervenphysik*. Berlin, 1877, t. II, p. 671.

En lisant cela, on est frappé tout d'abord de ce fait que Du Bois-Reymond n'a pas une notion très-exacte de la constitution de l'organe électrique ; il ne se doute pas qu'il s'y trouve des parties bien différentes, et du reste cela lui importe peu. On voit bien, par cette seule lecture, que M. Du Bois, bien qu'il possède un nom français, ne participe pas aux traditions de clarté et de netteté de notre pays. Dans toute cette explication, il n'y a pas un seul fait : on admet des molécules que personne n'a vues ; on admet que ces molécules ont des pôles électriques ; on admet que dans l'état d'inertie ces pôles sont disposés de façon à se neutraliser ; on admet enfin qu'au moment de la décharge ces molécules se tournent pour former une pile. Rien de tout cela n'est appuyé sur une observation quelconque ; il me semble cependant que lorsque l'on veut se rendre compte d'une fonction, il importe d'en connaître l'organe, et qu'il ne suffira pas de la connaissance des lois générales de la physique pour comprendre le mouvement d'une montre, par exemple, si l'on n'a pas la moindre notion de la manière dont elle est faite à l'intérieur.

Si la théorie de Du Bois-Reymond ne nous satisfait pas, cherchons-en donc une autre où nous ne soyons pas obligés d'échafauder les unes sur les autres autant d'hypothèses absolument gratuites, et, pour cela, faisons d'abord la revue des faits qui sont bien constatés.

Parmi ces faits, les uns sont du ressort de l'histologie ; les autres, de celui de la physiologie expérimentale. Comme faits histologiques bien établis, je vous rappellerai les suivants :

Les nerfs se ramifient tous à la face ventrale des lames électriques.

Leur arborisation terminale donne naissance par sa face supérieure à des filaments terminés par des parties renflées, que j'ai nommés cils électriques.

Ces cils électriques sont séparés de la lamelle supérieure ou dorsale par une couche intermédiaire.

Toutes les lamelles dorsales sont en communication directe les unes avec les autres par leurs bords.

Toutes les lamelles ventrales sont aussi en communication, mais seulement en communication indirecte, par l'intermédiaire des nerfs.

Sur ces nerfs, nous avons observé une disposition curieuse, c'est que leur aire augmente à partir des premières ramifications jusqu'à leur terminaison; c'est-à-dire que, si nous comparons la section transversale d'un tube nerveux avant un bouquet de Wagner à l'ensemble des sections transversales des branches du bouquet, nous trouverons ces surfaces dans le rapport de 1 à 5. Nous avons même constaté que les branches mères des bouquets de Wagner ont un diamètre supérieur à celui des tubes contenus dans les troncs nerveux.

Je dois rapprocher de ces observations un autre fait que j'ai reconnu il y a dejà longtemps. Lorsqu'un tube nerveux sans myéline de la lame électrique se divise, on remarque qu'il y a là non pas une simple bifurcation de la branche principale, mais un vrai chiasma, c'est-à-dire que, outre les fibrilles qui vont de la branche principale à chacune des branches secondaires, il existe des fibrilles communicantes d'une branche secondaire à l'autre (voy. p. 127).

Cela vous explique comment le tube nerveux grossit du centre à la périphérie, et surtout comment son diamètre augmente subitement au niveau des bouquets de Wagner; il est probable que chacune des branches filles reçoit des fibrilles non-seulement de la branche mère, mais encore des autres branches filles, et que ces dernières servent à mieux assurer la communication de toutes les branches les unes avec les autres.

Tels sont les faits histologiques les plus importants pour la question qui nous occupe. Passons aux faits physiologiques. Nous avons constaté qu'il n'est pas possible de remplacer artificiellement l'action des centres nerveux sur l'organe électrique. On réussit, il est vrai, par des excitations diverses du segment périphérique d'un nerf électrique sectionné, à déterminer des décharges appréciables au galvanomètre et à la grenouille galvanoscopique; mais ces décharges ne sont jamais sensibles à la main et sont par conséquent très-faibles. J'ai fait cette expérience un très-grand nombre de fois, et dernièrement encore je l'ai répétée sur la grande torpille que vous avez vue, en présence de MM. Marey et Mascart, mes collègues au Collége de France.

Ces faits nous suffiront-ils pour édifier une théorie de la décharge électrique considérée, non pas dans ce qu'elle a d'essentiel, qui est du domaine de la physique, mais dans son mécanisme physiologique? Je dois avouer que non; je serai obligé d'y ajouter quelques hypothèses, mais, à coup sûr, elles seront beaucoup moins nombreuses et moins gratuites que celles de Du Bois-Reymond.

Tout d'abord je vous dirai quelques mots du lobe électrique, en empiétant ainsi sur l'étude que nous en ferons à propos des centres nerveux. Ce lobe est composé d'un grand nombre de grosses cellules nerveuses pressées les unes contre les autres. Il n'existe dans aucun autre organe central, quel qu'il soit, un aussi grand nombre de cellules, et surtout de cellules de cette importance.

Considérons une de ces cellules. Elle possède plusieurs prolongements ramifiés et un prolongement non ramifié, que l'on nomme prolongement de Deiters. Ce dernier, se recouvrant bientôt de myéline, devient le cylindre-axe d'un tube nerveux; depuis son origine jusqu'au bouquet de Wagner qui le termine, il ne subit pas de division. Chaque bouquet de Wagner est de la sorte sous la dépendance d'une seule cellule nerveuse. Les rameaux du bouquet ont leur terminaison dans les cils de la face ventrale des lames électriques.

Cela posé, je peux maintenant vous donner mon hypothèse ; elle est fondée sur les expériences de Nobili et sur son observation du courant neuromusculaire. Ce courant ne peut être le résultat que d'une action chimique, j'entends d'une action chimique spéciale aux animaux, et en rapport avec leur activité nutritive ou fonctionnelle.

Partons de cette donnée, et considérons l'appareil électrique. Nous venons de voir que chaque cellule nerveuse se continue par un prolongement cylindraxile jusqu'au bouquet de Wagner, et de là jusqu'aux cils électriques. Supposons que, dans cette cellule, sous l'influence d'un processus chimique vital, il se fasse un départ du fluide positif et du fluide négatif; que le fluide positif se dégage par les nombreux prolongements ramifiés de la cellule nerveuse, tandis que le fluide négatif se répand dans le prolongement cylindraxile et dans ses ramifications. Nous aurons par suite dans les cils électriques ce que l'on appelait autrefois et ce que l'on appelle encore aujourd'hui, pour faciliter le langage, une accumulation de fluide négatif.

Si la couche intermédiaire est un moins bon conducteur de l'électricité que les deux autres, la couche ventrale, électrisée négativement par l'action de la cellule nerveuse avec laquelle elle est en rapport, décomposera par influence le fluide neutre de la couche dorsale, et celle-ci se chargera d'électricité positive.

Or, nous avons constaté que toutes les lamelles dorsales sont en communication directe les unes avec les autres par leurs bords (fig. 6, p. 166); elles se réuniront donc toutes en surface; d'autre part, toutes les lamelles ventrales sont en communication indirecte les unes avec les autres par l'intermédiaire des nerfs; nous aurons donc ici comme une bouteille de Leyde ou un condensateur, ou, si vous aimez mieux, l'analogue d'une batterie chargée en surface : l'ensemble des lamelles dorsales formant l'armature positive, l'ensemble des lamelles ventrales et des nerfs correspondant à l'armature négative, et la couche intermédiaire de chaque lame représentant le verre de chaque bouteille de Leyde.

Plusieurs détails de nos observations donnent de la valeur à cette manière de voir. Ainsi l'accroissement des tubes nerveux en diamètre à mesure que l'on avance vers la périphérie, l'existence de fibrilles communicantes entre leurs différentes ramifications, semblent des faits en harmonie avec cette fonction spéciale des nerfs électriques, qui serait d'établir une communication intime entre les lamelles nerveuses de toutes les lames d'un prisme.

D'autre part, l'impossibilité d'obtenir des décharges fortes en excitant le segment périphérique des nerfs sectionnés confirme la première partie de mon hypothèse. En effet, si le départ de l'électricité est une propriété de la cellule nerveuse, le cylindre-axe, qui est une portion de cette cellule, devra posséder sa part de cette propriété, mais une part peu considérable, parce qu'il ne constitue qu'une portion minime de la cellule. C'est pourquoi, en excitant le bout sectionné du nerf, c'est-à-dire l'ensemble des cylindres-axes, on obtient une décharge, mais une décharge si faible qu'elle n'est plus sensible à la main, et qu'elle n'est révélée que par le galvanomètre ou la grenouille galvanoscopique. Le départ d'électricité nécessaire aux décharges fortes ne peut être déterminé que par l'appareil organique complet, c'est-à-dire par les tubes nerveux munis à leurs extrémités centrales de leurs corps cellulaires.

Enfin, le petit nombre de vaisseaux sanguins que contient l'organe électrique (voy. p. 187) contribue aussi à montrer que, au moment de la décharge, le travail le plus considérable se fait ailleurs que dans cet organe.

Si cette hypothèse sur le mécanisme suivant lequel se produit l'électricité chez la torpille est réellement fondée, les autres organes électriques doivent présenter quelque chose d'analogue dans leur structure. Il était intéressant de savoir s'il en est ainsi, et si, chez le gymnote et le malapterurus par exemple, les parties qui correspondent aux lamelles dorsales sont aussi en communication les unes avec les autres. Pour faire cette vérification, je n'avais à ma disposition qu'un organe électrique de gymnote, qui m'est arrivé d'une façon très-indirecte. Macéré depuis longtemps dans l'alcool, sa conservation n'était pas suffisante pour qu'il fût possible d'en reconnaître la structure fine, mais on pouvait cependant se rendre compte encore de sa texture et de sa disposition générale, comme le montre la préparation que j'ai placée sous vos yeux.

Vous y distinguerez les lames électriques coupées transversalement et vous reconnaîtrez que les couches relativement épaisses qui correspondent aux lamelles dorsales de la torpille s'élargissent au voisinage de la cloison sur laquelle elles sont fixées. Leurs bords présentent des prolongements qui se mettent en rapport avec ceux des lames voisines, de telle sorte que toutes les parties positives de ces lames électriques se trouvent en contact les unes avec les autres.

La théorie que je viens de vous exposer n'est jusqu'à présent qu'une hypothèse. Elle est en rapport avec un certain nombre de faits, mais elle doit être soumise encore au contrôle de l'expérimentation, c'est-à-dire qu'il faut exécuter, en la prenant pour point de départ, une série d'expériences qui la confirmeront ou l'infirmeront. Ces expériences, je compte bien les faire dès que j'en aurai l'occasion, ou bien les indiquer aux personnes qui, travaillant au bord de la mer, se trouveraient dans des conditions favorables pour les réaliser.

TRENTE-QUATRIÈME LEÇON

(24 AVRIL 1877)

Organe électrique de la torpille. — Terminaison des nerfs dans les muscles striés.

SECTIONS TRANSVERSALES DES NERFS DE L'ORGANE ÉLECTRIQUE DE LA TORPILLE.— But dans lequel ces sections avaient été entreprises. — Expérience de Matteucci. — Détail des expériences faites par l'auteur. — Altérations histologiques. Lenteur avec laquelle elles se produisent. — Difficulté de conserver les torpilles assez longtemps pour être témoin de la régénération des nerfs sectionnés.

Faits observés. — Altérations visibles à l'œil nu : Couleur rosée et augmentation de la consistance de l'organe. Diminution du diamètre des prismes. — Altérations visibles au microscope : Gaînes secondaires revenues sur les tubes nerveux. Multiplication des noyaux et section du cylindre-axe dans toutes les fibres à myéline. Conservation du cylindre-axe dans les ramifications sans myéline. Arborisation terminale amincie, mais conservée. — Ces faits confirment la manière de voir de l'auteur sur la cause de la destruction du cylindre-axe dans le segment périphérique des nerfs sectionnés. — La lame intermédiaire n'est pas notablement modifiée. — Les cellules connectives du tissu muqueux intermédiaire sont chargées de granulations graisseuses. — Diapédèse des globules rouges et des globules blancs, indice de l'irritation déterminée dans l'organe.

TERMINAISONS DES NERFS DANS LES MUSCLES STRIÉS A CONTRACTION VOLONTAIRE.

Constitution du muscle strié. — Faisceau primitif. Méthode la plus simple pour l'isoler.

Développement du faisceau primitif. — Première différenciation de la cellule formatrice. — Manière dont apparaît la substance striée : 1° chez les têtards de grenouilles; 2° dans l'embryon humain. — Le protoplasma formateur est en rapport direct avec le plasma nutritif. — Multiplication des noyaux. — Leur siége dans le faisceau primitif adulte.

Rapports du protoplasma et de la substance striée dans le faisceau primitif. — Les cylindres primitifs de Leydig correspondent aux champs de Cohnheim.

MESSIEURS,

J'ai exposé, dans les dernières leçons, l'état de nos connaissances sur la structure de l'organe électrique, et j'ai indiqué les déductions qu'il est permis d'en tirer au point de vue de sa fonction spéciale. Avant de passer à un autre objet d'étude, je vais vous entretenir d'une question de pathologie expérimentale qui a trait à cet organe et aux nerfs qui s'y rendent. Il s'agit des effets de la section transversale de ces nerfs.

J'ai fait à ce sujet cinq expériences. Ce nombre vous paraîtra peut-être restreint; mais, si vous songez aux conditions dans lesquelles il est nécessaire de se placer et quelle difficulté il y a à les réaliser, vous reconnaîtrez que c'est un chiffre qui est encore assez important. Il faut être au bord de la mer, avoir à sa disposition un bassin dans lequel les torpilles puissent vivre dans de bonnes conditions; il faut attendre pendant des semaines les effets de la section. Ces circonstances rendent naturellement assez rares les expériences suivies de réussite.

Ce qui m'avait porté surtout à choisir ces poissons pour y pratiquer la section des nerfs, c'est la minceur et la transparence de la lame électrique. Je pensais que, lorsque la régénération succéderait à la dégénération, il me serait possible d'y apercevoir le nouveau cylindre-axe s'accroissant du centre à la périphérie pour remplacer l'ancien qui aurait été détruit. Ou bien, dans les cas où les choses se seraient passées autrement, je comptais du moins rencontrer dans l'organe électrique en voie de régénération quelques faits inattendus qui auraient ouvert une voie nouvelle à l'interprétation des phénomènes de la régénération des nerfs chez les mammifères. Je n'ai pas atteint le but que je me proposais; mais j'ai observé à cette occasion certains faits intéressants que je vais vous communiquer.

Je ne connais aucune observation ayant trait à la section des nerfs de l'organe électrique de la torpille, à l'exception d'une seule expérience de Matteucci, qui, comme vous allez en juger vous-mêmes, n'a pas une très-grande valeur. Matteucci affirme que la torpille peut vivre longtemps après que ses nerfs électriques ont été coupés, et à ce propos il raconte l'expérience suivante :

« J'ai coupé trois nerfs de l'organe droit à une torpille femelle très-petite et très-vivace. Après l'opération, la peau fut réunie et cousue, et le poisson, lié par la queue, fut mis dans le canal de Cesenatico : c'était le 27 juillet, à trois heures de l'après-midi. L'animal mourut dans la soirée du 28, après environ trente heures de vie.

« Le changement apporté dans la substance de l'organe était grand dans la partie où se ramifient les trois nerfs coupés ; elle y était tellement amincie et atrophiée qu'il était impossible de la reconnaître ; la substance des troncs nerveux était devenue pulpacée ; le reste de l'organe était intact[1]. »

Vous verrez par la suite que ce n'est pas ainsi que les choses se passent ; et quand cette leçon n'aurait pour résultat que de rectifier l'erreur de Matteucci, ce serait déjà une raison suffisante pour exposer les expériences dont je vais vous entretenir ; mais ces expériences ont une importance plus grande.

Comme mon but était d'observer la régénération des nerfs, j'ai cherché à prolonger autant que possible la vie de l'animal après l'opération. C'est ainsi qu'ayant pratiqué, le 15 juillet 1875, chez une première torpille de vingt-cinq centimètres de longueur, la section d'un des nerfs de l'organe électrique, j'ai attendu pour la sacrifier jusqu'au 2 septembre, c'est-à-dire quarante-huit jours. Une seconde torpille, de la même taille, fut sacrifiée trente-quatre jours après la même opération. Les trois autres torpilles,

[1] Matteucci. *Traité des phénomènes électro-physiologiques des animaux.* Paris, 1844, p. 167.

qui mesuraient cinquante centimètres de longueur, ont vécu l'une vingt-six jours, l'autre dix-neuf, et la dernière dix jours. L'une d'elles a été recueillie au moment où elle mourait, car ses muscles étaient encore excitables ; les deux autres sont mortes pendant la nuit, de sorte que, lorsque je les ai prises, leurs tissus avaient déjà subi des altérations cadavériques. Aussi les ai-je laissées absolument de côté pour l'observation histologique.

Je prendrai pour type la torpille sacrifiée quarante-huit jours après l'opération.

Le segment périphérique du nerf sectionné avait subi des altérations à peu près semblables à celles que l'on observe chez le lapin ou chez le pigeon cinq jours après la section. Si l'on admet qu'il y ait parallélisme entre la durée de la dégénération et celle de la régénération chez ces deux espèces d'animaux, il m'aurait fallu attendre un temps considérable pour être témoin de la régénération. Vous vous rappelez, en effet, que, chez le lapin, c'est vers le soixantième jour que les phénomènes de régénération se montrent d'une manière nette dans le segment périphérique d'un nerf sectionné, par conséquent après un temps douze fois plus considérable que la dégénération considérée au cinquième jour. Or, comme une dégénération au même degré ne se produit chez la torpille qu'après quarante-huit jours, pour observer chez elle la régénération au même degré que chez le lapin au soixantième jour, il faudrait multiplier 48 par 12, ce qui donne 576. C'est donc au moins cinq cent soixante-seize jours qu'il faudrait pour obtenir dans les extrémités terminales des nerfs électriques les premiers phénomènes de la régénération.

Nous devons examiner séparément le segment périphérique du nerf sectionné et les portions de l'organe qui lui correspondent. Les modifications survenues dans le nerf sectionné sont analogues à celles du segment périphérique du sciatique du lapin cinq jours après la section. Dans chaque segment interannulaire des tubes nerveux, le protoplasma s'est accru, les noyaux se sont multipliés, la myéline est segmentée. Vous observerez ces altérations dans une des préparations qui sont placées devant vous.

Du dixième au quarante-huitième jour après la section d'un nerf électrique, les portions de l'organe électrique qui correspondent au nerf sectionné présentent des modifications très-apparentes à l'œil nu. Elles n'ont aucune analogie avec celles que Matteucci a décrites. En effet, au lieu d'être atrophiées et pulpacées comme le dit cet auteur, les parties qui ont été soustraites à l'action des centres nerveux sont au contraire plus fermes et plus résistantes. Les prismes y sont bien marqués; ils ont diminué légèrement de diamètre; ils présentent une coloration franchement rosée qui tranche nettement sur la teinte grise des parties restées saines.

J'ai enlevé de petits fragments au niveau des portions altérées de l'organe, je les ai mis dans une solution d'acide osmique à 1 pour 100 et j'en ai isolé des lames au moyen des procédés que je vous ai indiqués.

Parmi les préparations que je conserve, les unes ont été faites après l'action prolongée de l'acide osmique, afin de mettre bien en évidence l'arborisation terminale; dans les autres, au contraire, j'ai laissé agir ce réactif seulement quelques heures, afin de pouvoir colorer ensuite par le picrocarminate les différentes parties constitutives des fibres nerveuses de premier et de second ordre qui sont comprises entre les lames.

Étudions d'abord les fibres nerveuses de premier ordre. La gaîne secondaire y est à peine distincte. Entre elle et le tube nerveux qu'elle enveloppe il n'existe plus cet espace clair bien accusé et régulier que nous avons toujours remarqué sur les préparations des lames normales faites en suivant la même méthode.

Les segments interannulaires, dont on apprécie encore la limite, contiennent plusieurs noyaux (voy. Pl. VI, fig. 5). Dans le court espace qui sépare deux étranglements, on en compte deux, trois ou quatre, à côté l'un de l'autre, ou séparés par des boules de myéline. Ces noyaux, plus volumineux qu'ils ne sont à l'état normal, remplissent exactement le calibre du tube, et le cylindre-axe est coupé à leur niveau. La myéline forme des boules colorées en gris bleuâtre, à côté desquelles se remarquent des granulations graisseuses d'une teinte brune plus ou moins foncée. Quant aux noyaux de la gaîne secondaire, ils ne présentent aucun signe de multiplication.

Sur les fibres nerveuses de second ordre, c'est-à-dire sur celles qui ne présentent plus de gaîne de myéline ni de segments interannulaires, le cylindre-axe est conservé; il n'est interrompu nulle part. Cependant il ne présente pas sa constitution normale; il est légèrement atrophié; entre lui et la gaîne de Schwann il existe de petits amas allongés de granulations graisseuses. Ces modifications sont analogues à celles qui surviennent dans les fibres de Remak (voy. p. 15) comprises dans le segment périphérique d'un nerf sectionné, ce qui ne doit pas vous surprendre, puisque, à ne considérer que leur structure élémentaire, les fibres terminales de l'organe électrique et les fibres de Remak ont beaucoup d'analogie.

Si nous suivons les fibres de second ordre dans leurs ramifications, nous constaterons qu'elles sont toutes parfaitement conservées jusqu'aux rameaux en bois de cerf; sur aucun point de leur trajet elles ne présentent d'autres altérations que les amas de granulations graisseuses dont je viens de vous parler.

Examinons maintenant l'arborisation terminale avec un objectif puissant ; nous reconnaîtrons qu'elle est conservée. Son dessin, ce dessin caractéristique, diffère de celui des lames normales seulement en ce que les ramuscules nerveux qui le forment sont amincis, et que les espaces qui séparent ces derniers se sont agrandis. En un mot, il y a une légère atrophie des ramifications terminales, mais leur forme est conservée.

Avant d'aller plus loin, je dois vous faire remarquer combien ces différents faits sont favorables à la manière de voir que je vous ai exposée sur la nature du processus dit dégénératif des nerfs sectionnés. Je vous ai dit, vous vous en souvenez (p. 70, et t. I, p. 324), que ce processus consiste dans la section des cylindres-axes sur un plus ou moins grand nombre de points à la suite de l'accroissement du protoplasma des segments interannulaires et de la multiplication de leurs noyaux. Si donc, dans un point quelconque du système nerveux, il existe des fibres qui ne présentent pas de gaîne de myéline, pas d'étranglements annulaires, pas de noyaux, il ne doit pas s'y produire d'interruption de leurs cylindres-axes lorsqu'elles sont séparées de leurs centres trophiques. C'est en effet ce que nous montrent les fibres nerveuses terminales de l'organe électrique de la torpille.

Il me reste à vous dire quelques mots des autres éléments des lames, et du tissu muqueux qui les sépare. La couche intermédiaire ne présente aucune modification. On n'y remarque ni multiplication ni changement de volume des noyaux; parmi les granulations nombreuses qui s'y trouvent, les unes sont arrondies comme les normales, les autres sont de forme irrégulière.

Les cellules du tissu muqueux contiennent une quantité plus ou moins considérable de granulations graisseuses.

Leur volume en est augmenté, mais elles ne présentent aucun signe de multiplication.

Les vaisseaux capillaires sont remplis de globules du sang et présentent des dilatations. Il s'est produit une diapédèse de globules rouges et de globules blancs dans le tissu muqueux qui les entoure ; mais, tandis que les globules rouges contenus dans les capillaires ont leur forme normale, ceux qui sont emprisonnés dans le tissu muqueux sont déformés et présentent des vacuoles. Ces altérations tiennent au milieu dans lequel ils ont séjourné et prouvent qu'ils étaient extravasés depuis un temps plus ou moins long. Les globules blancs mis en liberté sont chargés de granulations graisseuses.

La rougeur, l'augmentation de consistance, la diapédèse qui se produisent dans l'organe électrique à la suite de la section de ses nerfs sont des phénomènes inflammatoires résultant de l'activité des éléments désormais séparés de leur centre d'innervation. Ils sont du même ordre que ceux qui se manifestent à la suite des sections des nerfs en général, et sont dus comme eux à l'activité particulière des éléments soustraits par la section à l'influence modératrice que le système nerveux central exerce sur eux à l'état physiologique (voy. p. 72).

TERMINAISON DES NERFS DANS LES MUSCLES STRIÉS A CONTRACTION VOLONTAIRE

J'aborde maintenant une des questions les plus difficiles et par conséquent les plus discutées de l'histologie : la terminaison des nerfs dans les muscles.

Il y a trois espèces de muscles : les muscles striés à contraction brusque et volontaire ; les muscles striés à contraction brusque et involontaire; les muscles lisses à contraction lente.

Je m'occuperai d'abord des terminaisons des nerfs dans les muscles striés à contraction volontaire.

Avant de traiter cette question spéciale, je dois vous indiquer aussi brièvement que possible l'état actuel de nos connaissances sur les muscles striés. J'ai fait de l'étude des muscles le sujet de mon cours de l'année dernière; le résumé que je vais vous présenter ne sera peut-être pas inutile, même à ceux qui l'ont suivi. Du reste, je me placerai aujourd'hui à un point de vue particulier : la signification morphologique des éléments du muscle et leurs rapports avec les nerfs.

Un muscle strié volontaire est composé d'un nombre variable d'éléments que l'on appelle faisceaux primitifs. Ces éléments sont reliés les uns aux autres par du tissu conjonctif, des vaisseaux et des nerfs; c'est la raison pour laquelle il est difficile de les isoler. Mais, comme la substance musculaire n'est pas diminuée dans sa consistance par un certain nombre d'agents qui ramollissent le tissu conjonctif, il est possible d'arriver, par l'application de ces agents, à séparer les uns des autres les faisceaux primitifs.

Il existe un grand nombre de méthodes qui permettent d'atteindre ce but. Je ne vous en citerai qu'une, qui, par sa simplicité et par les bons résultats qu'elle donne, mérite la préférence. Elle consiste à immerger l'animal vivant ou fraîchement tué dans de l'eau à 55°. Voici comment se fait cette expérience, que je vais répéter devant vous. Un demi-litre d'eau étant chauffé à 55°, on y plonge une grenouille; elle s'y raidit aussitôt et meurt; on la laisse dans ce bain pendant un quart d'heure à vingt minutes. Au bout de ce temps, on la retire de l'eau et on attend qu'elle soit complétement refroidie; on trouve alors, au-dessous de la peau, qui s'enlève à la plus légère traction, une gelée incolore, résultant de la transformation partielle du tissu conjonctif en gélatine; les muscles sont nettement dessinés. En les dissociant dans l'eau avec les aiguilles, on en sépare facilement des faisceaux primitifs.

Lorsqu'il est complétement isolé, un faisceau primitif de muscle strié apparaît sous la forme d'un cylindre terminé à ses extrémités par des cônes irréguliers. Ce faisceau primitif est une cellule. Il rentre parfaitement en effet dans la définition de cet élément, même dans sa définition ancienne, telle qu'elle avait été formulée par Schwann; non-seulement il est constitué par une masse de protoplasma contenant des noyaux, ce qui suffirait pour lui donner le caractère cellulaire, mais encore il est enveloppé d'une membrane.

Il est vrai que la substance cellulaire qui le forme est complexe. Mais on connaît aujourd'hui chez les végétaux et chez les animaux beaucoup de cellules bien caractérisées et qui ont un contenu tout aussi complexe. Ce n'est donc pas cette raison qui pourrait nous faire rejeter les faisceaux primitifs du groupe des cellules.

Pour bien comprendre la signification morphologique du faisceau musculaire primitif et nous assurer qu'il est réellement une cellule, nous allons le suivre dans son développement.

A l'origine, il est représenté par une masse protoplasmique de forme variable, munie d'un noyau et constituant un élément cellulaire sans aucun caractère spécial. Même en tenant compte du siége, c'est-à-dire en examinant attentivement les cellules de l'embryon dans les points où l'on sait qu'il y aura plus tard du tissu musculaire, il est impossible de déterminer si ces cellules sont destinées à former des faisceaux striés, des fibres connectives ou quelque autre élément de l'organisme.

Bientôt cependant, certaines cellules embryonnaires, celles qui deviendront musculaires, s'allongent, mais sans présenter d'abord aucune structure spéciale ; puis, au bout d'un temps variable, mais généralement assez court, ces cellules, sous l'influence du protoplasma qui les constitue et en vertu d'une énergie spéciale dont le principe nous échappe, produisent une substance déterminée, la substance musculaire; elles sont alors parfaitement différenciées. Nous ne savons pas quelle est la cause de la différenciation spéciale de tel ou tel élément; nous ignorons pourquoi telle cellule formera de la graisse, telle autre de la substance musculaire, telle autre un segment de vaisseau avec des globules sanguins dans son intérieur. Dans l'état actuel de la science, il nous est seulement possible de constater les phénomènes qui se produisent, et, pour les cellules qui nous occupent, ces phénomènes consistent dans la production de la substance striée.

Cette substance apparaît toujours dans la couche superficielle de l'élément. Chez les embryons de batraciens, il est facile d'observer sa formation. Pour cela, il suffit de prendre un têtard au moment où il se dégage de son enveloppe gélatineuse, de le plonger pendant vingt-quatre heures dans l'alcool au tiers, et d'examiner, après les avoir isolées, les cellules allongées qui forment de petits faisceaux autour de la corde dorsale. Chacune de ces cellules présente, sur une des portions seulement de sa surface cylindrique et suivant toute sa longueur, une plaque qui, sur la coupe optique, est représentée par une mince bordure striée (voy. fig. 8 A). Cette bordure est d'autant plus mince que la cellule est plus jeune.

Chez les mammifères, à la période correspondante, l'aspect des cellules musculaires est un peu différent. Si l'on examine des faisceaux primitifs isolés d'un embryon humain de trois à quatre mois, ils paraissent au premier abord être revêtus sur toute leur périphérie d'une couche mince de substance striée, qui envelopperait complétement la partie

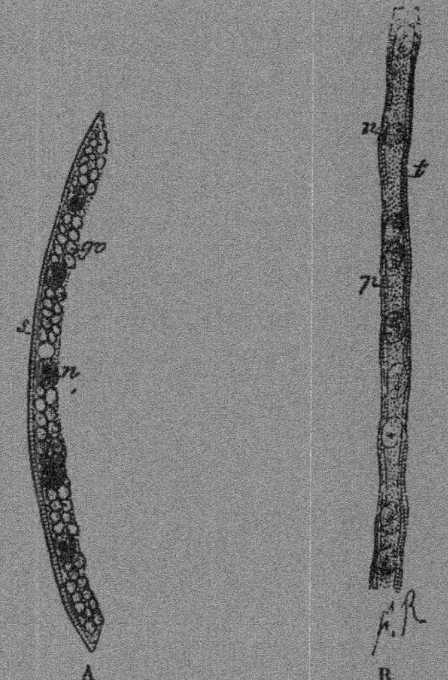

Fig. 8. — A. — Faisceau musculaire de la queue d'un têtard de grenouille rousse, sept jours après la fécondation. — *n*, noyau ; *s*, substance striée ; *gv*, granulations vitellines.

B. — Faisceau primitif d'un embryon humain de trois mois et demi à peu près, examiné dans le sérum iodé. — *n*, noyau ; *t*, écorce musculaire ; *p*, protoplasma central.

centrale formée d'un cylindre de protoplasma muni de noyaux. Cette disposition serait donc différente de celle qui se montre chez les batraciens, en ce sens que le protoplasma formateur serait séparé du plasma nutritif interstitiel par une couche continue de substance striée.

Mais, en examinant plus attentivement ces cellules, et surtout en les faisant rouler dans la préparation de manière qu'elles se présentent successivement par leurs différentes faces, on reconnaît qu'elles sont pourvues d'une fente longitudinale plus ou moins ouverte qui partage la substance striée (fig. 8 B) et par laquelle le protoplasma arrive jusqu'à la surface même de l'élément.

Cette observation a de l'importance au point de vue de l'anatomie générale et de la morphologie. Elle nous montre en effet qu'il n'y a pas de différence fondamentale dans la manière dont est disposé le protoplasma formateur de la cellule musculaire chez les différents animaux. Quelle que soit la forme spéciale de cette cellule, son protoplasma est toujours directement en rapport sur une étendue plus ou moins grande avec le plasma nutritif qui la baigne. Il en résulte que les échanges nécessaires à la nutrition et au développement de l'élément peuvent se faire, chez les mammifères de même que chez les batraciens, sans que le plasma passe à travers la substance striée.

Au début, la cellule musculaire ne possède qu'un seul noyau; mais bientôt ce noyau se multiplie par division. Chez la grenouille, au fur et à mesure que la substance striée s'accroît par l'apposition de nouvelles couches, celles-ci englobent quelques-uns des noyaux. Cela nous explique comment la substance musculaire, qui était à l'origine dépourvue de noyaux, en contient dans son intérieur à une période plus avancée du développement et les conserve chez l'animal adulte.

Chez les mammifères, la cellule musculaire présente, comme je viens de vous le montrer, une disposition un peu différente; elle a la forme d'un tube fendu suivant sa longueur; le protoplasma et les noyaux en occupent la surface concave, tandis que la substance striée en forme la partie extérieure. Lorsqu'en dedans des premières couches de cette substance il s'en forme d'autres, le calibre du tube diminue, et les noyaux qui y étaient logés sont refoulés vers la fente par laquelle le protoplasma central communique avec l'extérieur. C'est là la raison pour laquelle, dans la suite du développement et à l'état adulte, le centre du faisceau primitif des mammifères est occupé tout entier par de la substance striée, tandis que les noyaux se trouvent à la périphérie avec le reste du protoplasma.

Cependant, le protoplasma n'est pas refoulé tout entier; il en demeure une partie au milieu de la substance musculaire, dans laquelle il a une distribution parfaitement déterminée. En effet, une fibre musculaire adulte est constituée par une série de colonnes de substance striée, séparées les unes des autres par une partie du protoplasma formateur. Ces colonnes, qui se montrent sur les vues longitudinales sous forme de fascicules parallèles, ont été nommées par Leydig cylindres primitifs. Sur des coupes transversales des faisceaux musculaires, elles apparaissent comme des champs polygonaux séparés les uns des autres par des bandes d'une réfringence différente, qui représentent la coupe des restes du protoplasma. Ces champs ont été nommés champs de Cohnheim.

Il est très-fâcheux que l'on ait appliqué au même objet ces deux noms différents; cela crée des confusions et induit en erreur au début des études, parce que l'on croit avoir affaire à deux objets distincts. Il est donc bien nécessaire de répéter que les champs de Cohnheim et les cylindres primitifs de Leydig correspondent les uns et les autres aux mêmes colonnes prismatiques de substance striée.

En résumé, le faisceau musculaire primitif est une très-grande cellule, limitée par une membrane, le sarcolemme, parsemée d'un nombre plus ou moins considérable de noyaux dont le siége est variable suivant les espèces animales, et constituée par une masse protoplasmique creusée de canaux parallèles entre eux et à l'axe de l'élément, qui contiennent la substance musculaire striée.

Les cylindres de Leydig ne sont pas les derniers éléments à considérer dans la fibre musculaire. En effet, nous pouvons arriver à la conception qu'ils sont construits sur le même type que le faisceau primitif lui-même, et qu'ils sont formés aussi par des fibrilles, séparées par des lames protoplasmiques extrêmement minces. De la sorte, la cellule musculaire serait partagée dans le sens longitudinal par des cloisons d'autant plus minces que les parties qu'elles séparent auraient de plus petites dimensions. Je vous ferai remarquer encore que le protoplasma réparti dans toutes ces cloisons est toujours accumulé en quantité un peu plus considérable au niveau des noyaux.

Telle est la constitution de la cellule musculaire ou du faisceau primitif envisagé de la manière la plus générale. Il nous reste, pour en terminer l'étude, à considérer la substance striée elle-même, car c'est seulement quand nous en aurons une connaissance exacte que nous pourrons rechercher avec quelque espérance de succès le rôle du nerf dans le mécanisme de la contraction.

TRENTE-CINQUIÈME LEÇON

(26 AVRIL 1877)

Terminaison des nerfs dans les muscles striés.

Constitution du faisceau primitif du muscle strié (suite). — Substance musculaire. — Striation transversale et longitudinale. — Séparation en disques et en fibrilles. — *Sarcous elements* de Bowman. — Découverte de la strie d'Amici, et théorie de la case musculaire de Krause. — Strie intermédiaire de Hensen et théorie de Merkel ou de l'inversion.

Muscles de l'aile de l'hydrophile. — Mode de préparation. — Définition des différentes parties de la substance striée : Disque épais, disque mince, espace clair, strie intermédiaire. — La fibrille de l'aile de l'hydrophile est un cylindre primitif.

Muscles de l'œsophage de la blatte orientale. — Mode de préparation. — Avantage que présente pour l'étude la forme aplatie de ces muscles. — Observation des disques accessoires. — Examen des zones de contraction dans ces muscles.

Étude du muscle tendu et contracté, fixé dans cet état par injection interstitielle d'acide osmique. — Les disques épais raccourcis, les disques minces élargis. — Distinction de parties contractiles et de parties élastiques dans le faisceau primitif. — Rôle de ces parties dans le mécanisme de la contraction. — La division de la substance contractile en une grande quantité d'éléments très-petits est en rapport avec le mode de contraction.

Action du nerf sur le muscle. — Le muscle est-il irritable indépendamment du nerf ? — Expériences de J. Müller et Sticker et de Longet par la section des nerfs. Elles ne sont pas démonstratives. L'irritabilité du muscle pourrait être due à la portion du nerf qui y reste attachée. — Expériences de M. Cl. Bernard avec le curare. Démonstration de la sensibilité des éléments musculaires. — Le nerf agit-il sur le muscle en un point ou sur toute sa longueur? — Y a-t-il fusion ou simplement contact de la substance musculaire et de la substance nerveuse?

MESSIEURS,

Je me suis occupé, dans la dernière leçon, du faisceau musculaire primitif seulement au point de vue de la morphologie. Je vous ai montré que ce faisceau peut être considéré comme une grande cellule allongée, contenant des canaux dans lesquels sont logés les cylindres primitifs, et que ces cylindres eux-mêmes sont creusés de canaux plus fins dans lesquels sont contenues les fibrilles. La cellule tout entière est une masse protoplasmique dans le sein de laquelle, outre la substance striée, il existe des noyaux en nombre plus ou moins considérable.

D'après ce schéma, la substance contractile serait essentiellement constituée par des fibrilles. L'existence de ces fibrilles peut-elle être nettement démontrée? C'est là une question importante, mais que nous ne pourrons aborder qu'après avoir fait une étude complète de la substance musculaire.

Examinons d'abord des fibres musculaires vivantes, conservées dans leur propre plasma, sans aucun liquide additionnel. Quand il n'y a pas de tissu conjonctif entre les faisceaux, comme chez les insectes, ou lorsque ce tissu est mince et délicat, comme chez le lapin, on réussit avec la plus grande facilité à isoler de petits groupes de faisceaux primitifs, à les étendre sur la lame de verre, à les recouvrir et à border la préparation assez vite pour éviter la dessiccation.

En considérant des faisceaux ainsi disposés, quel que soit du reste l'animal dont ils proviennent (mammifères, poissons, insectes), on est frappé de la régularité de leur structure. Ils présentent des stries transversales qui s'étendent d'un de leurs bords à l'autre, et des stries longitudinales qu'il est plus difficile de suivre dans toute leur longueur. Comme à l'aide de certains réactifs on obtient la séparation du faisceau en disques, tandis qu'à l'aide d'autres on détermine sa division en fibrilles ou en éléments fibrillaires, on est arrivé, il y a longtemps déjà, à la conception des éléments musculaires (*sarcous elements* de Bowman). D'après cette conception, le faisceau musculaire tout entier serait constitué par de petits prismes placés très-régulièrement les uns à côté des autres. Une rangée longitudinale de ces éléments composerait la fibrille, tandis qu'une couche transversale de ces mêmes éléments formerait le disque; c'est à leur arrangement admirable que serait due la belle striation du faisceau primitif.

Cette théorie, formulée par Bowman dans sa simplicité première, a été appuyée ensuite sur une autre hypothèse, l'existence de deux espèces de ciment entre les éléments musculaires : un ciment longitudinal dissous par l'alcool, l'acide chromique, les bichromates alcalins, le sublimé, en un mot par toutes les substances qui durcissent le muscle, et un ciment transversal dissous par les acides dilués, par la potasse, en un mot par tous les réactifs qui ramollissent le muscle. C'est ainsi que l'on expliquait sans difficulté la division du faisceau tantôt en fibrilles, tantôt en disques. La simplicité même de cette hypothèse aurait dû faire naître des soupçons sur son exactitude ; mais je ne veux pas m'arrêter sur ce point, qui est aujourd'hui dépassé depuis longtemps.

Plusieurs histologistes, Amici entre autres, ayant examiné des muscles dans de bonnes conditions et avec d'excellentes lentilles, reconnurent que la striation musculaire n'était pas aussi simple qu'on l'avait admis jusqu'alors. Au milieu de l'espace qui sépare deux éléments musculaires superposés, ils remarquèrent une strie transversale fine qui tranchait sur les parties voisines par une réfringence plus grande. Cette observation ne permettait plus d'admettre que le faisceau primitif fût constitué simplement par des éléments placés au-dessus et à côté les uns des autres. Aussi l'hypothèse des *sarcous elements* fut-elle remplacée par une série d'autres théories ; je ne vous en parlerai pas ici ; je vous rappellerai seulement que chacune des découvertes successives faites dans le détail de la structure de la fibre musculaire striée a amené de nouvelles théories sur sa constitution et surtout sur son mode de contraction, problème le plus intéressant de tous.

Une seule de ces théories subsiste encore aujourd'hui, et je dois par conséquent vous en dire quelques mots ; c'est la théorie de Krause, dite de la case musculaire. Pour Krause, la fibrille musculaire est un tube membraneux, divisé en une série de cases ou de compartiments par des cloisons transversales. Ces cloisons correspondent aux stries minces découvertes par Amici. La portion de la fibrille comprise entre deux stries minces superposées, c'est-à-dire la case musculaire, est remplie d'un liquide dans lequel nage un prisme plus dense. Le raccourcissement du faisceau est produit par le déplacement du liquide qui, dans la contraction, va se loger sur les côtés du prisme, tandis que les cloisons supérieure et inférieure de la case viennent s'appliquer à la face supérieure et à la face inférieure de ce dernier. D'après cette conception, l'élément musculaire (*sarcous element*) ne joue aucun rôle essentiel dans la contraction ; il devient un simple flotteur.

Cette théorie paraissait vraisemblable et fut adoptée généralement en Allemagne ; en France, on ne la connaissait guère que par ouï-dire.

En examinant d'autres muscles et en employant de nouvelles méthodes, on arriva à reconnaître une nouvelle strie transversale, au milieu même de l'élément musculaire. La théorie de la case musculaire n'était dès lors plus soutenable, et il fallait imaginer une autre hypothèse. Cette strie nouvelle, appelée strie de Hensen, du nom de celui qui l'avait découverte, fut considérée par quelques histologistes, et entre autres par Merkel, comme une seconde cloison transversale, de sorte que la case musculaire de Krause serait ainsi divisée en deux demi-cases, et l'élément musculaire en deux demi-éléments séparés par la strie de Hensen. Au moment de la contraction, d'après Merkel, chacun de ces demi-éléments, constitué par une masse molle, se mélangerait au liquide contenu dans la demi-case correspondante, de sorte que pendant un court instant la striation disparaîtrait; puis, se transportant molécule à molécule, il viendrait s'accumuler sur la cloison médiane, c'est-à-dire sur la strie d'Amici. Dès lors, la partie sombre de la fibre, celle qui contenait auparavant les deux demi-éléments, serait maintenant claire et traversée seulement par la strie de Hensen; la partie qui était claire auparavant serait au contraire occupée maintenant par la substance contractile, rangée sur les deux faces de la cloison d'Amici. Il se produirait, par conséquent, pendant la contraction, une inversion de la striation, la partie claire devenant obscure et réciproquement.

Cette manière de voir, qu'on a appelée depuis théorie de l'inversion, et qui compte encore quelques partisans, s'appuie surtout sur l'observation directe de la contraction dans les faisceaux musculaires de la patte de l'hydrophile Lorsqu'on répète cette expérience, l'aspect du muscle semble à première vue donner raison à Merkel et à ceux qui ont adopté sa théorie. Mais, étant données toutes les difficultés qu'il y a à observer un faisceau musculaire vivant, surtout quand il est en activité, étant données aussi toutes les causes d'erreur qui résultent de la superposition d'un aussi grand nombre de stries aussi fines, elle ne saurait avoir une valeur démonstrative. Du reste, l'apparence de l'inversion ne se produit que dans les ondes de contraction rapides du début de l'expérience, celles où précisément l'observation exacte est à peu près impossible, parce que, à l'endroit où il se contracte, le faisceau musculaire se gonfle, et met par conséquent la surface que l'on examine en deçà du point de la vision distincte. Lorsque l'on observe, au contraire, des contractions plus lentes, qui n'agitent plus le faisceau musculaire que partiellement, comme celles qui se produisent après quelques minutes sur des fibres conservées dans le plasma de l'animal, on peut se convaincre que la striation qui existe dans le faisceau primitif à l'état de repos persiste pendant toutes les phases de sa contraction.

Je n'irai pas plus loin dans la discussion de cette question : il me faudrait plusieurs leçons pour vous l'exposer d'une manière complète. Je m'en suis occupé longuement dans mon cours de l'année dernière; ici j'y reviens simplement pour que vous ayez les faits bien présents à la mémoire, et que nous nous entendions sur les noms par lesquels je désignerai les différentes parties du faisceau primitif.

Nous allons examiner ensemble deux objets où ces différentes parties se voient avec la plus grande netteté et sur lesquels leur observation pourra être répétée facilement par chacun de vous.

Le premier de ces objets est la fibrille musculaire de l'aile de l'hydrophile. Je pourrais prendre aussi bien les fibres des ailes de tout autre insecte, car la disposition générale y est la même. Je choisis l'hydrophile, parce qu'on le trouve en toute saison et qu'on se le procure facilement.

Si, après avoir détaché une des élytres, nous réséquons une portion de la carapace au niveau de l'insertion de l'aile, nous mettons à découvert une masse d'une teinte jaunâtre, opaque, qui correspond au muscle de l'aile. Enlevons avec des ciseaux une portion de cette masse, portons-la sur une lame de verre et dissocions-la avec les aiguilles en nous aidant de la demi-dessiccation pour tendre les fibrilles à mesure que nous les isolerons; puis laissons tomber sur elles une ou deux gouttes de la solution d'hématoxyline (voy. p. 150). Quand la coloration sera produite, lavons à l'eau pour enlever le superflu de la matière colorante, et, après avoir déshydraté au moyen de l'alcool absolu et éclairci avec l'essence de girofle, montons la préparation dans le baume du Canada.

Entre les faisceaux, dégagés d'une manière incomplète, nous trouverons des fibrilles complétement isolées, qui, atteintes sur toute leur surface par la matière colorante, apparaîtront d'un bleu intense. Examinées à un grossissement de trois cents à cinq cents diamètres, ces fibrilles (voy. Pl. VI, fig. 4, B), qui ont de deux à trois millièmes de millimètre de diamètre, se montrent constituées par une série de segments cylindriques colorés et séparés les uns des autres par des espaces incolores, traversés eux-mêmes à leur milieu par une fine strie transversale colorée. Nous appellerons le segment cylindrique coloré : disque épais; la strie fine : disque mince; nous donnerons le nom d'espace clair à la bande incolore qui sépare le disque mince du disque épais.

Si, au lieu de pratiquer la dissociation sur le muscle frais, nous le faisons macérer auparavant pendant vingt-quatre heures dans l'alcool au tiers et que nous le traitions ensuite comme nous l'avons dit, nous verrons se produire constamment (sur les fibrilles bien tendues) dans le disque épais un espace clair central, qui correspond à la strie de Hensen (voy. Pl. VI, fig. 4, A). Mais ce qui est important à noter, c'est que cet espace ne se colore pas, tandis que le disque mince qui correspond à la strie d'Amici se colore. La strie de Hensen n'est donc pas une cloison comme la strie d'Amici, et dès lors la théorie que Merkel a fondée sur l'existence d'une seconde cloison n'est plus soutenable. Nous appellerons cette strie claire : strie ou espace intermédiaire.

Avant d'aller plus loin, je dois ajouter ici que, d'après mon observation, les fibrilles de l'aile de l'hydrophile ne doivent pas être considérées comme des fibrilles proprement dites, c'est-à-dire comme les derniers éléments indécomposables de la substance musculaire striée. J'ai vu en effet très-nettement et à plusieurs reprises une fibrille de l'aile se bifurquer en deux fibrilles plus fines et inégales. Or, l'hypothèse de l'existence de la fibrille comme dernier élément du muscle strié était fondée précisément sur l'observation des muscles de l'aile de l'hydrophile, qui, se séparant spontanément en fibres très-fines, semblaient donner à l'histologiste le type de la fibrille qu'il ne pouvait isoler qu'artificiellement dans les autres muscles. Si donc, comme je l'ai constaté, ces fibrilles sont décomposables, elles ne forment plus l'élément primitif, et l'existence même de la fibrille en tant qu'unité morphologique doit être remise en question. La fibrille de l'aile de l'hydrophile correspond, à mon avis, au cylindre primitif des vertébrés.

Le second objet dont j'ai à vous entretenir est la fibre de l'œsophage de la blatte orientale.

Cet insecte, le cafard des boulangers, que vous pourrez toujours vous procurer facilement, possède un œsophage dont la portion renflée occupe presque toute la longueur de l'abdomen. C'est sur la tunique musculaire de cet œsophage que l'on peut faire les meilleures observations relativement à la constitution de la fibre striée. J'ai fait ces observations tout récemment et je suis bien aise de vous en faire part, parce qu'elles sont absolument décisives pour la solution d'un certain nombre des questions en discussion sur la substance musculaire et sur la contraction.

Comme ces muscles sont très-délicats, il faut prendre quelques précautions pour les préparer. Voici comment je vous conseille de procéder :

Une blatte (il est indifférent qu'elle soit adulte ou en voie de subir ses métamorphoses) est fixée sur une lame de liége par deux épingles implantées, l'une à la tête, l'autre à la partie postérieure du corps. Entre deux des anneaux de l'abdomen, on fait pénétrer la pointe de la canule d'une seringue hypodermique chargée d'une solution d'acide osmique à 1 pour 100 ; on enfonce la canule dans le corps de l'animal et on fait l'injection. Le liquide gonfle l'abdomen et pénètre dans la cavité viscérale. La canule est ensuite retirée, et l'insecte est mis sous une cloche pendant un quart d'heure. Au bout de ce temps, l'effet du réactif est produit. La blatte est alors placée dans l'eau, et, l'abdomen et le thorax étant largement ouverts par deux incisions latérales, on voit flotter l'œsophage et les glandes salivaires. L'œsophage est enlevé, dégagé des tubes de Malpighi et des trachées qui l'entourent, et incisé suivant sa longueur. Il se présente alors sous la forme d'une membrane parcheminée, constituée par une tunique externe musculaire et nerveuse, et par une tunique interne épithéliale doublée d'une cuticule élégante. L'épithélium et la cuticule sont gênants pour l'observation de la couche musculaire, et, comme ils y adhèrent fortement, il est impossible de les en séparer dans toute leur étendue ; cependant, en s'aidant de la pince et des aiguilles, on arrive à obtenir des lambeaux neuro-musculaires d'une dimension suffisante.

En les examinant tels quels, vous pourrez faire déjà une

très-bonne observation. Les faisceaux musculaires minces qui entrent dans la constitution de ces lambeaux, et qui sont anastomosés à la façon de ceux du cœur, montrent une admirable striation transversale. Pour mieux la distinguer dans tous ses détails, il est nécessaire de colorer avec l'hématoxyline. Cette substance agira d'une façon complète, puisque le séjour des tissus dans l'acide osmique n'a duré que peu de temps; mais pour obtenir de bonnes préparations, il faut que la membrane soit suffisamment tendue au moment où l'on fait agir la matière colorante; on réalise cette condition au moyen du tour de main de la demi-dessiccation.

Après avoir lavé la préparation et l'avoir montée dans la glycérine, nous reconnaîtrons, en l'examinant à un grossissement de 200 à 300 diamètres, que les faisceaux musculaires y sont plats, constitués par une seule couche de fibrilles disposées régulièrement les unes à côté des autres; lorsque l'extension est complète, ces fibrilles se montrent séparées par des bandes longitudinales claires, qui correspondent au protoplasma du faisceau.

Analysons maintenant ces fibrilles. L'espace entre deux disques minces consécutifs y montre deux stries intermédiaires (voy. Pl. VI, fig. 5); en d'autres termes, le disque épais est divisé en trois portions : un disque principal au milieu et deux disques accessoires aux extrémités.

Ces disques accessoires sont connus depuis longtemps. Brücke en a constaté l'existence dans les muscles observés à la lumière polarisée. Chez certains insectes, il existe même deux disques accessoires de chaque côté du disque épais, de sorte que l'on y distingue quatre stries intermédiaires.

Le nombre des membres qui constituent un disque épais est donc essentiellement variable. C'est là une donnée dont il est nécessaire de tenir compte dans la théorie de la contraction.

Lorsque l'extension obtenue au moyen de la demi-dessiccation a été un peu forte, il arrive quelquefois que l'intervalle entre deux disques minces ayant été anormalement agrandi, la partie centrale du disque épais est séparée soit à l'une de ses extrémités, soit à l'autre, de ses disques accessoires, tandis que ces derniers conservent leurs rapports avec le disque mince ; elle prend alors une position variable dans l'espace qui lui est ménagé.

Cette observation établit que le disque central est séparable des disques accessoires, et que les uns et les autres ont par conséquent une existence bien réelle.

J'ai encore à vous parler d'un autre fait que l'on observe sur les fibres musculaires de l'œsophage de la blatte orientale : l'injection dans la cavité viscérale de l'insecte d'un liquide aussi irritant que l'acide osmique a provoqué la contraction de l'œsophage. Aussi trouve-t-on, de distance en distance, sur les faisceaux musculaires plats qui le recouvrent, des zones de contraction. Dans ces zones, où il serait impossible de distinguer les détails que je viens de décrire, on remarque seulement des stries alternativement claires et foncées très-rapprochées les unes des autres. Entre les parties contractées et celles qui sont en extension complète, il en existe d'intermédiaires, où l'on peut suivre les changements successifs apportés par la contraction dans le faisceau musculaire strié. Ici, les illusions que je vous signalais à propos des fibres musculaires vivantes ne peuvent plus se produire, puisque notre observation porte sur des faisceaux plats constitués par une seule couche de fibrilles.

Examinons donc ces parties intermédiaires, en commençant par celles qui sont au voisinage immédiat du muscle tendu à l'état de relâchement. La première modification que l'on remarque dans ces portions légèrement contractées consiste en ce que les disques accessoires se rapprochent du disque principal et se confondent avec lui; mais, dans le cylindre formé par leur réunion, les extrémités sont plus fortement colorées que le centre, ce qui tient à ce que les disques accessoires ont pour la matière colorante une affinité plus considérable. Dans la région la plus voisine de la zone de contraction, les espaces clairs des deux côtés du disque mince ont disparu à leur tour, et la striation est formée simplement par des bandes alternatives claires et foncées. Les bandes foncées sont constituées par le disque mince et les deux disques accessoires qui le touchent, et les bandes claires par la partie centrale du disque épais. Entre ces deux dispositions extrêmes, vous pourrez suivre tous les degrés de transition et vous rendre compte ainsi de l'erreur qui a fait croire à un changement fondamental dans la structure du muscle lorsqu'il passe de l'état de repos à l'état de contraction. En un mot, l'inversion n'existe pas; lorsqu'une fibrille musculaire se contracte, ses différentes parties se rapprochent ou se tassent, mais sa structure essentielle ne se modifie pas.

Aux conclusions que je viens de tirer de cette observation on peut objecter que les zones de contraction ne représentent pas le mode de contraction normal et physiologique. En effet, lorsque l'on fait contracter un muscle en excitant le nerf qui s'y rend ou en faisant passer dans le sens de ses fibres un courant interrompu, il ne se produit pas d'ondes musculaires; le muscle se contracte également dans toute sa longueur. C'est un fait qu'Aeby, l'auteur qui a le premier décrit les ondes de contraction, a établi il y a déjà longtemps.

Il est cependant possible de déterminer, au moyen d'une expérience dont je vais maintenant vous parler, quelles sont les modifications qui se produisent dans la fibre musculaire au moment de la contraction. Je vous ferai remarquer d'abord qu'un muscle contracté n'est pas nécessairement raccourci. C'est ainsi que nous pouvons, par un effort de volonté, contracter notre biceps jusqu'à le durcir, sans néanmoins plier le bras; dans ce cas, le muscle est à la fois contracté et tendu. Il y a même lieu de considérer au muscle quatre états différents : il peut être au repos et revenu sur lui-même; au repos et tendu; à l'état de contraction et raccourci, et enfin à l'état de contraction et tendu.

Lorsqu'un faisceau primitif est raccourci, qu'il soit contracté ou non, on n'y distingue qu'une striation simple, formée par des bandes alternatives claires et foncées. Lorsqu'il est tendu, on y observe dans une succession régulière un disque épais, un premier espace clair, un disque mince, un second espace clair, un nouveau disque épais, etc.

Il est difficile d'observer un faisceau musculaire étant à la fois à l'état d'extension et de contraction. On pourrait à la rigueur faire contracter sous le microscope un de ces faisceaux convenablement tendu, mais on ne serait jamais assuré que la contraction s'y produit effectivement. Il vaut mieux chercher à réaliser ces conditions par une voie détournée, en mettant un muscle tout entier dans l'état que l'on désire et en le fixant dans cet état par une injection interstitielle d'acide osmique. Ce réactif, arrivant au contact immédiat d'un certain nombre de faisceaux primitifs, les immobilisera dans leur forme, que l'on pourra ensuite examiner à loisir.

Pour avoir un point de comparaison qui permette d'apprécier les modifications que la contraction apporte dans un muscle tendu, nous commencerons par faire une préparation d'un muscle tendu à l'état de repos. L'expérience nous a appris que c'est sur les muscles rouges de lapin ou sur les muscles de la tortue qu'il faut opérer pour avoir les résultats les plus frappants.

Voici comment il convient de procéder. Chez un lapin, découvrons le demi-tendineux, puis, après avoir disposé la patte de manière que le muscle se trouve en extension, pratiquons-y au moyen de la seringue hypodermique une injection interstitielle d'acide osmique à 2 pour 100. Quelques minutes après, le muscle sera détaché et porté dans l'eau; la partie fixée par l'acide osmique sera reconnaissable à sa couleur brune, et, comme les faisceaux auront été écartés les uns des autres par l'injection, il sera facile de les isoler et de les monter en préparation.

Dénudons maintenant de la même façon le muscle demi-tendineux du côté opposé dans toute sa longueur. Fixons à son extrémité supérieure un fil métallique mis en communication avec l'un des électrodes d'une bobine d'induction; attachons l'extrémité de l'autre électrode autour de la base de la canule entièrement métallique de la seringue chargée de la solution d'acide osmique, et enfonçons cette canule dans l'autre extrémité du demi-tendineux. Cela fait, disposons la patte de manière à maintenir ce muscle en extension, et, en même temps que nous établissons le courant, injectons l'acide osmique dans le muscle. Ses faisceaux seront immédiatement fixés; ils seront ensuite préparés comme je vous l'ai dit il y a un instant.

Les deux muscles demi-tendineux du lapin nous fournissent ainsi des faisceaux musculaires qui se sont trouvés dans les mêmes conditions, sauf une seule, celle dont nous voulons déterminer l'influence; ils seront donc exactement comparables. J'ai disposé devant vous deux préparations. Dans l'une d'elles, vous observerez les faisceaux du demi-tendineux tendu et non contracté; vous y reconnaîtrez les disques épais, les disques minces et les espaces clairs, et vous constaterez qu'entre les deux espèces de disques il y a une grande différence de hauteur. Dans la préparation des faisceaux contractés et tendus, au contraire, les disques épais ont diminué de longueur, tandis que les disques minces sont devenus beaucoup plus longs, à tel point qu'il est parfois difficile de les distinguer les uns des autres.

Cette observation nous conduit à reconnaître dans les faisceaux musculaires des parties qui, au moment de la contraction, diminuent de longueur, ce sont les parties contractiles proprement dites (disques épais), tandis que d'autres, au contraire, sont susceptibles d'augmenter de longueur, ce sont des parties élastiques (disques minces et espaces clairs).

Dans le mécanisme de la contraction, ces parties élastiques sont destinées à régulariser le mouvement et à assurer l'utilisation d'une plus grande partie de la force dégagée. C'est pour cela que, dans les muscles à travail lent et continu, comme les muscles rouges du lapin et les muscles de la tortue, elles sont plus accusées que dans les muscles blancs. La contraction exerce son premier effet sur ces parties qui cèdent et se distendent, et qui ensuite, revenant sur elles-mêmes, restituent la force qui les avait distendues et assurent ainsi l'exécution d'un mouvement moins rapide, mais plus soutenu que celui des muscles blancs.

Quant à la substance contractile du faisceau, nous devons nous demander pourquoi elle est fragmentée en un aussi grand nombre de disques, et pourquoi chez les insectes cette fragmentation est encore augmentée par la division du disque épais en plusieurs disques accessoires. Il semblerait au premier abord que le même résultat eût été atteint par la juxtaposition dans un faisceau musculaire d'une seule portion contractile unie à une seule portion élastique. Les conditions physiques seraient à peu près les mêmes, il est vrai. Mais la contraction est loin d'être simplement un acte physique; elle ne peut s'effectuer sans des échanges nutritifs qui restaurent à chaque instant dans le muscle la force qu'il dépense. Je crois même qu'il se produit encore d'autres échanges dont le résultat est de modifier la forme et le volume des disques épais, mais je n'entrerai pas dans la discussion de cette question, qui me mènerait trop loin. Il me suffit, pour ce que je veux vous démontrer, d'avoir rappelé que les échanges nutritifs sont une condition indispensable de la fonction du muscle, et que, de même que cette fonction, ils doivent s'accomplir avec rapidité. Il faut donc qu'ils puissent s'exécuter en même temps sur la plus grande surface possible, et c'est là la condition réalisée par cette fragmentation de la substance contractile en un grand nombre de parties. Vous savez en effet que, plus un corps est petit, plus s'accroît le rapport de sa surface à son volume. Il suit de là que les disques épais d'un faisceau musculaire présentent une surface beaucoup plus considérable que s'ils étaient réunis en une seule masse et permettent par conséquent des échanges beaucoup plus rapides. La striation transversale est donc en rapport avec le mode suivant lequel se fait la contraction; plus les stries d'un muscle sont fines, plus ses disques sont fragmentés, et plus aussi la contraction peut être instantanée.

Le mécanisme suivant lequel le muscle se contracte nous étant connu, nous devons nous demander maintenant comment le nerf agit sur le muscle pour en déterminer la contraction.

Vous savez qu'au siècle dernier Haller a soutenu que les fibres musculaires sont irritables, c'est-à-dire qu'en dehors de toute action des nerfs elles se contractent quand on les excite directement. En montrant ainsi que les tissus ont une vie individuelle, indépendante jusqu'à un certain point du reste de l'organisme, Haller fit faire à la physiologie un immense progrès. Toutefois, la question spéciale de savoir si les muscles sont susceptibles de se contracter en dehors de toute participation du système nerveux est restée en discussion jusque dans ces derniers temps.

Je vous ferai remarquer d'abord que l'irritabilité, c'est-à-dire cette réaction motrice d'un élément ou d'un tissu sous l'influence d'un excitant, comprend deux propriétés distinctes, la sensibilité et la motricité.

Par exemble, lorsqu'une cellule lymphatique, sous l'influence d'une irritation quelconque, présente des mouvements amiboïdes, c'est qu'elle a été impressionnée; elle jouit donc de la sensibilité. Considérons maintenant un faisceau primitif et l'appareil nerveux qui lui correspond ; nous devons nous demander si les fonctions que nous trouvons confondues dans la cellule lymphatique n'y seraient pas séparées, la sensibilité appartenant seulement au nerf, tandis que le muscle en serait dépourvu. En un mot, lorsque par l'excitation directe de la fibre musculaire nous y déterminons un mouvement, ce mouvement est-il la réaction de la sensibilité de la substance musculaire elle-même, ou n'est-il pas produit par des expansions de la fibre nerveuse qui y arrive, de sorte que ce serait en dernière analyse l'élément nerveux qui recevrait l'impression et commanderait le mouvement.

J. Müller et Sticker ont essayé de résoudre la question par une expérience. Ils ont pratiqué la section d'un nerf mixte et ont constaté que, lorsque le segment périphérique de ce nerf a perdu ses propriétés, le muscle est encore excitable. D'après eux, ce fait montrerait que la fibre musculaire peut se contracter en dehors de toute influence nerveuse et établirait par conséquent l'existence de l'irritabilité musculaire. Longet a repris les mêmes expériences (voy. t. I, p. 271) et est arrivé aux mêmes conclusions.

Cependant ces expériences ne sauraient démontrer d'une façon absolue que les muscles se contractent en dehors de toute action du nerf.

En effet, si, quelques jours après qu'on l'a sectionné, un nerf semble avoir perdu ses propriétés, c'est-à-dire s'il ne transmet plus au muscle les excitations qu'on lui imprime, c'est, comme nous l'avons établi (voy. p. 23 et t. I, p. 323), parce que la continuité des cylindres-axes qu'il renferme est interrompue. Rien ne prouve que les différents fragments dans lesquels ces cylindres-axes ont été divisés aient perdu leurs propriétés essentielles, car, immédiatement après la section du nerf, alors que les éléments du segment périphérique sont déjà séparés de leur centre, ce segment est encore excitable; il conserve même ses propriétés pendant quarante-huit heures, comme on le reconnaît aux mouvements que, sous l'influence d'une excitation, il détermine dans les muscles où il se rend.

Supposons maintenant que, au-dessous du point que nous avons d'abord sectionné, nous pratiquions immédiatement une nouvelle section, nous obtiendrons ainsi un tronçon du nerf dans lequel très-certainement les tubes nerveux ont conservé leurs propriétés essentielles, mais où il nous est impossible de les voir se manifester, parce que ce segment réséqué n'est plus en rapport avec les muscles. Chaque tronçon des cylindres-axes du segment périphérique d'un nerf sectionné pourrait donc avoir conservé ses propriétés essentielles, alors que les altérations dites dégénératives se seraient produites.

Dès lors le dernier tronçon du cylindre-axe d'un tube nerveux moteur dégénéré, celui qui est en rapport intime avec la substance musculaire, ayant conservé son excitabilité, on peut très-bien supposer que c'est lui qui est atteint par l'excitation portée directement sur la fibre musculaire. Dans cette hypothèse, ce serait en réalité l'élément nerveux qui, agissant sur la substance contractile, la mettrait en mouvement.

Les expériences de J. Müller et Sticker et de Longet ne sauraient donc prouver que l'irritabilité du muscle existe en dehors de toute participation du système nerveux.

Je n'en dirai pas autant de celles que M. Claude Bernard a faites sur les grenouilles et sur d'autres animaux au moyen du curare. Ces expériences, vous les connaissez, et dernièrement encore je les ai répétées devant vous (voy. p. 196). Elles sont à l'abri de toute objection. En effet, le curare paralyse les nerfs moteurs d'une manière complète. Dès lors, son action doit s'exercer sur les cylindres-axes de ces nerfs et les atteindre dans toute leur longueur. Comme, chez un animal curarisé, les muscles sont directement excitables alors qu'il est impossible de les faire contracter en agissant sur leurs nerfs, il faut nécessairement admettre qu'ils possèdent une sensibilité propre, en d'autres termes qu'ils sont capables de recevoir une impression et d'y répondre par un mouvement; en un mot, ils sont irritables.

Ce fait étant acquis, on est conduit à penser qu'à l'état normal le nerf, au moment où il détermine une contraction dans le muscle, agit sur lui comme le ferait un excitant direct. Vous savez que, lorsque nous excitons un faisceau primitif en un point, il se produit une onde de contraction qui se propage peu à peu jusqu'aux extrémités du faisceau. Nous devons déterminer si le nerf agit d'une façon analogue sur un point limité, ou si, au contraire, il a sur le faisceau musculaire une action différente de celle que nous réalisons expérimentalement et qui s'exercerait à la fois sur tous les disques épais d'un faisceau. En un mot, la question qui s'impose à nous revient à celle-ci : le nerf est-il en simple contact avec le muscle, ou y a-t-il au contraire fusion complète des deux éléments ?

Sans vouloir préjuger la réponse, je vous dirai d'avance que la fusion complète est peu probable. Rappelez-vous la cellule neuromusculaire de l'hydre, dont je vous ai parlé dans ma première leçon (voy. t. I, p. 11 et 12). Dans cette cellule, qui est à la fois épidermique, sensitive, motrice et musculaire, et dans laquelle par conséquent la différenciation est encore à l'état tout à fait rudimentaire, la partie musculaire est cependant déjà distincte de la partie nerveuse. A mesure que l'on s'élève dans la série, cette différenciation s'accuse, et chaque partie en vient à posséder un noyau distinct et à constituer un élément cellulaire. Dans les animaux supérieurs, la cellule musculaire d'une part et la cellule nerveuse de l'autre sont indépendantes d'abord et n'arrivent à se réunir que plus tard. Il est donc difficile d'admettre qu'il y ait fusion complète entre les deux éléments.

Il est probable par conséquent que la fibre nerveuse agit simplement sur un point de la fibre musculaire. Néanmoins la question n'est pas encore tranchée; c'est là précisément le problème que la physiologie livre à l'histologie et que nous allons essayer de résoudre.

TRENTE-SIXIÈME LEÇON

(1er MAI 1877)

Terminaison des nerfs dans les muscles striés.

Revue historique. — *Recherches anciennes.* — Observations de Doyère sur les Tardigrades. — Terminaison de la fibre nerveuse en une éminence appliquée sur le faisceau primitif. — Confirmation de ce fait par de Quatrefages, Meissner, Kölliker. — Divisions des tubes nerveux observées par Savi dans l'organe électrique de la torpille, par J. Müller et Brücke dans les muscles de l'œil du brochet, par Reichert dans le muscle peaucier de la grenouille. — Rodolphe Wagner. Comparaison des terminaisons dans les muscles avec les terminaisons dans l'organe électrique. — Pénétration de la fibre nerveuse sous le sarcolemme.

Recherches modernes. — Elles doivent être divisées en trois périodes, suivant les méthodes. — Période des acides faibles, période de l'argent, période de l'or.

Période de l'observation à l'état frais ou avec les acides faibles. — 1° Observations chez la grenouille. — Kühne : buisson terminal situé sous le sarcolemme avec extrémités libres. — Margo : réseau terminal situé sous le sarcolemme. — Kölliker : extrémités libres en dehors du sarcolemme. — Beale : réseau en dehors du sarcolemme. — 2° Observations étendues à d'autres animaux que la grenouille. — Rouget : recherches sur le lézard. — Plaque terminale motrice constituant une expansion du cylindre-axe, située sous le sarcolemme. — Krause : plaque terminale en dehors du sarcolemme. Division du cylindre-axe en fibres pâles terminées par des boutons. — Second travail de Kühne, dans lequel il nie les fibres pâles de Krause et maintient la situation de la plaque sous le sarcolemme.

Période de l'argent. — Cohnheim : confirmation de l'existence des fibres pâles de Krause. — Troisième travail de Kühne, dans lequel il admet les fibres pâles qu'il avait niées auparavant. Première description complète de la terminaison nerveuse. Le sarcolemme se confond avec la gaîne du nerf. Le cylindre-axe en s'arborisant constitue la plaque terminale. Cette plaque est doublée d'une semelle granuleuse munie de noyaux.

Messieurs,

Nous abordons aujourd'hui la question de la terminaison des nerfs dans les muscles striés. Pour faire une étude convenable de ces terminaisons, il nous était nécessaire de connaître exactement la structure des muscles. Dans les leçons précédentes, je vous en ai rappelé les traits les plus importants. Il fallait d'autre part avoir analysé aussi complétement que nous l'avons fait la constitution des nerfs périphériques.

Les données les plus anciennes sur la terminaison des nerfs dans les muscles remontent à 1840. Doyère, dans un travail important sur les Tardigrades, décrivit pour la première fois exactement les rapports des nerfs avec les faisceaux musculaires. Il put déterminer que les fibres nerveuses se terminent sur ces derniers par des sortes d'éminences ou de collines. Pour lui, cette terminaison constituerait une union intime entre la fibre nerveuse et la fibre musculaire[1].

Ces recherches de Doyère sur le *Milnesium Tardigradum* sont restées longtemps inconnues aux histologistes, ce qui montre qu'à cette époque ils n'étaient pas en relations bien suivies avec les naturalistes. Ces derniers, en effet, con-

[1] « On voit très-clairement chez les Tardigrades la manière dont les nerfs se rattachent aux muscles. Au moment d'arriver sur le muscle, le nerf s'épanouit et prend l'aspect d'une substance gluante ou visqueuse, qui serait coulée sur le muscle, l'envelopperait dans certains cas, le plus souvent s'étendrait sur une de ses faces en couche de plus en plus mince, et dans une portion considérable de sa longueur, et peut-être même dans sa longueur tout entière. Cette substance chez un tardigrade engourdi paraît granulée ou ponctuée comme les ganglions eux-mêmes ; puis, quand l'engourdissement se dissipe, cet aspect va disparaissant de plus en plus, jusqu'à ce que, la substance ayant repris une homogénéité et une limpidité complètes, les rapports des derniers filaments nerveux avec les muscles ne s'y puissent plus apercevoir.

Ce mode de distribution du système nerveux dans le système musculaire est assez singulier, assez en dehors des idées que nous nous faisons des rapports de ces deux systèmes chez les animaux supérieurs, pour qu'il doive se trouver quelques personnes disposées à l'accueillir avec doute ; aussi croirai-je devoir ajouter que, de tous les faits relatifs au système nerveux, il n'en est pas un qui soit plus apparent ni plus facilement saisissable. »

Doyère. Mémoire sur les Tardigrades. *Annales des sciences naturelles*, 1840, t. XIV, p. 346.

naissaient parfaitement l'observation de Doyère, et plusieurs d'entre eux, parmi lesquels il convient de citer de Quatrefages, Meissner, Kölliker, la confirmèrent et l'étendirent à d'autres animaux.

A la même époque, les histologistes s'en tenaient encore à la description de Valentin et d'Emmert ; ils admettaient avec ces auteurs la terminaison des nerfs par des anses ; Henle[1], dans son *Anatomie générale*, ajoute à son exposé des opinions contemporaines toute une série d'observations qui confirment, d'après lui, l'existence des anses nerveuses terminales dans les muscles. Il est vrai que, lorsque l'on examine un ensemble de faisceaux musculaires et de fibres nerveuses, on voit la plupart de ces dernières se recourber après un certain trajet pour s'associer à des fibres voisines; mais les anses qu'elles forment ainsi ne sont pas des terminaisons. Au surplus, les histologistes et les physiologistes, en admettant que les dernières ramifications nerveuses se rejoignent ainsi l'une l'autre, ne faisaient autre chose en somme que nier l'existence de terminaisons proprement dites; aussi ne pouvaient-ils plus concevoir qu'une action très-indirecte et très-éloignée du nerf sur le muscle.

Pendant ce temps, il se faisait une série de travaux préparatoires qui devaient bientôt changer la face de la question. Parmi ces travaux, je dois vous rappeler les recherches de Savi sur la terminaison des nerfs dans l'organe électrique de la torpille (voy. p. 91 et 92). Ce fut, en effet, cet auteur qui signala pour la première fois la division d'un tube nerveux en plusieurs autres tubes nerveux plus petits.

A peu près à la même époque, Jean Müller et Brücke[2], en étudiant la distribution des nerfs dans les muscles de l'œil

[1] Henle. *Anatomie générale*, trad. française, 1843, t. II, p. 193.
[2] J. Müller. *Manuel de physiologie*, trad. franç., 1845, t. I, p. 521.

du brochet, reconnurent que les tubes nerveux s'y divisent dichotomiquement, et confirmèrent ainsi pour les nerfs moteurs la découverte de Savi sur les nerfs électriques.

Plus tard, Reichert[1] trouva dans le muscle peaucier thoracique de la grenouille un excellent objet d'étude pour reconnaître la division des fibres nerveuses. Il remarqua que le nerf qui entre dans ce muscle contient de 6 à 10 tubes nerveux seulement, tandis que l'on peut y compter de 280 à 340 fibres terminales. Il en résultait manifestement qu'un tube nerveux peut en se divisant donner naissance à un très-grand nombre de tubes de la même espèce.

A peu près en même temps, Rodolphe Wagner[2], qui venait de faire des études approfondies sur l'organe électrique de la torpille, et qui, par suite d'observations insuffisantes, avait vu les nerfs s'y terminer librement, pensa — et c'est une opinion qui s'est maintenue depuis lors et que partagent encore aujourd'hui tous les histologistes — qu'il y avait une comparaison à établir, au point de vue de la terminaison des nerfs, entre les organes électriques et les muscles. Or, comme il croyait avoir observé assez nettement la terminaison nerveuse dans les organes électriques, il alla du connu à l'inconnu, ainsi qu'on est naturellement entraîné à le faire, et fut d'emblée conduit à douter de l'existence des anses terminales de Valentin. Ses observations portèrent sur les muscles hyoïdiens de la grenouille, où il reconnut que les tubes nerveux, après s'être divisés dichotomiquement, se dépouillent de leur gaîne de myé-

[1] Reichert. *Ueber das Verhalten der Nervenfasern bei dem Verlauf, der Vertheilung und Endigung in einem Hautmuskel des Frosches.* Müller's Arch., 1851, p. 29.

[2] R. Wagner. *Neue Untersuchungen ueber den Bau und die Endigungen der Nerven.* Leipzig, 1847.

line, traversent le sarcolemme et viennent se perdre dans la substance musculaire.

La question en était là en 1862, et dans la plupart des traités classiques on figurait encore à cette époque les nerfs se terminant en anse dans l'intérieur des muscles. Mais, de 1862 à 1864, il parut une série de travaux qui modifièrent profondément les vues adoptées jusque-là, et parmi lesquels il convient de citer ceux de Kühne, de Margo, de Kölliker, de Rouget, de Krause, de Waldeyer, d'Engelmann et de Cohnheim.

En 1862, Kühne[1] publia ses premières recherches sur la terminaison des nerfs dans les muscles, et principalement des muscles de la grenouille. On savait à cette époque que Wagner avait cherché à démontrer le passage des tubes nerveux à travers le sarcolemme, et à établir ainsi leur communication directe avec la substance musculaire. On savait également que Doyère avait observé chez les Tardigrades l'union intime du nerf et du muscle. Aussi le fait sur lequel Kühne a insisté principalement, la pénétration du nerf sous le sarcolemme, n'était-il pas un fait nouveau; mais il ajouta cependant quelque chose, et même quelque chose d'important, aux observations anciennes. Au lieu de constater simplement que la fibre nerveuse arrive sur le faisceau musculaire, traverse le sarcolemme et se perd dans la substance striée, il reconnut que cette fibre forme, en se divisant et en se subdivisant, un système de fibres auquel il donna le nom de buisson terminal (*Endbusch*) et que nous appellerons buisson de Kühne. Il est nécessaire, en effet, de donner de suite un nom à cette figure singulière que la fibre nerveuse forme dans la fibre musculaire de la grenouille, parce que cette terminaison, dif-

[1] Kühne. *Ueber die peripherischen Endorgane der motorischen Nerven*. Leipzig, 1862.

férente de celle que nous rencontrerons chez les reptiles écailleux, les mammifères et les oiseaux, a été une de celles qui ont soulevé le plus de controverses, et qu'il en sera très-souvent question dans cet exposé historique et dans notre étude expérimentale.

Kühne alla plus loin encore. Il vit les branches de ce buisson se terminer chacune par un corps arrondi ou ovalaire qu'il nomma le bouton terminal et auquel il attribua une structure assez complexe, puisqu'il la compara à celle du corpuscule de Pacini.

A la même époque, un histologiste de Pesth, Margo[1], qui ne connaissait probablement pas le travail de Kühne, vit, comme cet auteur, la fibre nerveuse pénétrer à travers le sarcolemme pour se mettre directement en rapport avec la substance musculaire proprement dite. Mais, dans l'intérieur du faisceau primitif, il ne reconnut pas l'existence d'un buisson analogue à celui de Kühne et dont les branches se termineraient par des boutons. D'après lui, les fibres nerveuses se poursuivraient au delà et, en se divisant et en s'anastomosant entre elles, formeraient à l'intérieur du faisceau musculaire un réseau complexe, à mailles allongées suivant l'axe de ce faisceau. Les noyaux musculaires seraient logés dans l'épaisseur de ces fibres, soit à leurs points d'entre-croisement, soit en d'autres endroits de leur trajet, de sorte que tous les noyaux qui occupent l'intérieur du faisceau primitif appartiendraient soit aux fibres nerveuses, soit à leurs gaînes.

Margo partageait donc l'opinion de Wagner et de Kühne, en ce sens qu'il affirmait la pénétration du nerf sous le sarcolemme ; mais il différait de Kühne en ce que, au lieu

[1] Margo. *Ueber die Endigung der Nerven in der quergestreiften Muskelsubstanz*, 1862.

d'admettre, comme ce dernier, des extrémités libres, il croyait à l'existence d'un réseau sans terminaisons proprement dites. La question qui sépare ces deux histologistes est la même que nous avons déjà discutée à propos de l'organe électrique de la torpille; il s'agit toujours de savoir s'il existe ou s'il n'existe pas des terminaisons nerveuses libres.

Tous les histologistes cependant ne furent pas d'accord sur le premier point, celui sur lequel s'entendaient les trois observateurs que je viens de citer, je veux dire la pénétration de la fibre nerveuse sous le sarcolemme. Kölliker[1] fit à Kühne une forte opposition, et soutint que tout le buisson terminal, dont il ne contestait pas du reste l'existence, se trouve, non pas au-dessous du sarcolemme, mais à sa surface externe.

De son côté, Beale, qui faisait des recherches sur le même sujet, pour son propre compte plutôt que par esprit de critique, et qui appliqua à cette observation son réactif préféré, le carmin additionné de glycérine, que l'on a appelé carmin de Beale, crut voir les fibres nerveuses se terminer par un réseau. Mais, d'après lui, ce réseau serait à la surface de la fibre musculaire ou entre les différentes fibres, et jamais il ne se trouverait sous le sarcolemme.

Ainsi, Kölliker et Kühne d'une part, Margo et Beale de l'autre, ont des opinions semblables sur la forme, et différentes sur la situation de la terminaison nerveuse dans les muscles. Kölliker reconnaît l'existence du buisson de Kühne, mais il le place en dehors du sarcolemme. Beale admet avec Margo la terminaison en réseau, mais il soutient que ce réseau est à la surface du sarcolemme, et même entre les différents faisceaux primitifs.

Dans toute cette discussion, il est essentiel que je le

[1] Voy. Kölliker. *Traité d'histologie*.

fasse remarquer, il s'agissait seulement de la grenouille verte, ce qui n'empêchait pas Kühne d'étendre la portée de son observation, et d'admettre que chez les mammifères les terminaisons sont semblables à celles de la grenouille.

La discussion restait pendante, et il est probable qu'elle serait demeurée au même point si l'on avait continué à n'observer les faits que chez la grenouille. M. Rouget[1] a eu l'excellente idée, je dirai même la bonne fortune, d'étendre ses recherches à d'autres animaux. Il a choisi les reptiles écailleux, et ses premières observations ont porté sur un animal très-commun, le lézard gris, *Lacerta agilis* ou *muralis*. Les travaux de Rouget ont fait faire un grand pas à la question, je me plais à le reconnaître, bien que sur certains points nous ne soyons pas d'accord.

Examinant la distribution des nerfs dans les muscles du lézard, Rouget remarqua que les fibres à myéline, après s'être divisées et subdivisées de manière à constituer une arborisation complète, semblent se terminer par des extrémités libres entre les faisceaux. Poursuivant l'étude de ces extrémités, il reconnut qu'elles sont fixées au sarcolemme et qu'à ce niveau il existe sur le faisceau primitif une saillie, constituée par une masse granuleuse munie d'un certain nombre de noyaux et assez semblable à l'éminence que Doyère avait signalée. Rouget désigna cette masse granuleuse, placée au-dessous du sarcolemme, et dans laquelle vient se terminer la fibre nerveuse, sous le nom de plaque terminale.

Voici comment il comprend la constitution de cette plaque. La gaîne du nerf se confond avec le sarcolemme, de telle sorte que l'un est la continuation de l'autre; la myé-

[1] Rouget. *Note sur la terminaison des nerfs moteurs dans les muscles chez les reptiles, les oiseaux et les mammifères.* Comptes rendus de l'Académie des sciences. 28 septembre 1862. T. LV, p. 548.

line cesse brusquement; le cylindre-axe se poursuit et vient former à la surface de la substance contractile une lame ou plaque granuleuse qui, dit-il, présente la structure du cylindre-axe. Dans cette plaque et à sa surface se montrent des noyaux, qui sont les analogues de ceux de la gaîne du nerf.

Par conséquent, d'après Rouget, la plaque terminale serait une expansion du cylindre-axe. Comme il retrouva la même disposition chez les oiseaux et chez les mammifères, il en conclut que, chez les vertébrés en général, la fibre nerveuse se termine sur le faisceau musculaire par une plaque qui peut être considérée comme l'épanouissement terminal du cylindre-axe.

En 1863, Krause fit sur la terminaison des nerfs une communication préalable à la Société de Gœttingue. Dans la première partie de son mémoire[1], il ne paraît pas avoir connu le travail de Rouget. Ses recherches ont porté d'abord sur un seul muscle, le muscle rétracteur du globe de l'œil du chat. Ce muscle, dont il donne une description très-complète, est divisé en quatre faisceaux qui vont du trou optique jusqu'au globe oculaire; sur ces faisceaux minces et plats les terminaisons nerveuses sont aussi faciles à suivre que sur le muscle peaucier de la grenouille. Les observations de Krause l'ont amené à un résultat analogue à celui de Rouget, c'est-à-dire à admettre l'existence d'une plaque terminale; mais la priorité appartient incontestablement à ce dernier, dont le travail a paru un an auparavant. Du reste, il faut le reconnaître, la description de Krause ne correspond pas exactement à celle de Rouget, ainsi que cela ressortira de ce que je vais dire.

Reprenant l'ancienne idée de Wagner, Krause compare la

[1] Krause. *Ueber die Endigung der Muskelnerven.* Arch. f. rat. Medicin, 1863, t. XVIII, p. 136.

terminaison des nerfs dans les muscles à leur terminaison dans l'organe électrique de la torpille, et c'est ainsi qu'il justifie le nom de plaque terminale motrice (*motorische Endplatte*) qu'il donne, de même que Rouget, à cette terminaison; mais, pour lui, la plaque motrice n'est pas située sous le sarcolemme; elle en occupe la surface extérieure, et cette membrane la sépare de la substance contractile proprement dite. Sa constitution serait assez complexe. Au point qui correspond à l'arrivée du tube nerveux sur le faisceau primitif se trouve une sorte de capsule fibreuse munie de noyaux, qui peut être considérée comme une expansion de la gaîne du nerf. A l'intérieur de cette capsule, le cylindre-axe, ou, pour mieux dire, la fibre nerveuse sans moelle, se divise en donnant naissance à deux ou trois fibres pâles. Ces fibres pâles se trouvent logées dans une substance granuleuse qui remplit l'espace compris entre le sarcolemme et la capsule de la plaque. Krause les a observées très-distinctement, comme vous pouvez vous en convaincre par les dessins qu'il en donne et que je vous montre ici; il les figure se terminant par des extrémités renflées en forme de boutons.

C'était là un premier progrès réalisé dans la connaissance de la structure de la plaque terminale; cependant les faits observés par Krause ne furent pas reconnus par les autres histologistes. La même année, Kühne[1] intervint pour soutenir l'opinion de Rouget contre celle de Krause. Néanmoins il rejeta l'expression de plaque terminale et adopta celle de colline ou éminence de Doyère. Il nia l'existence des fibres pâles distinguées par Krause et admit avec Rouget que les noyaux de la plaque sont simplement les analogues des noyaux de la gaîne nerveuse.

[1] Kühne. *Ueber die Endigung der Nerven in den Muskeln*. Arch. de Virchow, 1863, t. XXVII, p. 508.

J'arrive au mémoire de Rouget[1], publié dans le *Journal d'anatomie et de physiologie* de 1862. Ce mémoire est accompagné d'une note de la Rédaction, qui indique qu'il a été livré à l'impression au commencement de décembre 1865 ; quant au fascicule qui le contient, il a paru en 1864.

Dans ce mémoire, Rouget s'occupe du travail de Krause et s'appuie sur l'autorité de Kühne pour soutenir que les fibres pâles découvertes par Krause n'existent pas, et que cet observateur a été trompé par une illusion d'optique ; la plaque terminale n'est qu'un simple épanouissement du cylindre-axe.

Je vous ai souvent fait remarquer, à propos des nerfs aussi bien qu'à propos de l'organe électrique, que les faits dont on n'est pas averti d'avance échappent à l'observation. Mais ici Kühne et Rouget étaient parfaitement avertis des faits qu'ils avaient à observer ; les fibres pâles étaient décrites et figurées par Krause. Comment se fait-il qu'ils n'en aient rien vu ?

Pour Rouget, la réponse est facile ; il travaillait avec des objectifs à petit angle d'ouverture, avec lesquels il était impossible de distinguer sans l'emploi de réactifs des parties élémentaires aussi délicates que les fibres de Krause. Mais je ne comprends pas comment Kühne ne les a pas reconnues. Il observait avec des lentilles à grand angle d'ouverture et parfaitement suffisantes pour distinguer les éléments dont il s'agit. Il est probable qu'il n'avait pas assez de confiance dans l'observation de Krause pour la contrôler avec toute la rigueur et toute l'impartialité nécessaires. Du reste, il suffit de lire son mémoire, où les personnalités abondent, pour remarquer que son esprit n'était pas libre de toute préoccupation.

[1] Rouget. *Mémoire sur la terminaison des nerfs moteurs.* Journal de la physiol., t. V, p. 574.

Pour décider Kühne à voir les choses telles qu'elles sont, il a fallu les résultats obtenus par Cohnheim à l'aide du nitrate d'argent. L'histoire des découvertes dues à l'application de cette méthode nous fait entrer dans la seconde partie de cet exposé. La première période, dont je vous ai entretenus jusqu'à présent, pourrait être appelée la période des acides, parce qu'elle correspond à l'époque où les recherches étaient faites surtout au moyen des acides : acétique, chlorhydrique, sulfurique, etc.

La première communication de Cohnheim sur la terminaison des nerfs dans les muscles date de 1863[1]; son travail complet n'a paru qu'en 1865 dans les *Archives de Virchow*[2]; mais lorsque Kühne écrivait son troisième mémoire, en 1864, il connaissait les recherches de Cohnheim, puisqu'il parle même des préparations de cet histologiste, et qu'il dit les avoir examinées. Ce sont ces préparations qui l'ont conduit à admettre une disposition analogue à celle qui avait été observée antérieurement par Krause.

Analysons brièvement ce nouveau mémoire de Kühne[3]. L'auteur trouve d'abord dans le travail de Cohnheim une confirmation de ses anciennes idées sur la terminaison des nerfs dans les muscles de la grenouille; nous y reviendrons plus loin. Puis il signale chez les reptiles une disposition intéressante qui correspond jusqu'à un certain point aux fibres pâles de Krause. En effet, dans le dessin qui accompagne son mémoire, Kühne représente la terminaison du cylindre-axe dans le faisceau musculaire sous la forme de ramifications arborisées, quelquefois anastomosées les unes

[1] Cohnheim, *Ueber die Endigung der Muskelnerven*. Centralblatt, 1863, p. 865.

[2] Cohnheim. *Ueber die Endigung der Muskelnerven*. Arch. de Virchow, t. XXXIV, p. 194.

[3] Kühne. *Ueber die Endigung der Nerven in den Nervenhügeln der Muskeln*. Arch. de Virchow, 1864, t. XXX, p. 187.

avec les autres, et en somme beaucoup plus complexes que celles que Krause avait admises.

Vous voyez que, pour la terminaison des nerfs dans les muscles comme pour la terminaison des nerfs dans l'organe électrique de la torpille, l'attention des observateurs a surtout été fixée par les résultats obtenus au moyen du nitrate d'argent. La disposition entrevue par Krause a été discutée et niée d'abord par Kühne et par Rouget. Mais, à partir du moment où Cohnheim eut démontré au moyen de l'argent l'existence de terminaisons ramifiées analogues à celles de Krause et encore plus complexes, tous les histologistes arrivèrent à les voir, même sans l'aide de ce réactif. C'est pour cela que, dans celui de ses mémoires dont nous nous occupons en ce moment, Kühne a donné, des terminaisons nerveuses dans les muscles observées sans le secours d'aucun réactif, des figures qui rappellent tout à fait celles de Cohnheim.

Dans le même mémoire de Kühne, nous trouvons la première description un peu complète de la structure de la plaque terminale. Cette description conduit l'auteur au schéma suivant : l'éminence nerveuse est logée dans une baie du sarcolemme; en arrivant dans cette baie, la fibre nerveuse abandonne sa gaîne, qui se confond avec celle du faisceau musculaire; la myéline cesse brusquement, tandis que le cylindre-axe forme une série de prolongements irréguliers et arborisés qui occupent la portion superficielle de l'éminence. Ainsi étalé et divisé, cet élément constitue la plaque terminale, c'est-à-dire que Kühne, reprenant cette expression qu'il rejetait une année auparavant, l'applique, non plus à l'éminence nerveuse tout entière, comme l'avaient fait Rouget et Krause, mais à sa portion cylindraxile seulement. Il est nécessaire de tenir compte du sens restreint que Kühne donne au nom de plaque terminale pour ne pas mal interpréter les indications de certains auteurs. Ainsi, lorsque Kühne lui-même fait remarquer, dans un passage de son mémoire, que certains réactifs fragmentent la plaque, il ne faut pas entendre cela de la plaque tout entière telle que la comprenait Rouget, mais simplement des ramifications du cylindre-axe.

Outre cette partie que Kühne nomme la plaque, l'éminence contient des noyaux qui appartiennent à la gaîne nerveuse, et plus profondément des noyaux clairs, arrondis ou ovalaires, noyés dans une substance granuleuse. Cette substance, avec les noyaux qu'elle contient, constituerait, d'après Kühne, la *semelle* de la plaque. L'éminence nerveuse présenterait donc à considérer en premier lieu la plaque et en second lieu la semelle de la plaque, et celle-ci unirait entre elles la substance nerveuse et la musculaire. Le tout serait enveloppé du névrilème qui se continuerait avec le sarcolemme.

La description donnée par Kühne est parfaitement précise; nous verrons plus tard si elle est conforme à la nature. Il est fâcheux seulement qu'il ait détourné le nom de plaque de son acception primitive. Jusqu'alors on appelait ainsi l'ensemble de l'éminence nerveuse, tandis que pour lui ce n'en est plus qu'une partie.

TRENTE-SEPTIÈME LEÇON

(3 MAI 1877)

Terminaison des nerfs dans les muscles striés.

REVUE HISTORIQUE (suite). — Résumé de la première et de la seconde période. — Discussions sur la terminaison des nerfs dans les muscles de la grenouille.

Troisième période : période de l'or. — Premier mémoire de Gerlach. — Sa méthode. — Ses conclusions : les plaques terminales n'existent pas. Il y a un réseau nerveux intravaginal. Tout ce qui est isotrope dans la substance striée est de nature nerveuse. Le faisceau musculaire est la terminaison contractile de la cellule nerveuse. — Difficulté de reproduire les résultats de Gerlach.

Mémoires d'Ewald et de Fischer. — Leurs conclusions : le réseau de Gerlach n'existe pas. Les lignes granuleuses colorées par l'or sont des traînées de granulations graisseuses. — Second travail de Gerlach. Il admet un plexus nerveux intravaginal.

ÉTUDE EXPÉRIMENTALE DE LA TERMINAISON DES NERFS DANS LES MUSCLES. — *Distribution des nerfs dans le muscle peaucier thoracique de la grenouille.* — Description du muscle peaucier. — Manière de le dégager et de l'enlever. — Modes divers de préparation : à l'état vivant ; avec l'acide acétique à 1 pour 100 ; avec la potasse caustique à 10 pour 100. — Tous ces procédés sont inférieurs à l'emploi de l'acide osmique. — Mode d'application de ce réactif. Résultats : divisions des tubes nerveux. Ces divisions s'observent sur tout le trajet des tubes nerveux et même dans l'intérieur du tronc d'origine. — Différence de cette disposition avec celle observée dans l'organe électrique de la torpille. — Irrégularité de la distribution. — Terminaisons. — Cause de l'erreur qui a fait admettre la terminaison en anses.

MESSIEURS,

J'ai commencé, dans la dernière leçon, à exposer l'historique de la terminaison des nerfs dans les muscles striés. Je vous rappellerai, en peu de mots, que la question a surtout été remise en discussion depuis 1862. Dans une première période, qui s'étend de 1862 à 1864, les histologistes ont fait des préparations par des procédés simples, la dissociation dans l'eau, dans le sérum ou dans des acides dilués; c'est ce que nous avons nommé la période des acides. Vous avez vu que Rouget d'abord, et Kühne ensuite, ont considéré la terminaison des nerfs dans les muscles des reptiles écailleux, des oiseaux et des mammifères, comme formée par une masse granuleuse, analogue à l'éminence de Doyère, et située au-dessous du sarcolemme; mais déjà à cette époque Krause avait reconnu que la terminaison du cylindre-axe n'est pas aussi simple, et que, après son entrée dans la plaque, il se divise en deux, trois ou quatre fibres qu'il désignait sous le nom de fibres pâles.

Nous avons vu ensuite que, dans une seconde période, période de l'argent, Kühne, après avoir examiné les préparations obtenues par Cohnheim à l'aide du nitrate d'argent, était arrivé à reconnaître, sans se servir de ce réactif, une disposition semblable à celle indiquée par Krause, mais plus compliquée. Dans la description complète qu'il donne de la terminaison des nerfs dans les muscles des lézards et des mammifères, il distingue une partie superficielle nerveuse, à laquelle il réserve le nom de plaque, et une partie profonde granuleuse parsemée de noyaux qu'il appelle la semelle de la plaque.

C'est là que nous en sommes restés. Dans le développement de cette question et pour ne pas en compliquer l'exposé, j'ai passé sous silence, avec intention, tout ce qui est relatif à la terminaison des nerfs dans les muscles de la grenouille. J'y reviens maintenant. Nous avons laissé (voy. p. 247)

Kühne et Kölliker discutant pour savoir si le buisson terminal est au-dessus ou au-dessous du sarcolemme. En comparant les figures que donnent ces deux auteurs, vous verrez qu'elles sont à peu près semblables, sauf qu'un certain nombre des branches qui, dans la figure de Kühne, sont au-dessous du sarcolemme, sont au contraire au-dessus de cette membrane dans la figure de Kölliker; il en représente même qui vont se rendre à des faisceaux voisins.

Rouget et Krause soutinrent que chez les batraciens il existe des plaques terminales comme chez les mammifères. Dans son second mémoire[1], Krause donne des figures qui représentent les plaques terminales chez la grenouille; mais ces figures sont faites de telle sorte qu'il est impossible de savoir à quel ordre de branches du buisson de Kühne elles correspondent et, d'après la description de l'auteur, il est même difficile de se rendre compte de ce qu'il a voulu représenter.

Quant à Rouget, si sa description n'est pas tout à fait précise, son dessin[2] est beaucoup plus net. Il est clair qu'il a observé la branche mère et les deux premières ramifications qui en naissent; mais il n'a rien distingué au delà. Aussi paraît-il bien difficile qu'il ait vu des plaques motrices, et cependant il affirme qu'il en existe. Pour Rouget, comme pour Krause, ces plaques terminales sont sans noyau ou n'en contiennent qu'un seul.

La question en était là, lorsque Cohnheim réussit à dessiner par l'imprégnation d'argent les terminaisons nerveuses des muscles de la grenouille. Kühne trouva dans les préparations de Cohnheim une preuve du siége de son buisson terminal en dedans du sarcolemme, et il y renvoie simple-

[1] Krause. *Ueber die Endigung der Muskelnerven.* Arch. f. rat. Med., 1863, t. XX, p. 1.

[2] *Loc. citat.*, fig. 17.

ment ses contradicteurs. Je ne discuterai pas ici la valeur que l'on doit accorder aux préparations de Cohnheim pour décider si les terminaisons motrices sont au-dessus ou au-dessous du sarcolemme; je m'en occuperai lorsque je ferai la critique de la méthode de l'argent dans ses applications spéciales à la terminaison des nerfs dans les muscles.

Après avoir ainsi complété l'historique des deux premières périodes par l'exposé des discussions sur la terminaison des nerfs dans les muscles de la grenouille, abordons maintenant la troisième, que l'on pourrait appeler la période de l'or. Cette période est tout à fait actuelle, car le travail de Gerlach[1], qui l'a inaugurée, date de 1874.

Gerlach employait depuis plusieurs années la méthode de l'or pour l'étude du système nerveux central. Il ne suivait pas exactement le procédé de Cohnheim, qui consiste à plonger les tissus frais dans une solution de chlorure d'or à 1 pour 200, et à provoquer ensuite la réduction par un séjour convenablement prolongé dans l'eau légèrement acétifiée. Il se servait du chlorure double d'or et de potassium, dont il prenait des solutions beaucoup plus étendues, dans lesquelles il laissait séjourner les objets plus longtemps. En traitant par des solutions très-faibles, à 1 pour 10 000, des coupes du cerveau et de la moelle épinière faites après durcissement dans le bichromate d'ammoniaque à 2 pour 100, il crut reconnaître qu'il existe dans la substance grise des centres nerveux un réseau extrêmement fin, comblant les espaces compris entre les cellules nerveuses et formé par les prolongements protoplasmiques ramifiés et anastomosés de ces cellules. Les cellules nerveuses possèdent, en effet, comme vous savez, outre le prolongement particulier qui ne se divise pas et que l'on nomme prolon-

[1] Gerlach. *Das Verhältniss der Nerven zu den willkürlichen Muskeln der Wirbelthiere.* Sitzungsber. der phys. med. Societät zu Erlangen, 1873, p. 97.

gement de Deiters, plusieurs autres prolongements qui se ramifient et que l'on appelle prolongements protoplasmiques.

Ces observations relatives au système nerveux central devaient conduire Gerlach, lorsqu'il appliqua le chlorure d'or à l'étude des terminaisons des nerfs dans les muscles, à chercher dans l'intérieur du faisceau musculaire un réticulum analogue. Il travailla avec une persistance et une patience considérables jusqu'à ce qu'il eût obtenu les résultats qu'il attendait. Je n'entrerai pas ici dans le détail de ses recherches, je vous indiquerai seulement les conclusions auxquelles il est arrivé.

La première et la plus importante de ces conclusions, c'est que les plaques terminales motrices n'existent pas. Le tube nerveux, après s'être divisé plusieurs fois, arrive au sarcolemme, le traverse et continue à se diviser dans l'intérieur du faisceau musculaire pour y former un réseau plus ou moins serré, à mailles longitudinales. Sous l'influence de l'or, tout ce réseau est dessiné en violet foncé, tandis que la substance striée a pris une teinte violette plus ou moins intense.

Comment Gerlach a-t-il compris la disposition et la structure de ce réseau, qu'il désigne sous le nom de réseau nerveux intravaginal? C'est surtout pour répondre à cette question, et pour discuter ensuite la manière de voir de cet histologiste, qu'il nous a été nécessaire de reprendre l'étude de la structure du faisceau musculaire strié. Je vous rappellerai que, dans les fibrilles de l'aile de l'hydrophile traitées par l'hématoxyline, la striation est produite par l'alternance de parties colorées et de parties incolores. Si j'ajoute que, dans un faisceau musculaire examiné à la lumière polarisée, toutes les parties qui se colorent par l'hématoxyline sont biréfringentes, et que toutes celles qui ne se colorent pas sont monoréfringentes ou isotropes, vous aurez les éléments nécessaires pour vous rendre compte de la manière de voir de Gerlach. Pour cet auteur, tout ce qui est biréfringent dans le faisceau primitif est de nature contractile, et tout ce qui est monoréfringent est de nature nerveuse; en d'autres termes, tout ce qui dans les préparations faites au moyen de l'hématoxyline est resté incolore appartiendrait aux terminaisons nerveuses.

D'après ce schéma, la substance nerveuse et la substance musculaire seraient intimement mélangées, et l'on pourrait considérer le faisceau strié comme un prolongement contractile de la cellule nerveuse. Cette conception paraît avoir été inspirée par la connaissance de la cellule neuromusculaire de l'hydre d'eau douce. Vous vous rappelez (voy. t. I, p. 11) ce que je vous ai dit de ces cellules; par leur corps et leur noyau, elles remplissent les fonctions d'une cellule nerveuse, tandis que leurs prolongements constituent la couche contractile du mésoderme. Je vous ai fait remarquer encore que, cette différenciation rudimentaire s'accusant à mesure que l'on remonte dans la série animale, la cellule nerveuse et la cellule musculaire, complétement individualisées, finissent par se trouver, chez les animaux supérieurs, à une grande distance l'une de l'autre; elles sont séparées par toute la longueur du nerf.

D'après la manière de voir de Gerlach, la différenciation serait loin d'être aussi complète, puisque dans toute l'étendue du faisceau primitif se trouverait disposée régulièrement une substance semblable à celle du cylindre-axe. Comme le cylindre-axe est lui-même un prolongement de la cellule nerveuse, il suit de là que cette cellule s'étendrait en réalité jusque dans l'intérieur du faisceau primitif, qu'elle en formerait une grande partie, et que les éléments contractiles seraient simplement interposés dans la masse nerveuse.

Cette théorie séduisante a attiré l'attention des histologistes et des physiologistes ; mais aujourd'hui on ne se contente plus de simples théories; on demande qu'elles soient appuyées sur des observations certaines.

Or, Gerlach avoue lui-même qu'il n'arrive à observer son réseau nerveux qu'une fois sur sept ou une fois sur dix, malgré qu'il se soit exercé longtemps à manier le chlorure d'or. Il ajoute même que, pour avoir quelque chance de réussir, il faut remplir plusieurs conditions et être servi par un concours de circonstances favorables. Il faut que l'on tue la grenouille en lui frappant la tête sur un plan résistant; puis, il faut attendre, pour enlever les muscles, un certain temps, qui varie, suivant la saison et suivant la température, depuis deux ou trois heures jusqu'à deux jours; il faut que les muscles ne soient plus contractiles, mais qu'ils ne soient pas encore rigides, car il y a, pour le succès de la réaction, un moment favorable unique, immédiatement avant la rigidité cadavérique. A ce moment, de petits fragments de muscle sont enlevés et placés dans la solution de chlorure double d'or et de potassium pendant un certain temps, puis transportés dans l'eau distillée. D'après la couleur qu'ils y prennent, on peut reconnaître à l'œil nu si l'on doit attendre quelque chose de bon de la préparation que l'on en fera; dans les cas heureux, le muscle est violacé par places, tandis que dans les autres points il est incolore. Les préparations, faites par une dissociation ménagée, sont conservées dans un mélange de glycérine et de gomme arabique. Enfin, lorsque toutes les conditions du succès se sont trouvées réunies, on arrive à distinguer un réseau dans l'intérieur du faisceau musculaire. Mais, d'après les dessins mêmes de l'auteur, ce réseau ne présente rien de bien caractéristique.

Malgré ces difficultés, comme la question offrait un grand

intérêt, et que, d'autre part, Gerlach est un observateur consciencieux qui s'est acquis en histologie une réputation considérable, plusieurs observateurs ont cherché à obtenir des résultats analogues à ceux qu'il avait annoncés.

Ils ont perdu bien des heures en de vaines recherches. Je ne prétends pas qu'il faille pour cela renoncer à l'emploi de l'or; ce réactif peut être très-utile, mais à la condition que l'on en contrôle les résultats à l'aide d'autres méthodes, comme nous l'avons fait dans l'analyse des lames de l'organe électrique. Alors seulement, en comparant tous ces résultats, nous pourrons en tirer une conclusion, et encore ne sera-t-elle peut-être pas définitive.

L'année dernière, en 1876, il a paru trois nouveaux mémoires sur la question qui nous occupe : l'un d'Ewald, un autre de Fischer, et enfin un second mémoire de Gerlach.

Le travail d'Ewald[1] a été entrepris surtout dans le but de vérifier les recherches de Gerlach. Cet auteur a employé le nitrate d'argent et le chlorure d'or. Au moyen de ces deux réactifs, dont il a cherché à régulariser l'application, il a obtenu des images, négatives avec le premier et positives avec le second. Il a donc pu, comme nous l'avons fait pour les terminaisons des nerfs dans les lames électriques de la torpille, comparer les résultats de ces deux genres de préparation. Mais, en faisant la critique du réseau de Gerlach, il est revenu aux idées anciennes, et il admet que les nerfs se terminent dans les muscles par des plaques ou, s'il s'agit de la grenouille, par des buissons terminaux. Quant au réseau intravaginal, Ewald déclare qu'il n'existe pas, et que Gerlach a pris pour des fibres nerveuses terminales les séries de granulations graisseuses qui existent

[1] Ewald. *Ueber die Endigung der motorischen Nerven in den quergestreiften Muskeln.* Pflüger's Archiv, vol. XII, 1876, p. 15.

dans l'intérieur d'un certain nombre de faisceaux primitifs de la grenouille.

Fischer[1] a cherché à appliquer à l'étude des terminaisons une méthode imaginée par Löwit. Je vous indiquerai plus tard tous les détails de cette méthode; aujourd'hui, je me contenterai de vous signaler les conclusions auxquelles Fischer est arrivé et qui sont absolument les mêmes que celles d'Ewald. Le réseau intravaginal n'existe pas : les parties colorées en violet par l'or ne sont autre chose que des traînées de granulations graisseuses.

Dans son second mémoire, Gerlach[2] fait une retraite honorable. Il soutient bien encore qu'il y a continuité entre l'élément nerveux et l'élément musculaire, mais il reconnaît que le réseau intravaginal n'existe pas tel qu'il l'avait décrit et figuré.

Modifiant un peu sa méthode, il est arrivé à séparer du faisceau musculaire des tranches qui représentent chacune un certain nombre de disques superposés. Lorsque l'une de ces tranches se présente obliquement dans la préparation, il est possible d'y observer le faisceau à la fois suivant son épaisseur et suivant sa longueur. Or, sur la vue longitudinale, on y remarque un certain nombre de lignes violettes parallèles à son axe, et, quand on les suit jusqu'à leur terminaison sur la coupe transversale, on reconnaît qu'elles aboutissent aux points d'entre-croisement d'un réseau dessiné en violet dans l'épaisseur du faisceau.

Si vous jetez un coup d'œil sur la figure du mémoire de Gerlach, que je vous présente ici, vous reconnaîtrez que ce réseau limite exactement les champs de Cohnheim,

[1] Fischer. *Ueber die Endigungen der Nerven im quergestreiften Muskel der Wirbelthiere.* Arch. f. microsc. Anat., t. XIII, 1876, p. 365.

[2] J. Gerlach. *Ueber das Verhältniss der nervoesen und contractilen Substanz des quergestreiften Muskels.* Arch. f. micr. Anat., t. XIII, 1876, p. 399.

tandis que les lignes observées sur la longueur du faisceau musculaire séparent les uns des autres les cylindres primitifs de Leydig.

Rappelez-vous ce que je vous ai dit il y a quelques jours sur la structure du faisceau primitif (voy. p. 219) et vous serez convaincus que les parties colorées ici par l'or ne sont autre chose que les manchons de protoplasma dans lesquels sont contenus les cylindres primitifs et les fibrilles de la substance striée. Gerlach, qui, dans sa description, attribue également à ces parties violettes la forme de manchons, les considère comme formant un plexus nerveux intravaginal.

Ce n'est pas sans raison que, dans ce second mémoire, il a remplacé le nom de réseau par celui de plexus; un plexus en effet peut présenter les formes les plus variées et n'en demeurer pas moins un plexus. Rien ne prouve que ce plexus soit de nature nerveuse; la coloration violette que l'or y produit ne suffit pas à l'établir, puisque sous l'influence du même réactif cette coloration se manifeste sur beaucoup d'éléments qui ne sont pas de nature nerveuse; d'autre part, la connexion entre ce plexus et une fibre nerveuse arrivant au faisceau primitif n'est pas établie d'une façon certaine.

Je ne poursuis pas plus loin cette critique des travaux de Gerlach. Je la compléterai plus tard au moyen de l'observation des faits; c'est la méthode que j'ai toujours suivie et qu'il convient d'appliquer encore.

Avant de nous occuper des terminaisons proprement dites, c'est-à-dire de l'abouchement du tube nerveux avec le faisceau primitif auquel il est destiné, nous devons remonter un peu plus haut et examiner une première question, qui est, pour ainsi dire, comparativement à l'autre, du domaine de l'anatomie macroscopique : la distribution des tubes nerveux dans un muscle. Nous choisirons à cet effet le muscle peaucier thoracique de la grenouille. Si je me limite à cet objet d'étude, je ne veux pas dire qu'il faille toujours procéder ainsi ; je crois, au contraire, que l'on peut et que l'on doit en général porter ses recherches sur un grand nombre d'objets, afin d'avoir une vue d'ensemble fondée sur une plus grande quantité de faits. Mais, dans la critique expérimentale que nous entreprenons ici, il est meilleur de se restreindre. Or, comme Reichert, qui a le premier étudié cette distribution, a fait ses recherches sur le muscle peaucier thoracique, et que ce muscle est en effet excellent pour l'examen de la distribution des nerfs, nous nous y tiendrons.

Il est vrai que, antérieurement à Reichert, Jean Müller et Brücke ont choisi pour leurs études sur le même sujet les muscles de l'œil du brochet, qui sont assez favorables pour l'observation ; mais nous préférons le muscle de la grenouille, parce que cet animal est très-commun, qu'il est très-facile de se le procurer, et que chacun de vous pourra sans peine vérifier les résultats dont je vais vous parler maintenant.

Le muscle peaucier thoracique de la grenouille s'insère sur le sternum ; de là il se dirige obliquement d'arrière en avant et de bas en haut pour aller s'insérer à la peau. Sur de petites grenouilles, il est si transparent et si mince qu'on le reconnaît à peine et qu'on est tenté de le prendre pour un feuillet de tissu conjonctif. Le muscle peaucier gauche est réuni à celui du côté droit par une mince membrane, de sorte que leur ensemble forme une cloison qui sépare la cavité connective sous-hyoïdienne du sac lymphatique abdominal antérieur. Cette séparation, je vous le dis ici par avance, est incomplète, c'est-à-dire qu'entre les faisceaux musculaires il existe une série de fentes cloisonnées à travers lesquelles peut se faire le passage de la lymphe.

Pour dégager le muscle peaucier et en faire ensuite l'extension, voici comment il faut procéder. La grenouille étant immobilisée au moyen du curare ou du chloroforme, elle est étendue sur une lame de liége, où elle est fixée par des épingles implantées dans les extrémités des bras, des jambes et du maxillaire, de manière à être maintenue fortement en extension; les bras doivent être étendus en croix perpendiculairement à l'axe du corps. Cela fait, on pratique à la peau une incision longitudinale depuis la symphyse pubienne jusqu'à l'os maxillaire; à la partie moyenne de l'abdomen, on fait partir de cette première incision une seconde incision transversale, et, par une troisième incision longitudinale partant de l'extrémité de la seconde et allant jusqu'au creux de l'aisselle, on détache un lambeau de peau en volet. Si l'on saisit avec une pince l'extrémité de ce lambeau et qu'on le relève, on remarque un point d'arrêt; c'est à ce niveau que se fait l'insertion supérieure ou cutanée du muscle peaucier thoracique. En tirant un peu sur la peau en même temps qu'on la soulève, on fait apparaître la lame musculaire dans son entier. Puis, avec de petits ciseaux courbes sur le plat, on pratique sur un de ses bords une incision par laquelle il pénètre de l'air entre elle et la couche sous-jacente, ce qui permet de mieux apprécier l'étendue et la limite inférieure du muscle. Il est dès lors facile de le dégager de toutes ses insertions, ce qu'il faut faire avec soin, surtout pour son bord externe, parce que c'est au niveau de ce dernier que pénètre le rameau nerveux qui s'y distribue.

Ainsi détaché, le muscle est étalé sur une lame de verre, sur laquelle il faut avoir soin de l'appliquer par sa face antérieure, car c'est sur sa face postérieure que se ramifie le nerf. Il y est maintenu à l'abri de la dessiccation au moyen de l'haleine, jusqu'à ce qu'on l'ait recouvert d'une lamelle ou immergé dans un réactif, suivant la préparation que l'on se propose d'en faire.

Le procédé le plus simple consiste à examiner les tissus à l'état vivant sans addition d'aucun réactif. A cet effet, lorsque le muscle est disposé sur la lame et recouvert de la lamelle, cette dernière est simplement bordée à la paraffine, pour éviter la dessiccation.

Dans un second mode de préparation, le muscle, avant d'être examiné, est traité par une solution d'acide acétique à 1 pour 100. Je ne vous recommande pas cette méthode, qui est bien inférieure à la précédente.

Une troisième méthode, qui lui est préférable, consiste dans l'emploi de la potasse à 10 pour 100. Ce réactif, rendant le muscle très-transparent, permet une bonne observation de la distribution du nerf. Cependant les réparations faites à l'aide de cette méthode sont loin d'être aussi nettes que celles que l'on obtient par le procédé suivant que je vais appliquer devant vous.

Je commence par insensibiliser la grenouille en l'immergeant dans l'eau chloroformée; puis je l'étends sur une lame de liége, les bras en croix. Je lui injecte alors sous la peau de la région thoracique, au moyen de la seringue hypodermique, un demi-centimètre cube environ d'une solution d'acide osmique à 1 pour 100. Comme j'ai introduit très-peu de la solution et par conséquent très-peu d'eau, j'évite l'action nocive de ce dernier liquide. Au lieu de pratiquer l'injection sous la peau, j'aurais pu aussi faire pénétrer la canule de la seringue sous le grand pectoral, de manière à atteindre le muscle peaucier par sa face postérieure. Il m'est maintenant très-facile de détacher ce muscle. Il n'est que légèrement teinté, mais il est devenu rigide; je le mets dans l'eau, il y flotte comme un voile.

Les meilleures préparations sont celles que l'on obtient en plaçant directement le muscle ainsi fixé entre la lame et la lamelle sans addition d'aucun liquide, de telle façon que les éléments sont simplement plongés dans le mélange d'acide osmique et de plasma. Dans ces conditions, les faisceaux musculaires sont parfaitement nets et montrent leur double striation très-régulière; sur leur fond légèrement jaunâtre, les nerfs, d'une teinte grise plus ou moins foncée, sont bien distincts.

A l'aide d'un faible grossissement, on reconnaît que dans le muscle peaucier il n'entre qu'un seul nerf : c'est celui que Reichert signale et qu'il dit être composé de huit à dix tubes nerveux; je crois pourtant qu'il en contient d'habitude un nombre un peu plus considérable. Du reste, le nombre exact des tubes qui constituent le nerf à son entrée dans le muscle et celui des ramifications terminales nous importent peu au point de vue ou nous nous plaçons en ce moment; il nous suffit de savoir qu'il y a seulement quelques tubes dans le nerf d'origine, tandis que les dernières ramifications nerveuses sont très-abondantes. Vous serez frappés de ce fait dès le premier coup d'œil jeté sur la préparation.

Si nous étudions de plus près la manière dont s'opère la multiplication des tubes nerveux, nous constaterons qu'elle se fait par division. Ces divisions commencent dans le tronc nerveux lui-même, où, grâce à la netteté que l'acide osmique donne aux tubes à myéline, il nous est facile de les constater; elles se font toujours au niveau des étranglements annulaires. Plus loin, et surtout lorsqu'ils sont isolés, les tubes nerveux présentent des divisions encore plus fréquentes (voy. Pl. VI, fig. 7). Tantôt un tube nerveux se divise en deux tubes égaux ou à peu près égaux (*a*, Pl. VI, fig. 7); tantôt il donne naissance, au niveau d'un étranglement, à un tube beaucoup plus grêle, tout en conservant à peu près le même diamètre; tantôt enfin il émet à la fois, toujours au niveau d'un étranglement, trois et même quatre nouveaux tubes.

Cette division successive, qui se poursuit dans toute l'étendue du nerf jusqu'à ses dernières ramifications, prend un intérêt particulier si on la compare à celle des tubes nerveux dans les nerfs de l'organe électrique de la torpille. Vous vous souvenez, en effet, que, dans tout leur trajet, les nerfs de cet organe ne présentent aucune division avant leur ramification subite en douze à vingt branches pour constituer les bouquets de Wagner.

J'attirerai également votre attention sur la grande irrégularité de la répartition des tubes nerveux dans les muscles. C'est ainsi que parfois un tube nerveux parcourt, après sa dernière division, un très-long trajet pour se rendre au faisceau primitif dans lequel il se termine, tandis que d'autres fois ce trajet est très-court. Il y a loin de cette disposition complexe et variable, dont on se rendra bien compte en regardant la fig. 7 de la Pl. VI, à la régularité admirable de la distribution nerveuse dans les lames électriques.

Sur les préparations du muscle peaucier de la grenouille faites au moyen de l'acide osmique, on reconnaît avec la plus grande facilité les points où s'arrête la gaîne médullaire des tubes nerveux; au delà, on ne distingue rien, et dès lors on pourrait être conduit à croire que l'on observe une véritable terminaison nerveuse. Cependant il n'en est pas ainsi, comme vous en jugerez par la suite.

Lorsque vous examinerez la préparation que je mets maintenant sous vos yeux, vous vous demanderez comment les anciens histologistes ont pu croire à des terminaisons en anses, alors cependant que les terminaisons libres sont si nettement indiquées. Leur erreur tient d'une part à ce qu'ils n'avaient pas de bons objectifs et qu'ils n'employaient pas de bonnes méthodes, et de l'autre, à ce que dans leur trajet les faisceaux nerveux, ainsi que vous pourrez le reconnaître, constituent des plexus et s'envoient l'un à l'autre des branches anastomotiques. Ces plexus et les anses de réunion que forment leurs anastomoses se voient du premier coup d'œil sur des préparations faites avec n'importe quelle méthode. C'est pour cela que les histologistes, frappés tout d'abord de cette disposition, ont été portés à admettre la terminaison en anses.

TRENTE-HUITIÈME LEÇON

(8 MAI 1877)

Terminaison des nerfs dans les muscles striés.

Distribution des nerfs dans le muscle peaucier thoracique de la grenouille (suite). — Description du tronc nerveux arrivant au muscle. — Gaîne lamelleuse qui l'entoure et qui se divise pour fournir des gaînes à ses ramifications. — Gaîne de Henle accompagnant chaque tube nerveux isolé. — Gaîne de Schwann étroitement appliquée sur la myéline et reconnaissable seulement aux étranglements annulaires. — Distinction du noyau du segment et des noyaux de la gaîne de Henle. — Rapport de la longueur des segments avec le diamètre des tubes.

Nécessité de toutes ces notions pour comprendre la terminaison proprement dite des tubes nerveux dans les faisceaux primitifs. — Confusion faite par les auteurs entre la gaîne de Henle et la gaîne de Schwann. — Choix des objets d'étude.

Étude de la terminaison nerveuse dans les muscles de l'hydrophile. — Observation à l'état vivant. — Manière d'opérer : Dissociation dans le plasma de l'animal. — Résultat : La gaîne nerveuse (unique chez l'insecte) se continue avec le sarcolemme. — Le cylindre-axe se divise en fibrilles qui embrassent en entonnoir une éminence de substance granuleuse. — Noyaux à la base de cette éminence. — Préparations persistantes au moyen de l'alcool absolu et du picrocarminate : Nombre variable des noyaux. — Situation de la terminaison sous le sarcolemme.

Étude de la terminaison nerveuse dans les muscles du lézard. — Analogie de cette terminaison avec celle des vertébrés supérieurs. — Avantages du choix de cet animal : Ses muscles restent longtemps vivants à la température ordinaire. — Raison pour laquelle il faut préférer les muscles de la cuisse.

Étude au moyen de l'acide chlorhydrique à 1 pour 1000. — Action de ce réactif : Il coagule la myosine, puis la transforme en syntonine. — Résultats : La gaîne de Henle se continue avec le sarcolemme. — Impossibilité de rien distinguer de net dans la plaque motrice.

Étude au moyen du nitrate d'argent. — Description exacte du procédé. — Explication des images négatives qu'il donne et appréciation de leur valeur.

MESSIEURS,

En étudiant dans la dernière leçon la distribution des nerfs dans le muscle peaucier de la grenouille, je vous ai montré que les tubes nerveux semblent se terminer par des extrémités libres, légèrement renflées ou un peu effilées, à la surface des faisceaux primitifs. Avant de poursuivre au moyen d'autres méthodes l'examen des terminaisons proprement dites des nerfs du muscle peaucier, je dois vous donner quelques indications sur la structure de ces tubes. Je reviendrai d'abord sur des notions que vous possédez déjà et j'en ajouterai de nouvelles; elles vous sont toutes indispensables pour comprendre les faits que vous observerez.

Si vous examinez le nerf qui se distribue au muscle peaucier, au niveau du point où il a été sectionné, vous reconnaîtrez facilement, surtout sur une préparation colorée au carmin, qu'il est enveloppé d'une gaîne lamelleuse à plusieurs couches. En le suivant ensuite dans son trajet, vous constaterez que, partout où il se divise, la gaîne lamelleuse se divise également pour donner une gaîne semblable ou plus mince à chacun des rameaux secondaires. Enfin, lorsque vous serez arrivés au point où les tubes nerveux sont isolés, vous verrez ces tubes enveloppés d'une expansion de la gaîne lamelleuse réduite à sa forme la plus simple, à ce que j'ai appelé la gaîne de Henle.

Cette gaîne apparaît comme un tube membraneux anhiste, présentant des noyaux sur sa face profonde.

Lorsqu'un tube nerveux isolé, muni de sa gaîne de Henle, se divise en deux, cette gaîne se divise également pour accompagner les deux nouveaux tubes; c'est-à-dire qu'elle se comporte sur les tubes nerveux isolés comme la gaîne lamelleuse se comporte sur le nerf.

Quant à la gaîne de Schwann, elle est d'une si grande minceur et si exactement moulée sur la gaîne de myéline qu'il est impossible de la distinguer. Cependant on peut être assuré qu'elle existe, car partout où un tube nerveux se montre divisé en segments interannulaires, il est nécessairement enveloppé de la membrane de Schwann. Par conséquent, autour des tubes isolés que vous voyez contenus dans une gaîne bien distincte, la gaîne de Henle, il existe encore une gaîne de Schwann, appliquée exactement sur eux.

La division d'un tube nerveux se fait toujours au niveau d'un étranglement annulaire ; c'est une loi sur laquelle j'ai eu l'occasion d'insister à plusieurs reprises dans le cours de ces leçons (voy. p. 122) et à laquelle je n'ai pas rencontré d'exception.

Les noyaux des segments interannulaires sont faciles à distinguer de ceux de la gaîne de Henle lorsque celle-ci est distante du tube nerveux qu'elle entoure ; aussi faut-il choisir des tubes où cette disposition se présente, lorsque l'on veut faire l'examen comparatif de ces deux espèces de noyaux. Les noyaux des segments interannulaires ne sont pas toujours situés exactement au milieu de ces segments ; ils sont plus près tantôt de l'une, tantôt de l'autre de leurs extrémités. Je vous ai signalé une disposition analogue dans les nerfs de l'organe électrique de la torpille, au voisinage de leur terminaison (voy. p. 121).

Une dernière considération relative à la structure des tubes nerveux qui se rendent aux faisceaux musculaires a trait au rapport de leur diamètre avec la longueur des segments qui les composent. Ce rapport peut être reconnu surtout dans les points où d'un seul tube nerveux il en naît à la fois un certain nombre, trois par exemple, comme dans la figure 7, Pl. VI ; lorsque ces nouveaux tubes ont des diamètres inégaux, comme il arrive souvent, on constate que c'est celui qui a le diamètre le plus grand qui présente les segments les plus longs, tandis que le plus mince a les segments les plus courts. Si l'on suit un tube nerveux vers la périphérie, on reconnaît que ses segments sont de plus en plus courts à mesure qu'il se divise et que son diamètre diminue.

Toutes les notions que je viens de vous rappeler sont indispensables pour comprendre comment se comportent les nerfs musculaires à leur terminaison. Les différents auteurs dont je vous ai parlé dans l'historique de cette question ne connaissaient pas les étranglements annulaires et les segments interannulaires. N'ayant ainsi aucun moyen de distinguer la gaine de Schwann de la gaîne de Henle, ils ne pouvaient pas déterminer ce qui appartient à l'une et à l'autre. Ils ne se rendaient même pas compte de l'existence de ces deux gaînes, qu'ils confondaient sous le nom commun de gaîne nerveuse ou de névrilème, par exemple lorsqu'ils disaient que le sarcolemme se continue avec la gaîne du nerf; cette indication ne saurait vous suffire, puisque vous connaissez maintenant deux gaînes du nerf parfaitement distinctes l'une de l'autre.

Nous devrons faire intervenir ces notions nouvelles dans l'étude que nous allons faire de la terminaison des nerfs dans les muscles. A leur aide, nous pourrons peut-être découvrir certains faits qui ont échappé à nos devanciers, et mieux comprendre ceux qu'ils ont observés seulement d'une manière incomplète.

Abordons maintenant l'analyse des terminaisons motrices proprement dites. Nous pourrions continuer à prendre pour objet d'étude le muscle dans lequel nous venons d'examiner la distribution des nerfs, le peaucier thoracique de la grenouille ; mais il nous présenterait certaines difficultés qu'il est préférable de ne pas aborder de front, et que nous tournerons en commençant par observer la terminaison des nerfs dans les muscles d'autres animaux.

Je me propose, dans les recherches que nous allons entreprendre, de suivre une marche historique, c'est-à-dire d'étudier en premier lieu les muscles que les histologistes ont choisis d'abord pour leurs observations, et d'employer les méthodes qu'ils ont indiquées; puis d'examiner la valeur des différents réactifs et des différents procédés dans l'ordre même où ils ont été successivement appliqués à l'analyse des terminaisons motrices. Je n'en mettrai pas moins en pratique la méthode expérimentale, que j'ai suivie jusqu'ici. Je soumettrai à votre examen des préparations faites sur des muscles bien déterminés au moyen de méthodes bien définies, et, lorsque nous en aurons étudié ensemble un certain nombre, nous chercherons à nous rendre compte de ce que les terminaisons motrices présentent de commun et de différent chez les diverses espèces d'animaux, et à en tirer quelques conclusions plus générales.

Les premiers faits relatifs à l'union des nerfs et des muscles ont été observés chez les articulés. Je choisirai également comme premier objet d'étude les muscles d'un insecte, ceux de l'hydrophile. Ce n'est pas que les terminaisons des nerfs dans les muscles se montrent plus nettement chez cet insecte que chez les autres; mais, comme on peut se le procurer en toute saison et que l'on en conserve habituellement dans les laboratoires, c'est celui qu'il convient de préférer.

Il ne peut être question chez cet animal de la terminaison d'une fibre nerveuse à myéline dans un faisceau strié, attendu que les insectes ne possèdent pas de fibres nerveuses à myéline. Leurs nerfs sont constitués par une ou plusieurs fibres qui sont elles-mêmes composées d'un certain nombre de cylindres-axes groupés en faisceau et enveloppés d'une gaîne commune.

Pour nous rendre compte de la manière dont ces nerfs

se terminent, nous allons faire une première expérience. Je prends dans ce baquet un hydrophile, et, après l'avoir soigneusement essuyé, je lui arrache une des pattes postérieures. Vous voyez s'écouler de la plaie une certaine quantité du liquide cavitaire de l'animal, surtout au moment où je le presse entre le pouce et l'index appliqués sur ses faces ventrale et dorsale; je recueille ce liquide sur une lame de verre. Puis, ouvrant la carapace du premier article de la patte, j'enlève des faisceaux musculaires, je les place dans le liquide recueilli et je les dissocie avec les aiguilles. Je recouvre d'une lamelle, et la préparation est prête pour l'examen. Elle contient un grand nombre de faisceaux primitifs vivants, présentant des ondulations variées. Au bout de peu de temps, ces mouvements s'arrêteront dans la plupart d'entre eux, et vous distinguerez alors parfaitement, sur ceux qui seront tendus, la double striation transversale.

En observant avec soin le bord de ces fibres musculaires, vous y verrez arriver des trachées et des nerfs. Vous reconnaîtrez sans peine les premières à leurs fibres spirales et à l'air qu'elles contiennent et qui les fait paraître noires. Quant aux nerfs, ils sont caractérisés nettement, à un fort grossissement, par leur gaîne enveloppante. Cette gaîne est unique chez les insectes; il n'y a donc pas lieu de discuter si c'est la gaîne de Schwann ou la gaîne de Henle. Dans son milieu se distingue le cylindre-axe, qui apparaît manifestement strié en long quand l'examen est fait avec un bon objectif sec donnant un grossissement de 500 diamètres. Ce cylindre-axe aboutit à une éminence, qui n'est autre que l'éminence découverte par Doyère chez les tardigrades.

Ce fait étant reconnu, nous devons nous demander comment se comportent la gaîne du nerf et le cylindre-axe au niveau de cette éminence. Le cylindre-axe s'épanouit-il simplement dans l'éminence, comme le pense Rouget, ou se continue-t-il en deux ou trois fibres pâles, comme l'a dit Krause, ou enfin présente-t-il un arrangement plus compliqué, analogue à celui qui a été décrit par Kühne et par Cohnheim ?

Ces questions peuvent déjà être résolues en grande partie par l'étude des faisceaux musculaires des pattes de l'hydrophile à l'état vivant. Les nerfs qui se distribuent dans ces faisceaux sont extrêmement nombreux, et chacun d'eux reçoit plusieurs fibres nerveuses qui s'unissent à lui sur différents points de sa surface et dans différents plans. Pour faire une observation convenable, il faudra choisir une fibre nerveuse qui arrive exactement au bord du faisceau musculaire, ou, pour parler plus exactement, au niveau de sa coupe optique. Il est indispensable également que ce faisceau soit à l'état d'extension. En effet, s'il est rétracté, l'éminence, qui adhère à une portion de sa surface, se trouve par le fait ramassée sur elle-même, et il est impossible d'en distinguer nettement la disposition. Si, au contraire, le faisceau sur lequel elle est appliquée est assez tendu pour que sa double striation soit très-apparente, l'éminence est étalée en surface, et elle se montre avec tous ses détails, comme dans la préparation qui est placée sous vos yeux.

Lorsqu'elle arrive sur l'éminence terminale, la fibre nerveuse s'élargit ; sa gaîne se confond avec le sarcolemme, tandis que le cylindre-axe se décompose en ses fibrilles constitutives. Celles-ci s'écartent les unes des autres et se répandent à la surface d'un cône de matière granuleuse, parfois muni d'un noyau et qui se confond avec une couche protoplasmique extrêmement mince étendue sur toute la surface du faisceau musculaire. Vous pourrez suivre les fibrilles cylindraxiles jusqu'à la base de ce cône, mais il n'est pas possible de les distinguer au delà. La masse granuleuse de l'éminence ne saurait donc être considérée comme un épanouissement du cylindre-axe.

A la base de l'éminence, il existe le plus souvent, comme Kühne et Margo l'ont indiqué, des noyaux en assez grande abondance; mais leur nombre n'est pas constant, et vous verrez même, sur une des préparations que je soumets à votre examen, une terminaison nerveuse au niveau de laquelle il n'en existe aucun.

La méthode que j'ai employée pour faire cette préparation permet d'apprécier le siége et le nombre des noyaux. Après avoir arraché à l'animal une de ses pattes, on introduit dans l'extrémité détachée de cette patte la canule d'une seringue hypodermique, au moyen de laquelle on y injecte de l'alcool absolu. Les faisceaux musculaires se trouvent ainsi fixés instantanément dans leur forme, et il est facile ensuite, en coupant la carapace en plusieurs points, de les séparer au moyen des aiguilles. On doit pratiquer sous l'eau cette dernière partie de l'opération ; ce liquide n'exerce plus aucune action nocive sur les éléments délicats lorsqu'ils ont été fixés par l'alcool. Une fois isolées, les fibres musculaires sont colorées au moyen du picrocarminate, lavées à l'eau pour enlever l'excès de la matière colorante et montées dans la glycérine additionnée de 1 pour 100 d'acide formique. Dans ce liquide conservateur, les préparations s'améliorent avec le temps. D'autre part, il arrive souvent que, sous l'influence de l'acide, le sarcolemme est soulevé et détaché de la surface sous-jacente, ce qui permet de reconnaître que l'éminence de Doyère est bien réellement au-dessous de cette membrane et attachée directement à la substance striée.

En résumé, ces premières observations faites sur les muscles de l'hydrophile nous ont permis de nous assurer de deux faits : l'éminence motrice est sous le sarcolemme ; la substance granuleuse dont elle est constituée n'est pas un épanouissement du cylindre-axe.

Pour aller plus loin, il faut s'adresser à d'autres objets d'étude. Passons aux vertébrés, et parmi eux choisissons le lézard. Rouget a fait ses observations sur le lézard gris (*L. muralis*) ; Kühne a préféré le lézard vert (*L. viridis*). La différence entre les deux espèces, au point de vue de la terminaison des nerfs dans les muscles striés, n'est pas considérable. J'ajouterai même que la terminaison motrice chez le lézard diffère très-peu de celle des vertébrés supérieurs ; aussi la description que je vais en faire s'appliquera-t-elle aux mammifères dans presque tous ses détails.

Les reptiles écailleux conviennent bien pour ces recherches. Comme ce sont des animaux à sang froid, leurs muscles et leurs nerfs restent à l'état vivant assez longtemps après avoir été enlevés, et peuvent être examinés dans cet état sans qu'il soit besoin de recourir à l'emploi de la platine chauffante. De plus, certains muscles des lézards présentent une disposition particulière, grâce à laquelle il est possible d'isoler aisément des faisceaux primitifs munis de leurs terminaisons nerveuses.

Les muscles que je vous conseille de choisir ne sont pas les muscles intercostaux ou ceux de la queue, que recommande Rouget. Ces muscles ont, il est vrai, comme cet auteur le dit, l'avantage d'être très-courts et par conséquent de ne pas exiger de nombreuses recherches pour trouver les terminaisons nerveuses ; mais ils ne conviennent pas lorsqu'on se propose d'isoler complétement leurs faisceaux primitifs, parce que ces derniers sont maintenus ensemble par un trop grand nombre de rameaux nerveux. Dans les muscles de la cuisse, au contraire, les tubes nerveux parcourent souvent un assez long trajet depuis le tronc nerveux dont ils proviennent jusqu'au faisceau primitif auquel ils sont destinés; il suit de là que, dans un petit fragment de muscle enlevé avec les ciseaux, il se trouvera fréquemment des faisceaux musculaires dont les fibres afférentes, isolées de toutes leurs connexions, ne seront ni rompues ni tiraillées lors de la dissociation.

Dans l'exposé des diverses méthodes au moyen desquelles on peut étudier la terminaison nerveuse, je suivrai, comme je vous l'ai dit, l'ordre historique. Néanmoins, je réserverai l'étude des faisceaux musculaires examinés à l'état vivant sans aucun réactif, parce qu'il est presque impossible de se retrouver dans l'image qu'y présentent les terminaisons nerveuses à moins d'avoir une connaissance préalable de ces dernières.

Nous procéderons ici comme nous l'avons fait déjà pour l'analyse de la terminaison des nerfs dans l'organe électrique de la torpille. Quand nous aurons acquis, au moyen de méthodes diverses, des notions aussi exactes que possible sur la constitution des différentes parties de l'éminence terminale, nous les vérifierons en faisant l'examen des fibres musculaires dans leur propre plasma.

Commençons donc par étudier les terminaisons motrices sur des préparations obtenues au moyen des acides faibles. Celui qui a été le plus souvent employé, depuis que Margo l'a recommandé pour cet usage, est l'acide chlorhydrique à 1 pour 1000. Comme vous le savez, l'acide chlorhydrique décompose la myosine et la transforme en syntonine. Si l'on met, comme je l'ai fait ici, de petits fragments de muscles de lézard dans quelques centimètres cubes de la solution d'acide chlorhydrique, on constate qu'ils deviennent d'abord opaques; cet effet est dû à la coagulation de la myosine. Mais ensuite ils deviennent transparents, parce que le réactif, continuant à agir, produit de la syntonine qui se dissout à mesure. Comme cette action s'exerce progressivement de la périphérie au centre, les fragments de muscle, s'ils sont un peu volumineux, se présentent au bout de vingt-quatre heures tels que je vous les montre ici. Ils possèdent une partie centrale opaque, entourée d'une couche périphérique transparente plus ou moins épaisse. C'est cette couche sur laquelle les histologistes ont porté leurs observations. Détachons-en une portion avec les ciseaux, et, à l'aide de la pince et des aiguilles, dissocions-la sur une lame de verre dans une ou deux gouttes de la solution d'acide chlorhydrique; recouvrons d'une lamelle et examinons.

A un grossissement faible, nous voyons les tubes nerveux à myéline, reconnaissables encore, bien que notablement altérés, arriver jusqu'aux faisceaux primitifs et s'y terminer brusquement. C'est sur le point où la fibre nerveuse s'unit au faisceau musculaire que nous devons porter notre attention. A cet effet, il faut chercher dans la préparation un faisceau primitif situé superficiellement et présentant à l'observation une terminaison nerveuse. Il est vrai que l'on aperçoit également cette terminaison sur les faisceaux situés dans le second ou le troisième plan, grâce, d'une part, à la transparence de la substance musculaire, et d'autre part, à la possibilité de mettre nettement au point pour une profondeur quelconque de la préparation; néanmoins l'observation minutieuse des détails, telle qu'il convient de la faire, serait gênée par les faisceaux superposés.

Ayant donc trouvé un faisceau situé superficiellement qui possède, sur un de ses points directement accessible à l'observation, une terminaison nerveuse, se présentant soit de face, soit de profil, appliquons à son examen un grossissement de 300 à 500 diamètres. Nous y constaterons d'abord une striation transversale très-nette, bien qu'un peu irrégulière. La netteté de cette striation est due à l'action de l'acide chlorhydrique. Nous savons en effet que ce réactif, comme tous ceux qui ramollissent les muscles (voy. p. 225), tend à décomposer les faisceaux en disques superposés et exagère par conséquent les stries transversales.

Supposons que la fibre nerveuse atteigne le faisceau primitif par son bord, comme dans la préparation que j'ai disposée devant vous, et donne lieu par conséquent à une vue de profil.

Cette fibre semble s'arrêter brusquement au niveau de la substance striée, et finir par le renflement terminal du dernier segment interannulaire. Si nous suivons à ce niveau le trajet de la gaîne de Henle, dont le contour est très-net, nous la voyons se confondre des deux côtés avec le sarcolemme. De cette première observation nous devons conclure que ce n'est pas la membrane de Schwann qui se continue avec l'enveloppe du faisceau musculaire, mais bien la gaîne secondaire du tube nerveux. Quant à la membrane de Schwann, elle accompagne le renflement terminal, sur lequel elle est exactement appliquée. Que devient-elle au delà? Il est absolument impossible de s'en rendre compte au moyen de cette méthode.

Comme je vous l'ai dit, les auteurs qui admettent la continuation du sarcolemme avec la gaîne nerveuse ne définissent pas nettement cette gaîne (voy. p. 274). Il faut en excepter Trinchese[1], qui, dans ses recherches sur le muscle abaisseur de la mâchoire de la torpille, a parfaitement reconnu, au moyen de l'acide chlorhydrique à 1 pour 1000, que c'est la gaîne de Henle qui se continue avec le sarcolemme. Il a vu en outre le cylindre-axe se diviser à la surface du muscle en une série de fibres contenues dans autant de canaux. Je n'ai jamais pu retrouver dans les muscles du lézard rien d'analogue au singulier dessin que Trinchese donne dans son mémoire, et je n'ai pas eu l'occasion de vérifier ses observations sur le muscle qu'il a employé pour ses recherches. Quoi qu'il en soit, cet histologiste n'en est pas moins le premier qui ait dit nettement que c'est avec la gaîne de Henle que se continue le sarcolemme.

Au delà du renflement terminal du tube à myéline, nous ne voyons guère à l'aide de cette méthode que des noyaux ratatinés plongés dans une substance granuleuse. Ces noyaux sont loin d'avoir la forme que leur donnent les auteurs dans les dessins qu'ils ont faits d'après des préparations obtenues à l'aide de l'acide chlorhydrique à 1 pour 1000; ils les représentent arrondis ou ovalaires, parce qu'ils savent que telle est leur forme normale; mais en réalité, après le traitement par les acides, ils sont rétrécis et anguleux.

Si nous observons maintenant une fibre nerveuse atteignant le faisceau primitif à sa partie supérieure et dont la terminaison se présente par conséquent de face, nous remarquerons sur ce faisceau, autour du point d'arrivée de la fibre nerveuse, une série de corps irréguliers qui correspondent à des noyaux; ils sont généralement au nombre de

[1] Trinchese, *Mémoire sur la terminaison périphérique des nerfs moteurs dans la série animale*, Journal de l'anatomie et de la physiologie, t. IV, 1867, p. 485.

quinze ou vingt chez le lézard. C'est là tout ce que l'on peut distinguer.

En résumé, la méthode de l'acide chlorhydrique est bonne pour établir l'existence des noyaux, et pour démontrer que le sarcolemme se continue avec la gaîne de Henle; mais, relativement à la structure fine de la terminaison du nerf, elle ne nous révèle rien. C'est la raison pour laquelle Rouget, ne pouvant distinguer aucun détail dans cette terminaison, et voyant le cylindre-axe s'y perdre, a cru qu'elle était simplement constituée par une plaque s'appliquant à la surface de la substance striée. Le nom de plaque, qu'il a employé le premier, est resté; quant à sa description, elle doit être rejetée, comme vous le reconnaîtrez bientôt en examinant des préparations faites par d'autres méthodes.

Continuant à suivre l'ordre historique que nous avons adopté, nous arrivons au procédé de Cohnheim. Pour l'appliquer, il est essentiel de se pourvoir d'avance de plusieurs réactifs. En premier lieu, il faut se procurer du sérum de lézard. A cet effet, après avoir coupé la tête à l'animal, on recueille son sang dans un verre de montre; lorsque le caillot se rétracte, il s'en sépare deux ou trois gouttes de sérum, ce qui suffit amplement. Il est nécessaire, en outre, d'avoir préparé une solution de nitrate d'argent à 2 pour 1000, une solution d'acide acétique à 1 pour 100, de l'eau distillée, et enfin un liquide conservateur composé de parties égales d'eau et de glycérine. Muni de tous ces réactifs, voici comment il faut opérer.

Après avoir dénudé la cuisse du lézard, on enlève d'un coup de ciseaux la couche superficielle du muscle triceps avec son aponévrose d'enveloppe, pour n'être pas gênés par cette dernière. Puis, avec des ciseaux courbes bien tranchants, on détache de petits fragments de ce muscle et on les porte sur une lame de verre dans une goutte de sérum pour les y dissocier. La dissociation, qui doit être faite avec beaucoup de ménagement, est favorisée par la disposition spéciale des fibres nerveuses dans les muscles de la cuisse. En effet, la plupart de ces fibres, y parcourant un long trajet depuis le point où elles quittent la branche nerveuse à laquelle elles appartiennent jusqu'à celui où elles pénètrent dans le faisceau primitif, sont déjà séparées de leurs connexions mutuelles dans le petit fragment du muscle qui a été enlevé avec les ciseaux. Il en résulte que chacune d'elles adhère seulement au faisceau primitif auquel elle se rend, et que celui-ci pourra être écarté des autres et isolé sans qu'il se produise aucun tiraillement et par conséquent aucune altération au niveau de l'éminence terminale.

A la suite de cette dissociation ménagée, les fragments de muscle sont portés sous le microscope et examinés à un faible grossissement, dans le but de reconnaître s'ils possèdent des terminaisons nerveuses. Dans le cas où ils en présentent, on les place dans un verre de montre contenant 1 ou 2 centimètres cubes de la solution de nitrate d'argent à 2 pour 1000. Au bout de dix à vingt secondes, on les enlève, on les porte dans une soucoupe remplie d'eau distillée et on les expose à la lumière du jour et, si c'est possible, directement au soleil. Lorsqu'ils y sont devenus bruns ou noirs, on les plonge dans la solution d'acide acétique à 1 pour 100. Ces faisceaux, qui s'étaient ratatinés sous l'influence du nitrate d'argent, se gonflent dans l'acide acétique et reprennent leur dimension première. Au moment où ils sont revenus à une forme régulièrement cylindrique, on les retire de l'acide et on les met sur la lame de verre, dans une goutte du mélange d'eau et de glycérine.

La terminaison nerveuse ne se faisant que sur une partie du pourtour de la fibre, il faut, pour qu'elle soit accessible à l'observation, qu'elle se présente du bon côté, soit de profil, soit de face. Aussi doit-on faire un premier examen à un faible grossissement pour reconnaître quelle est sa position, et, si elle n'est pas favorable, agir au moyen des aiguilles sur le faisceau primitif, pour le retourner jusqu'à ce que le point où pénètre le nerf se montre convenablement. Cette manipulation se fait mieux dans le mélange d'eau et de glycérine que dans l'eau pure; grâce à la viscosité de la glycérine, les parties s'y déplacent plus lentement et se maintiennent dans la position qu'on leur donne avec les aiguilles. Puis on recouvre d'une lamelle que l'on soutient au moyen de cales de papier ou de moelle de sureau.

Tous les détails de ce procédé, dont la description a pu vous paraître un peu longue, sont indispensables à la réussite. L'emploi du sérum est nécessaire pour exécuter la dissociation sans que le faisceau primitif soit altéré. Le séjour dans le nitrate d'argent doit être très-court, parce que l'on se propose de colorer seulement la surface du faisceau; il faut donc que le réactif ne pénètre que dans sa portion superficielle; autrement il deviendrait complétement noir, et il serait impossible d'y rien reconnaître. La durée du séjour dans l'acide acétique doit varier avec celle de l'immersion dans le nitrate d'argent; en effet, plus l'action de ce dernier réactif aura été considérable, plus il faudra de temps pour que l'acide acétique produise son effet. Cependant il ne faut pas le faire agir trop longtemps; dès que le faisceau primitif a repris à peu près sa forme, il doit être retiré de la solution acide et placé dans la glycérine.

Sur une préparation faite à l'aide de ce procédé compliqué, et lorsqu'elle est bien réussie, les faisceaux musculaires colorés en brun montrent une striation transversale simple et serrée, comme ils la présentent en général lorsqu'ils sont revenus sur eux-mêmes. En certains points de leur surface, on remarque des images incolores qui correspondent à des corps cellulaires. Lorsque la terminaison se présente de face, on voit le tube nerveux réservé en blanc se séparer en deux rameaux qui se divisent à leur tour et se subdivisent, de manière à former une arborisation plus ou moins complète réservée en blanc sur le fond brun. C'est en observant cette arborisation, obtenue par Cohnheim au moyen du procédé que je viens de décrire, que Kühne a été conduit à admettre que la plaque motrice a une constitution analogue à celle qui avait été décrite et figurée par Krause.

Discutons maintenant la valeur des résultats fournis par cette méthode. L'image qu'elle donne sur le faisceau musculaire au niveau de la terminaison nerveuse peut être considérée comme une image négative. Si elle correspond à certains objets et si elle en montre la disposition, c'est seulement parce qu'au dessous de ces objets la substance striée n'a pas été colorée. En d'autres termes, le dessin que nous observons est du même genre que celui qui se produirait sur un papier sensible, exposé à la lumière après que l'on aurait disposé à sa surface des objets divers. Lorsque la lumière aurait exercé son action, on trouverait sur le papier des parties réservées correspondant à la place occupée par ces objets. Il est évident que l'on n'obtiendrait pas ainsi la forme des objets eux-mêmes, mais simplement celle de la place protégée par eux. Il en est de même pour les préparations de la terminaison des nerfs dans les muscles faites au moyen du nitrate d'argent; le dessin qu'elles nous montrent est seulement celui des régions protégées contre le sel métallique. Elles n'en sont pas moins intéressantes et instructives ; en effet, il faut bien qu'il y ait à la surface du faisceau musculaire quelque chose qui produise cette ramification compliquée. L'attention des observateurs ayant été éveillée, ils ont cherché à reproduire au moyen d'autres méthodes des images analogues, et les résultats combinés de ces différentes recherches ont pris les caractères de la certitude.

Cependant la méthode de l'argent ne saurait permettre de déterminer si les extrémités libres, ces sortes de bourgeons ou de pointes que dessine le réactif, sont les véritables terminaisons, ou s'il en existe d'autres. Il serait possible en effet que les fibres nerveuses continuassent au delà, dans la profondeur de la substance musculaire, et que dès lors le dessin n'en présentât aucune trace, puisqu'il correspond seulement à ce qui se trouve à la superficie du faisceau.

En second lieu, cette méthode ne nous montre pas si les terminaisons nerveuses ainsi dessinées sont au-dessus ou au-dessous du sarcolemme. Cohnheim avait cru, il est vrai, trouver dans ses préparations la preuve que la membrane du faisceau primitif recouvre ces terminaisons. Parmi les nombreuses imprégnations qu'il fit, il en rencontra où, le faisceau étant rompu à une petite distance de l'éminence, la substance musculaire gonflée faisait saillie au delà du sarcolemme. Sur la portion de substance ainsi échappée et mise à nu, il voyait se continuer l'image de la terminaison nerveuse. Il en concluait que cette terminaison est appliquée directement sur la substance striée.

Mais, pour peu que l'on y réfléchisse, on reconnaîtra que ce n'est pas là une preuve concluante. En effet, ce qui se colore par le nitrate d'argent, c'est la substance striée; que l'arborisation nerveuse soit appliquée directement à sa surface, ou qu'elle en soit séparée par une membrane transparente et mince comme le sarcolemme, elle n'en laissera ni plus ni moins son image réservée sur la substance musculaire, et cette image se verra, soit à travers le sarcolemme lorsque celui-ci recouvre le faisceau musculaire, soit directement, aux points où ce faisceau est dénudé. Reprenons notre comparaison avec un papier sensible à l'action de la lumière : l'image des objets disposés sur ce papier s'y produira également si on les y place directement ou si on les en sépare au moyen d'une lame de verre.

TRENTE-NEUVIÈME LEÇON

(15 MAI 1877)

Terminaison des nerfs dans les muscles striés.

Méthode de l'or. — Description du procédé de Loewit. — Parties renflées et rétrécies du tube nerveux. — Arborisation terminale constituée par des fragments séparés les uns des autres. — Zone granuleuse. — Utilité de ces préparations pour critiquer la manière de voir de Gerlach. — Procédé d'Ewald. — Procédé de l'auteur. Acide osmique et chlorure d'or. — Manière de l'appliquer. — Résultats. — Impossibilité de conserver les préparations.
Préparations obtenues avec l'acide osmique et les matières colorantes. — Précautions à prendre pour la dissociation. — Résultats : Distinction de tro i espèces de noyaux : Noyaux vaginaux, noyaux fondamentaux, noyaux de l'arborisation.
Coupes transversales. — Procédé de durcissement. — L'arborisation terminale est située sous le sarcolemme.

MESSIEURS,

Je vous ai parlé dans la dernière leçon des préparations obtenues au moyen du nitrate d'argent, et je vous ai montré que l'emploi de ce réactif, qui permet d'observer les arborisations d'une façon si nette, ne nous donne pas réponse à deux questions fondamentales, à savoir si ces arborisations sont au-dessus ou au-dessous du sarcolemme, et si elles sont en réalité les dernières terminaisons nerveuses.

Néanmoins cette méthode a eu l'avantage de montrer que l'éminence nerveuse contient une arborisation et de conduire les histologistes à rechercher d'autres moyens pour la démontrer.

Parmi les réactifs que l'on a mis en usage, je vous signalerai en premier lieu le chlorure d'or. Il a été appliqué de bien des manières à l'étude de la terminaison des nerfs dans les muscles striés.

Le procédé de Gerlach, dont je vous parlerai d'abord, réussit très-rarement ; je ne vous engage pas à le suivre. Les recherches sur la terminaison des nerfs dans les muscles étant déjà par elles-mêmes longues et difficiles, il est inutile de perdre du temps à essayer un procédé qui donne des résultats aussi incertains, surtout si l'on peut arriver beaucoup plus sûrement en employant le chlorure d'or d'une autre façon.

Il est un autre procédé qui donne des résultats assez constants et qui a l'avantage de fournir des préparations persistantes. J'en conserve depuis plusieurs mois ; on y voit encore d'une manière très-nette les arborisations terminales. Ce procédé est dû à Loewit[1], qui s'en est servi pour l'étude de la terminaison dans les muscles lisses ; E. Fischer[2] l'a employé le premier dans la recherche des terminaisons nerveuses des muscles volontaires.

Pour l'appliquer, il faut se pourvoir d'acide formique et d'une solution de chlorure d'or à 1 pour 100. On commence par préparer une solution d'acide formique au tiers (acide formique, 1 ; eau distillée, 2) ; on en met quelques centimètres cubes dans un verre de montre ; puis, enlevant au moyen des ciseaux de petits fragments de muscles contenant des nerfs, on les place dans ce mélange. Lorsqu'ils sont devenus transparents, ce qui se produit au bout d'une demi-minute à une minute, on les porte dans un second

[1] Loewit. *Die Nerven der glatten Muskulatur*. Académie des sciences de Vienne, t. LXXI, 22 avril 1875.

[2] E. Fischer. *Ueber die Endigungen der Nerven im quergestreiften Muskel der Wirbelthiere*, Arch. f. micr. Anat., t. XIII, 1865, p. 365.

verre de montre qui contient 1 à 2 centimètres cubes d'une solution de chlorure d'or à 1 pour 100. On les y laisse dix à quinze minutes jusqu'à ce qu'ils soient devenus jaunes dans toute leur masse. Ils en sont alors retirés et placés dans un petit vase qui contient de l'acide formique au tiers. Ils y sont conservés dans un endroit complétement obscur pendant vingt-quatre heures; puis on les met, pendant vingt-quatre heures encore, dans de l'acide formique pur, en les maintenant également à l'obscurité.

Lorsqu'ils ont subi l'action de ces différents réactifs, les fragments de muscle sont portés dans l'eau distillée. On reconnaît alors qu'ils ont été diversement modifiés dans leurs différentes couches. Leur surface a pris une teinte gris jaunâtre sale, tandis que leur centre présente une coloration violette. Cette coloration de la partie centrale fait présager un résultat heureux, car c'est précisément à sa limite que se trouvent les fibres musculaires les plus convenables pour l'étude.

Après avoir enlevé, au moyen de ciseaux fins, la couche superficielle, on détache, sous l'eau distillée et en s'aidant surtout de la pince et des ciseaux, les faisceaux qui se trouvent à la limite des deux couches, ou qui sont compris à la fois dans la portion grise et dans la portion violette. On reconnaît que l'on a réussi lorsque, à un faible grossissement, on distingue un certain nombre d'élégants bouquets d'un violet plus ou moins foncé, se détachant sur les faisceaux musculaires incolores ou colorés en lilas. Si l'on n'en rencontre pas, il faut abandonner la préparation et en faire une nouvelle.

Lorsque l'on a recueilli des faisceaux musculaires munis de terminaisons nerveuses, ces dernières sont le plus souvent disposées d'une manière peu favorable pour l'étude. Quelquefois elles sont masquées par des éléments placés au-dessus d'elles ; d'autres fois, elles occupent la face inférieure d'un faisceau.

Il est donc nécessaire de les disposer autrement. Pour cela, on laisse tomber sur les fragments musculaires une ou deux gouttes de glycérine. Puis, à l'aide des aiguilles, on opère avec beaucoup de soin et de ménagements la dissociation des parties dans lesquelles on a reconnu des arborisations terminales. De temps à autre, on porte la préparation sous le microscope, et, en l'examinant à un faible grossissement, on se rend compte du résultat obtenu. Lorsqu'on a réussi à isoler un fragment de faisceau portant un bouquet nerveux terminal, on s'assure si ce bouquet se trouve à la partie superficielle du faisceau. S'il ne s'y trouve pas, on agit avec les aiguilles, tout en laissant la préparation sur la platine du microscope, de manière à faire rouler le faisceau sur lui-même jusqu'à ce qu'il se présente favorablement. Cette manipulation s'effectue plus facilement dans la glycérine que dans l'eau, parce que les faisceaux y flottent moins et sont retenus par la viscosité du liquide dans la position qu'on leur donne.

Quand les fragments sont convenablement disposés pour la vue des arborisations terminales, la préparation est achevée en suivant les procédés ordinaires.

Je vous indiquerai, dans quelques instants, les critiques que l'on peut adresser à cette méthode ; nous devons auparavant constater les résultats qu'elle permet d'obtenir.

Lorsque le fragment musculaire, après avoir subi toutes ces réactions, présente une partie centrale violette, on peut espérer que l'on a réussi; c'est-à-dire qu'il y a presque toujours alors des faisceaux primitifs où l'arborisation nerveuse est bien colorée. En revanche, il n'y faut pas compter si, après l'emploi méthodique de l'or et de l'acide formique, les fragments sont jaunes dans toute leur masse, ce qui arrive souvent quand on les a choisis trop petits.

Nous avons opéré principalement chez les lézards; mais ce procédé réussit également bien chez les mammifères, les reptiles et les batraciens; il est donc d'une application générale.

Cependant, le résultat obtenu n'est pas constamment le même; entre deux préparations faites dans des conditions exactement semblables, il y a toujours de petites différences; elles tiennent, soit à la dimension des fragments musculaires que l'on a pris, soit à la durée de l'action des réactifs, soit enfin à des circonstances qui nous échappent.

Les nerfs qui cheminent entre les faisceaux musculaires s'accusent par leur coloration; les tubes nerveux qui les composent présentent des parties renflées et des parties rétrécies. Les parties renflées sont colorées en violet très-foncé, tandis que les parties rétrécies, qui correspondent aux étranglements annulaires, sont le plus souvent incolores ou moins colorées. L'or ainsi employé colore donc la myéline plus fortement que le cylindre-axe; souvent même ce dernier échappe complétement à la coloration.

Du reste, dans toutes les préparations où l'on fait usage des sels d'or, il est impossible d'obtenir des résultats constants. Comme j'ai déjà eu l'occasion de vous le dire, leur action est soumise à des variations dont les causes nous échappent. Je dois tenir compte de ces variations, et c'est pour cela que je suis obligé de vous dire, à propos de telle ou telle coloration, qu'elle se produit souvent, ou qu'elle est sujette à exception; en un mot, il n'est pas possible d'indiquer d'avance un résultat certain, comme on peut le faire à propos de la plupart des autres méthodes.

A son arrivée sur le faisceau primitif, le nerf se termine par un étranglement annulaire, au niveau duquel il émet deux, trois ou quatre branches, colorées comme lui en violet foncé ou en noir. Ces branches se divisent à leur tour de manière à donner naissance à un certain nombre de rameaux. Quant à ces derniers, ils présentent des parties renflées alternant avec des parties rétrécies. Souvent, le plus souvent même, cette disposition moniliforme s'exagère à tel point que les parties rétrécies deviennent invisibles; on observe alors un grand nombre d'îlots arrondis ou irréguliers, colorés en violet, qui, bien que disposés en série,

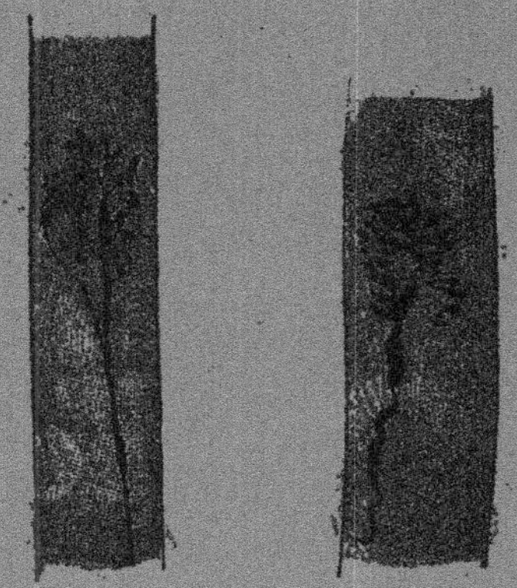

Fig. 9. — Arborisations terminales des muscles de la cuisse du lézard gris, préparées suivant le procédé de Loewit.

sont absolument isolés les uns des autres, et paraissent ne pas être en relation avec le reste de l'arborisation terminale (voy. fig. 9).

Cette arborisation se détache généralement sur un fond homogène, grisâtre ou violet, qui s'étend uniformément sur tout le faisceau; d'autres fois, au contraire, elle paraît appliquée sur une surface granuleuse, colorée en violet plus ou moins foncé, et qui correspond par sa forme et sa dimension à l'éminence terminale; dans certains cas, enfin, surtout quand l'arborisation est un peu étendue, comme chez le lézard vert, la zone granuleuse est limitée au voisinage le plus immédiat de ses branches, et entoure chacune d'elles comme d'une atmosphère nuageuse (voy. fig. 10).

Il ne faudrait pas conclure de ces différents aspects que cette substance granuleuse existe chez certains lézards, tandis qu'elle manquerait chez d'autres. Son apparition plus

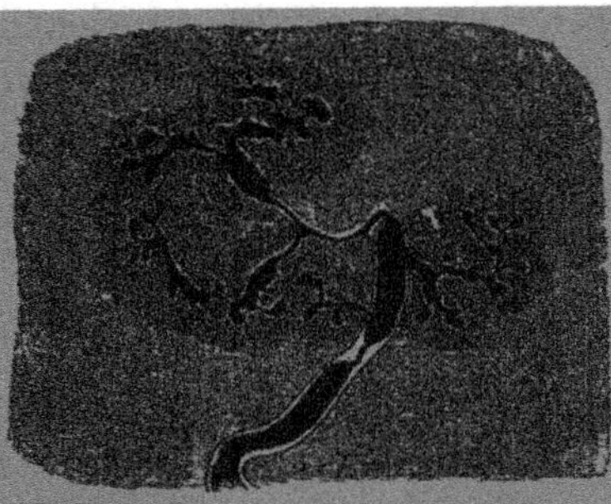

Fig. 10. — Arborisation terminale des muscles de la cuisse du lézard vert, préparée suivant la méthode de Loewit.

ou moins complète tient à l'irrégularité à laquelle sont sujets les résultats de la méthode de l'or.

Dans aucune des éminences terminales il n'est possible de distinguer des noyaux; ces éléments ne sont pas colorés par l'or employé suivant le procédé de Loewit.

Les images que je viens de décrire sont produites par la coloration des éléments eux-mêmes; elles sont donc positives. Si nous les comparons aux images négatives obtenues au moyen du nitrate d'argent, une première différence nous frappera : l'arborisation, au lieu d'être continue comme l'imprégnation d'argent nous l'a montrée, est au contraire constituée ici, non-seulement par des parties renflées alternant avec des parties rétrécies, mais encore par des segments complétement libres.

J'ai disposé sous un de ces microscopes une préparation de muscles intercostaux de la couleuvre où cette disposition est très-accusée; les éminences terminales, auxquelles se rendent les cylindres-axes colorés en violet, semblent constituées par un grand nombre de corps irréguliers, affectant la même coloration, et que l'on serait tenté de prendre pour des noyaux. Ce ne sont pas des noyaux, car, ainsi que nous le savons par l'examen d'autres préparations, ces éléments, je le répète, ne se colorent pas par le procédé de Loewit. Ces corps sont simplement des fragments séparés de l'arborisation terminale.

La fragmentation de cette arborisation est due à l'action de l'acide formique, qui a gonflé le faisceau musculaire et altéré les ramifications cylindraxiles jusqu'à les rompre. Les autres acides y produisent des modifications semblables. Il est probable même que les histologistes qui ont employé l'acide chlorhydrique à 1 pour 1000 ont souvent pris pour des noyaux ce qui n'était que des parties détachées de l'arborisation terminale.

Tous ces faits montrent que la méthode de Loewit ne donne pas des résultats absolument certains; elle conduirait même à des erreurs si l'on y avait une confiance trop exclusive. C'est ainsi que l'on serait amené, par exemple, à soutenir que l'arborisation terminale possède réellement les formes que vous venez d'observer. En outre, cette méthode ne nous indique pas si l'arborisation se trouve au-dessus ou au-dessous du sarcolemme, et elle ne nous donne aucun renseignement sur les rapports de ses branches terminales avec les noyaux de l'éminence. Elle a cependant l'avantage de fournir des éléments pour la critique de la manière de voir de Gerlach. D'après cet histologiste, vous vous en souvenez, l'arborisation qui nous occupe ne serait pas réellement terminale; ses ramifications se continueraient au delà des limites où elles sont nettement visibles, pour constituer dans le faisceau musculaire tout entier un réseau ou un plexus intravaginal (voy. p. 259 et 265). A l'aide de la méthode de Loewit il est facile de démontrer qu'il n'y a pas continuité entre la fibre nerveuse et un réseau nerveux intravaginal.

Cependant, cette méthode permet d'obtenir le réseau que Gerlach a décrit. En effet, lorsqu'un fragment de muscle, traité successivement par l'acide formique, l'or et l'acide formique, a été dissocié dans l'eau distillée, sa partie centrale violette se décompose habituellement sous l'action des aiguilles en une poussière qui tombe au fond du vase. En examinant cette poussière au microscope, on reconnaît qu'elle est composée de particules musculaires plus ou moins colorées par l'or. Les unes correspondent à des faisceaux primitifs vus suivant leur longueur, tandis que d'autres représentent leur coupe transversale.

Sur les premières, on distingue des séries longitudinales de granulations violettes plus ou moins foncées qui partagent le faisceau en bandes parallèles; entre ces traînées principales se remarquent des lignes plus fines et plus régulières également colorées en violet. Sur les secondes, vous observerez l'image dite des champs de Cohnheim, c'est-à-dire que la tranche du faisceau musculaire paraîtra divisée en une série de champs incolores par une substance intermédiaire colorée en violet plus ou moins foncé. En certains points, ceux où trois champs au moins se rencontrent, se voit une tache plus foncée, semblable à un grain noir ou à un épaississement notable de la cloison qui limite les champs. C'est exactement l'analogue de ce que Gerlach a figuré dans son second mémoire, et qu'il considère comme le réseau ou le plexus nerveux intravaginal[1].

[1] Gerlach. *Ueber das Verhältniss der nervösen und contractilen Substanz*

En réalité, les traînées longitudinales granuleuses correspondent à des séries linéaires de granulations protéiques et graisseuses, disposées régulièrement entre les cylindres primitifs. Les lignes violettes plus fines qui leur sont parallèles représentent les cloisons protoplasmiques, qui, sur les vues transversales, délimitent si nettement les champs de Cohnheim.

Le plexus intravaginal décrit par Gerlach, et que cet auteur a pris pour la terminaison du nerf dans le muscle, est donc tout simplement le réseau protoplasmique du faisceau primitif, plus ou moins chargé de granulations graisseuses.

Les résultats fournis par le procédé de Loewit doivent être, ainsi que je vous l'ai dit, contrôlés par d'autres moyens de recherches. Déjà, l'année dernière, Ewald[1] a essayé de le faire en employant le sel d'or d'une façon différente.

Sa méthode consiste à enlever de petits fragments de muscle, qui sont dissociés dans une solution de chlorure de palladium additionnée d'acide chlorhydrique; puis les faisceaux musculaires, dégagés les uns des autres et munis de leurs terminaisons nerveuses, sont portés dans une solution de chlorure double d'or et de potassium à 1 pour 500, où on les laisse dans l'obscurité pendant une minute. Ensuite ils sont lavés à l'eau distillée, dans laquelle ils sont maintenus à l'obscurité pendant vingt-quatre heures, et enfin montés en préparations persistantes dans un mélange de glycérine 40, eau 20, additionné d'une goutte d'acide chlorhydrique au quart.

des quergestreiften Muskels. Arch. f. micr. Anat., t. XIII, 1876, Pl. XXVII, fig. 2, 3 et 4.

[1] Ewald. *Ueber die Endigung der motorischen Nerven in den quergestreiften Muskeln*. Pflüger's Arch. XII, 1876, p. 13.

Je n'ai pas employé la méthode d'Ewald pour vérifier les résultats de celle de Loewit, parce qu'elle est sujette à la même critique. Dans l'une comme dans l'autre, les faisceaux musculaires, avant d'être soumis à l'action du sel d'or, sont d'abord traités par une solution acide qui doit modifier l'arborisation terminale et qui la modifie en effet, si on s'en rapporte aux figures de l'auteur, notamment celles qui portent les numéros 9, 10 et 11. Il me fallait donc essayer d'un autre procédé de contrôle.

Vous vous souvenez que, à propos de l'organe électrique de la torpille, je vous ai indiqué une méthode qui consiste à fixer les éléments par l'acide osmique et à les colorer ensuite par le chlorure double d'or et de potassium. Je devais nécessairement chercher à l'appliquer aux faisceaux musculaires. J'ai beaucoup tâtonné; j'ai perdu un certain temps en recherches inutiles; mais je suis arrivé enfin à obtenir des préparations, sinon persistantes, du moins parfaitement démonstratives, à l'aide du procédé suivant :

Dans le triceps fémoral du lézard, je fais une injection interstitielle d'acide osmique à 1 pour 100; puis j'enlève le muscle et je le divise dans l'eau en fascicules que je porte dans le chlorure d'or à 1 pour 1000, où je les abandonne dans l'obscurité pendant douze heures. Au bout de ce temps, je les place dans l'eau distillée pour continuer la dissociation.

Tous les faisceaux primitifs ne sont pas également modifiés par la double action de l'acide osmique et du sel d'or. En effet, comme j'ai fait arriver le premier de ces réactifs par injection interstitielle, les éléments musculaires qui se sont trouvés au voisinage immédiat de la pointe de la canule ont été atteints par la solution concentrée et ont dû être fortement fixés, tandis que, avant d'arriver aux éléments plus éloignés, cette solution aura été diluée parce qu'elle se sera mélangée avec une quantité de plus en plus grande de plasma musculaire ; à la limite de sa diffusion, l'acide osmique n'aura donc plus exercé qu'une action très-faible. C'est dans ces régions, où les faisceaux simplement fixés sans être fortement modifiés, que le sel d'or agit avec le plus de succès. Je vous ferai remarquer que l'on n'obtiendrait pas un résultat aussi avantageux si l'on employait d'emblée une solution étendue d'acide osmique, parce que l'eau de la solution exercerait sur les faisceaux une action nuisible. Cette action est évitée ici, puisque c'est le plasma musculaire lui-même qui sert à diluer le réactif.

En enlevant avec des ciseaux, sur la limite des portions atteintes par l'osmium et reconnaissables à leur coloration, de petits groupes de faisceaux musculaires, et en les examinant à un faible grossissement après les avoir étalés avec les aiguilles, on trouvera des arborisations terminales bien colorées. On séparera alors avec ménagement les faisceaux les uns des autres à l'aide des aiguilles, et, après les avoir disposés convenablement pour l'examen, on terminera la préparation.

En l'observant avec un grossissement plus fort, on distinguera les détails de l'arborisation terminale. De même qu'après l'emploi du procédé de Loewit, le cylindre-axe du tube nerveux afférent est incolore ou à peine teinté au niveau des étranglements ; en revanche, les terminaisons nerveuses, fortement colorées en violet, ne présentent pas de solutions de continuité (voy. Pl. VII, fig. 2). L'arborisation terminale est plus complète et plus régulière que celle révélée par le nitrate d'argent.

Cette méthode a pourtant un défaut : les préparations qu'elle fournit ne se conservent pas. Peut-être arriverait-on à les rendre persistantes en plongeant les muscles dans l'acide formique après l'action de l'acide osmique et du chlorure d'or.

Cette méthode me conduit à vous parler de l'étude de la terminaison des nerfs dans les muscles à l'aide de l'acide osmique, soit employé seul, soit avec traitement consécutif par des matières colorantes diverses.

Il est à peine nécessaire de vous rappeler l'action de l'acide osmique sur les nerfs. Vous savez que, colorant la myéline en noir, il laisse le cylindre-axe à peu près incolore. Quant à la substance musculaire, il lui communique une teinte jaune brunâtre plus ou moins intense, suivant que son action a été plus ou moins prolongée ou que la solution employée a été plus ou moins forte.

Lorsque les faisceaux contiennent des granulations graisseuses, ce qui se rencontre fréquemment chez les reptiles et chez les batraciens, ils présentent, après l'action de l'acide osmique, un aspect analogue à celui qu'ils possèdent après le traitement par la méthode de l'or (voy. p. 298). Ces granulations, disposées en séries linéaires et colorées en brun par l'osmium, figurent dans l'intérieur du faisceau primitif une striation longitudinale grossière. Ce fait seul suffirait à montrer que les lignes colorées par l'or dans les faisceaux musculaires, et qui sont les mêmes que nous voyons noircies sous l'influence de l'acide osmique, ne peuvent pas être des expansions nerveuses terminales. En effet, chez les reptiles et chez les mammifères les ramifications nerveuses terminales ne sont pas colorées par l'acide osmique, attendu qu'il ne manifeste nettement dans les nerfs que la myéline.

Connaissant l'action de ce réactif d'une part sur les nerfs, de l'autre sur les muscles, il nous reste à rechercher comment il modifie l'arborisation terminale. Pour appliquer l'acide osmique, le procédé qui se présente le premier à l'esprit consisterait à baigner les faisceaux musculaires dans une solution étendue de ce réactif, dans laquelle l'action nocive de l'eau serait évitée en la remplaçant par l'eau salée à 1 pour 200, qui, comme on le sait (voy. t. I, p. 265), altère peu les éléments (acide osmique 1, eau 1000, chlorure de sodium 5). Mais, en opérant ainsi, on s'aperçoit bientôt que l'acide osmique n'agit pas assez rapidement.

Il est donc préférable de faire usage de l'injection interstitielle, au moyen de laquelle le liquide fixateur arrive au contact des faisceaux tendus aussi directement que s'ils étaient isolés. L'action de l'acide osmique ne doit pas être prolongée, parce que les modifications profondes survenues alors dans la constitution des éléments empêchent leur coloration subséquente par le carmin. Aussi, immédiatement après que l'on a fait l'injection, on enlève le muscle et on le plonge dans l'eau distillée. Il y est dissocié, non pas au moyen des aiguilles, mais surtout à l'aide des ciseaux et de la pince. Voici pourquoi : Lorsqu'on opère seulement avec les aiguilles pour isoler un faisceau musculaire, le tube nerveux afférent de ce dernier est déchiré, et le plus souvent il se brise au point où il entre dans l'éminence terminale, ce qui empêche de reconnaître l'origine de l'arborisation; ou bien, s'il en reste un fragment adhérent au faisceau musculaire, ce fragment aura été tiraillé et il y sera survenu des modifications qui empêchent de reconnaître exactement les rapports et la disposition de l'arborisation terminale. Si au contraire on commence par diviser le muscle avec des ciseaux en petits fragments, en ayant soin de faire les sections aussi parallèlement que possible à la direction des faisceaux musculaires, et que l'on sépare ensuite ces derniers délicatement dans l'eau à l'aide des aiguilles, on reconnaîtra les points où ils sont encore reliés les uns aux autres par des nerfs ; on coupera alors ces nerfs à l'aide de ciseaux très-fins, de manière à en laisser une partie adhérente au faisceau auquel ils se rendent et à ménager parfaitement leur terminaison.

Je m'arrête dans la description de ce procédé ; il est impossible d'en indiquer tous les détails, qui doivent varier, du reste, avec les circonstances de l'opération. Il faut pour la réussite de ces préparations délicates une certaine habileté de main que l'on ne possède pas toujours d'emblée, mais que tous peuvent acquérir après quelque temps d'exercice.

Considérons d'abord un tube nerveux isolé cheminant entre les faisceaux musculaires ; nous y distinguerons les segments interannulaires et leurs noyaux d'une part, et de l'autre la gaîne de Henle avec ses noyaux. Suivons ce tube jusqu'au faisceau auquel il se termine. Cette terminaison peut se faire de plusieurs façons. La plus simple est celle-ci : La gaîne secondaire se continue avec le sarcolemme pour revêtir l'éminence nerveuse. A ce niveau, le dernier segment présente un étranglement annulaire auquel la myéline s'arrête. Le cylindre-axe continue, et, autant que l'on peut en juger (car ici on n'est plus renseigné comme auparavant par l'existence d'étranglements), il est encore recouvert de la membrane de Schwann. Celle-ci semblerait donc accompagner le cylindre-axe dans l'intérieur du faisceau. Ne poursuivons pas plus loin l'analyse, et occupons-nous d'abord des autres variétés de terminaisons qui peuvent se présenter.

Quelquefois, immédiatement avant son entrée dans le faisceau primitif, le tube nerveux se divise (toujours au niveau d'un étranglement annulaire) et donne naissance à deux tubes à myéline constitués chacun par un seul segment.

Ces deux nouveaux tubes atteignent la fibre musculaire dans le sein de la même éminence terminale, en deux points plus ou moins écartés l'un de l'autre. La gaîne secondaire s'est divisée sur cette bifurcation du tube nerveux; puis elle recouvre l'éminence, mais sa disposition est un peu plus complexe que dans la première forme que nous avons examinée.

La complexité est encore plus grande lorsque chacun des tubes secondaires se divise à son tour en deux nouveaux tubes, et qu'ainsi le nerf afférent pénètre dans la fibre musculaire par quatre points voisins, constituant pour ainsi dire quatre éminences confondues les unes avec les autres.

Ces variétés de disposition des tubes nerveux à leur entrée dans l'éminence terminale ne constituent pas des différences importantes, mais elles servent de transition entre la terminaison motrice telle qu'elle existe chez les lézards et les mammifères d'une part, et de l'autre chez la grenouille.

Dans les terminaisons nerveuses dont nous venons d'esquisser la disposition générale, nous avons à considérer l'expansion de la gaîne de Schwann et celle de la gaîne de Henle. Or, chacune de ces gaînes possède des éléments cellulaires spéciaux. La gaîne de Henle est revêtue d'une couche endothéliale. La gaîne de Schwann est doublée d'une couche protoplasmique dans laquelle est logé un noyau par segment. Si donc ces gaînes en se modifiant forment une partie constitutive des terminaisons motrices, il nous sera possible de nous en rendre compte par l'observation de leurs noyaux, qui doivent les accompagner dans leur transformation.

Pour cette étude, je vous engage à choisir la couleuvre. Après avoir fixé les muscles intercostaux de cet animal par une injection interstitielle d'acide osmique, vous les détacherez, vous les mettrez dans un verre de montre avec

1 ou 2 centimètres cubes de picrocarminate et vous les y laisserez pendant une heure environ. Puis ils seront lavés et montés dans la glycérine additionnée de 1 pour 100 d'acide formique. Dans ces muscles, que leur minceur permet d'examiner tout entiers, vous chercherez des faisceaux qui, situés immédiatement sous la lamelle, présentent leur éminence nerveuse du côté de l'œil de l'observateur. A l'extrémité du tube nerveux à myéline, vous reconnaîtrez l'épanouissement de la gaîne de Henle et le resserrement de la gaîne de Schwann embrassant le renflement terminal de la gaîne médullaire. Au delà de ce renflement, ou bien autour de lui, suivant que l'éminence terminale sera vue de profil ou de face, vous remarquerez des noyaux colorés en rouge. En les considérant avec attention, vous serez frappés des différences qu'ils présentent. Les uns sont petits et ont des contours irréguliers; les autres, très-grands, généralement situés au-dessous des premiers, sont ovalaires; ils montrent un double contour très-net et possèdent des nucléoles volumineux (Pl. VII, fig. 5). Les premiers sont fortement colorés par le carmin, tandis que les seconds sont à peine rosés, ce qui peut tenir soit à une différence d'épaisseur, soit à une différence d'affinité pour la matière colorante.

Sur des vues de profil, vous observerez, immédiatement au-dessous de la membrane qui revêt l'éminence, des noyaux fortement colorés en rouge. Plus profondément, vous distinguerez des noyaux plus volumineux et plus pâles; enfin, entre les premiers et les seconds vous remarquerez encore des noyaux irréguliers, plus colorés et plus petits que ceux de la couche profonde.

Cette observation établit qu'il existe en réalité dans l'éminence terminale trois espèces de noyaux. Les premiers, situés à la face profonde de la membrane qui revêt l'éminence, sont semblables à ceux qui doublent la gaîne de

Henle. Bien que je n'aie pas réussi à manifester autour d'eux au moyen du nitrate d'argent des limites cellulaires, leur forme aplatie me semble démontrer qu'ils appartiennent à un revêtement endothélial ; je suis convaincu que ces noyaux appartiennent bien à la membrane de l'éminence et qu'ils correspondent à des cellules analogues à celles de la gaîne de Henle ; aussi je les nommerai noyaux de la gaîne ou *noyaux vaginaux*.

Quant aux grands noyaux clairs, peu colorés par le carmin et à nucléoles volumineux, qui se trouvent à la partie profonde, je vous propose de les appeler *noyaux fondamentaux*, car ce sont eux qui caractérisent, à proprement parler, l'éminence nerveuse. Enfin, je donnerai aux noyaux intermédiaires le nom de *noyaux de l'arborisation*, car, ainsi que je vous le montrerai à l'aide d'autres méthodes, ils sont situés sur les branches de l'arborisation terminale.

Lorsque les préparations faites au moyen de l'acide osmique ont été colorées soit avec le picrocarminate, soit avec la purpurine, l'arborisation terminale peut être reconnue, mais seulement d'une façon assez vague, sous la forme de cordons ramifiés clairs, se détachant sur un fond plus sombre.

D'autres matières colorantes, comme l'hématoxyline par exemple, ne peuvent pas être appliquées ici, parce qu'elles colorent aussi fortement la substance musculaire que les ramifications nerveuses. J'ai même essayé de décolorer après coup la substance musculaire, mais sans arriver à aucun résultat satisfaisant. Dans la prochaine leçon, du reste, lorsque je vous parlerai de l'arborisation terminale, je vous indiquerai des méthodes qui permettent de la suivre très-exactement.

Avant d'arriver à ces méthodes, il faut que j'attire votre attention sur un fait relatif à l'éminence nerveuse et qui est nettement reconnaissable après l'action de l'acide osmique. Je me sers, comme vous le voyez, de ce nom ancien d'éminence nerveuse préférablement à celui de plaque motrice, car je ne vois aucune raison d'adopter le nom de plaque pour un organe complexe, formé d'une arborisation, d'une substance granuleuse, de trois espèces de noyaux, et dans la constitution duquel entrent encore les expansions de la gaîne de Schwann et de celle de Henle. Sur les préparations où l'éminence est vue de profil, on n'aperçoit entre elle et la substance striée aucune ligne de démarcation correspondant au sarcolemme. Cette observation établit qu'il y a contact immédiat entre la terminaison nerveuse et la substance musculaire; elle vient confirmer l'opinion que nous avaient permis de nous former les préparations faites à l'aide de l'acide chlorhydrique sur la situation de cette terminaison au-dessous de la membrane d'enveloppe du faisceau primitif.

Les préparations faites avec le nitrate d'argent concourent aussi à démontrer que l'éminence nerveuse est située au-dessous du sarcolemme. En effet, ce réactif ne révèle nulle part une soudure, qui devrait exister si le sarcolemme et la gaîne de Henle, développés d'une façon indépendante l'un de l'autre, s'étaient ensuite réunis.

La continuité de la membrane de Henle et du sarcolemme peut être reconnue encore sur des coupes transversales de faisceaux musculaires faites au niveau d'une éminence nerveuse. Pour les obtenir, il faut faire un nombre considérable de préparations, et les examiner successivement, jusqu'à ce que l'on rencontre dans l'une d'elles le résultat désiré.

Le durcissement du muscle est obtenu de la façon suivante : Après avoir pratiqué, dans les masses musculaires de la cuisse du lézard par exemple, une injection interstitielle d'acide osmique, on les enlève et on les plonge dans l'alcool, pour durcir les faisceaux qui n'ont pas été fixés suffisamment. Après une ou deux heures, la pièce est placée dans une solution sirupeuse de gomme arabique. Au bout de vingt-quatre heures, elle en est retirée et plongée dans l'alcool fort.

Comme il est indispensable que les coupes soient extrêmement minces, elles doivent être faites à main levée (voyez pour les procédés d'inclusion et pour la manière de faire les coupes, t. I, p. 77). Une fois dégagées, il ne faut pas les faire flotter dans l'eau, parce qu'elles s'y désagrégeraient. Elles sont recueillies directement sur la lame de verre, et la gomme qu'elles contiennent est enlevée par un courant d'eau phéniquée que l'on fait passer sous la lamelle couvre-objet. La coloration au picrocarminate et le lavage subséquent doivent également être pratiqués sous la lamelle; on évite de la sorte le déplacement des faisceaux les uns par rapport aux autres. Enfin on conserve la préparation dans de la glycérine additionnée d'acide formique. Ce dernier réactif produit dans la substance musculaire un léger gonflement qui est favorable à l'examen.

Dans ces préparations, les faisceaux ne se montrent pas tous sectionnés dans une direction convenable. Les uns sont atteints obliquement, d'autres perpendiculairement à leur axe; ce sont ces derniers que l'on choisira pour y rechercher l'entrée d'un tube nerveux.

J'ai disposé sous un de ces microscopes une préparation sur laquelle vous observerez cette disposition.

Dans l'intérieur du faisceau, vous reconnaîtrez à leur coloration rouge les noyaux musculaires. Une portion du faisceau, distincte du reste par son aspect et sa coloration, correspond à l'éminence terminale; le sarcolemme la recouvre comme s'il ne formait qu'un avec l'expansion de la membrane de Henle. Entre la substance granuleuse de l'éminence et la substance musculaire, on ne reconnaît aucune bordure claire interposée qui pourrait correspondre à une membrane. Dans l'éminence elle-même, on remarque les diverses espèces de noyaux que nous avons appris à connaître; à sa partie profonde, les noyaux fondamentaux, beaucoup plus gros que les noyaux musculaires, et présentant un aspect tout différent; plus près du bord, des corps grisâtres non colorés qui sont des sections plus ou moins obliques des branches de l'arborisation terminale et entre lesquels on distingue les noyaux rouges et petits de cette arborisation; enfin, immédiatement au-dessous de la membrane d'enveloppe, les noyaux vaginaux aplatis.

L'observation de cette coupe transversale démontre d'une façon absolue que le siége de l'éminence nerveuse est au-dessous du sarcolemme.

QUARANTIÈME LEÇON

(17 MAI 1877)

Terminaison des nerfs dans les muscles striés.

Procédé pour observer nettement les noyaux de l'éminence. — Muscles costo-peauciers de la couleuvre traités successivement par l'alcool, le picrocarminate et l'acide acétique.

Fuseaux musculaires découverts par Kühne chez la couleuvre. — Gaînes plus ou moins nombreuses qui les enveloppent et qui sont revêtues de cellules endothéliales. — Intérêt de ce fait pour l'observation du tube nerveux qui se rend à ce fuseau.

Étude des terminaisons nerveuses motrices sans addition d'aucun réactif. — Manière de faire les préparations. — Résultats : Arborisation délicate dont les branches deviennent obscures quand on éloigne l'objectif. — Noyaux de l'arborisation. — Impossibilité de distinguer les noyaux fondamentaux. — Critique des figures que les auteurs ont données des éminences terminales observées à l'état frais.

Préparations faites au moyen de l'alcool au tiers. — Avantages de ce réactif : — L'arborisation nerveuse se dessine admirablement. — Les noyaux fondamentaux apparaissent avec leurs gros nucléoles. — Les rameaux de l'arborisation ne sont pas nécessairement anastomosés. — Les noyaux fondamentaux ne se trouvent jamais au-dessous des branches nerveuses. — Il n'y a pas une semelle continue de substance granuleuse; cette dernière entoure seulement les arborisations.

La comparaison des terminaisons nerveuses dans les muscles avec les terminaisons nerveuses dans l'organe électrique n'est pas fondée. — Différences dans la forme de l'arborisation, qui, dans les muscles observés après l'action de l'alcool au tiers, possède un liséré clair. — Différence dans la disposition des noyaux. — Différence dans l'action du curare sur les nerfs musculaires et sur les nerfs électriques.

Le curare ne modifie ni la forme ni l'aspect de l'éminence nerveuse.

MESSIEURS,

Nous avons reconnu, grâce à l'emploi des matières colorantes après l'action de l'acide osmique, trois espèces de noyaux dans les éminences nerveuses des muscles du lézard : les noyaux vaginaux, les noyaux fondamentaux et les noyaux de l'arborisation.

L'observation de ces noyaux est plus facile au moyen de la méthode que je vais vous indiquer maintenant, et pour l'application de laquelle la couleuvre à collier doit être préférée aux autres reptiles. Après avoir ouvert la cavité viscérale de cet animal, on le plonge dans l'alcool fort, où on le laisse séjourner deux ou trois jours jusqu'à ce que les muscles soient fixés. On peut alors reconnaître nettement leur disposition et prendre ceux qui sont dans les meilleures conditions pour l'examen. Je vous conseille de choisir à cet effet les petits muscles qui s'insèrent d'une part aux côtes et de l'autre à la peau ; ces muscles, que l'on pourrait appeler costo-peauciers, sont rendus beaucoup plus faciles à observer et à enlever par l'action de l'alcool, qui les a fixés dans leur forme et leur a donné une certaine opacité. Après avoir détaché un de ces muscles à ses deux extrémités avec des ciseaux et l'avoir fait flotter dans l'eau pendant quelques minutes, on le place dans un verre de montre avec deux centimètres cubes d'une solution de picrocarminate au centième pendant une demi-heure; au bout de ce temps, la coloration est suffisante; le muscle est lavé à l'eau et exposé sur la lame de verre à l'action de l'acide acétique au quart ou de l'acide formique au quart. Si l'on fait usage de l'acide acétique, l'action se produit immédiatement ; les faisceaux musculaires se gonflent, les fibres nerveuses elles-mêmes subissent un léger gonflement et la préparation devient transparente. L'acide formique détermine des modifications analogues, mais plus lentement et avec plus de régularité.

A l'aide d'un faible grossissement, on suit le trajet des nerfs de manière à déterminer les points où se trouvent les éminences terminales. En examinant alors ces éminences à un grossissement plus considérable (voy. Pl. VII, fig. 3), on remarque, lorsqu'elles se présentent de face ou de trois quarts, que le tube nerveux afférent semble se perdre entre les noyaux dont elles sont parsemées. Ces noyaux sont de deux espèces parfaitement distinctes : les uns petits, granuleux, irréguliers, colorés fortement par le carmin, ce sont les noyaux de l'arborisation et les noyaux vaginaux; les autres plus grands, possédant un double contour, incolores ou peu colorés, et contenant un ou deux nucléoles volumineux, ce sont les noyaux fondamentaux, que la présence de ces gros nucléoles brillants caractérise absolument.

Sur les vues de profil, les noyaux vaginaux se montrent appliqués contre la calotte formée par l'expansion de la gaîne de Henle, tandis que les noyaux fondamentaux sont situés plus profondément.

Quelquefois enfin, et j'ai placé sous un de ces microscopes une préparation où vous observerez cette disposition, les noyaux fondamentaux sont rangés en couronne à la périphérie de l'éminence.

Ne quittons pas les muscles peauciers de la couleuvre sans nous occuper d'un élément musculaire intéressant, qui se trouve mêlé en proportions variables aux faisceaux ordinaires.

Cet élément a été découvert par Kühne, qui l'a décrit et figuré et lui a donné le nom de fuseau musculaire (*Muskelspindel*). Ce nom ne convient pas très-bien, attendu que le faisceau musculaire auquel il s'applique est cylindrique comme les autres, et n'en diffère que parce qu'il est plus petit et entouré de gaînes spéciales au point d'arrivée du nerf.

D'après Kühne, il n'y aurait généralement qu'un seul

fuseau musculaire dans chacun des muscles peauciers de la couleuvre. Ce fuseau serait caractérisé par l'existence de nombreuses gaînes emboîtées en forme de sacs, avec lesquelles viendrait se confondre la gaîne du tube nerveux afférent, tandis que ce tube nerveux lui-même se perdrait dans la portion médiane du fuseau, dépourvue de striation transversale. Cette portion, intercalée au milieu du fuseau parfaitement strié dans le reste de son étendue, serait granuleuse, brillante et contiendrait un assez grand nombre de noyaux.

Kühne n'a pas fait un travail spécial sur les fuseaux musculaires; il les a signalés seulement en passant dans l'un de ses mémoires sur la terminaison des nerfs dans les muscles[1]. C'est ce qui explique comment l'attention ne s'est pas portée davantage sur ces éléments, dont l'étude présente cependant un certain intérêt. En effet, s'ils possèdent, comme le fait supposer la description de Kühne, un sarcolemme plus ou moins dédoublé et flottant au niveau où les tubes nerveux les pénètrent, il nous sera facile de reconnaître les rapports des diverses gaînes du nerf et du muscle. Nous pourrons alors déterminer si c'est la gaîne de Henle seulement qui s'unit au sarcolemme ou si la membrane de Schwann participe à cette union, et observer ainsi directement des détails de structure, sur quelques-uns desquels nous avons été obligés jusqu'à présent de nous former une opinion par induction.

Je vous dirai d'abord que ces éléments particuliers, que je continuerai à appeler avec Kühne fuseaux musculaires, ne sont pas spéciaux à la couleuvre. Kühne lui-même dit qu'il les a retrouvés chez le rat, la souris, le lézard et le lapin; mais chez les autres animaux ils ne sont pas aussi

[1] Kühne. *Ueber die Endigung der Nerven in den Nervenhügeln der Muskeln.* Arch. de Virchow, t. XXX, p. 205.

constants et pas aussi fixes dans leur situation que chez la couleuvre; aussi est-ce chez cette dernière que je vous conseille de les étudier.

Vous les distinguerez sur les muscles vivants examinés dans leur propre plasma; c'est ainsi que les a observés Kühne. Vous pourrez aussi, après avoir fixé les muscles par l'acide osmique, les colorer tout entiers et les examiner ensuite dans la glycérine additionnée d'acide formique. Je n'insiste pas sur les méthodes à suivre, que vous connaissez suffisamment maintenant dans leur application et dans leurs effets.

Quelle que soit la méthode employée, vous constaterez, au niveau du point où entre le nerf, l'existence de plusieurs gaînes superposées qui, dans leur ensemble, constituent une enveloppe rappelant celle des corps de Pacini. Au delà et en deçà du point renflé, ces différentes gaînes se rejoignent et semblent se souder pour former une gaîne unique; mais, au niveau de l'entrée du nerf, là où elles sont bien séparées l'une de l'autre, on reconnaît que chacune d'elles possède des noyaux qui tapissent sa face superficielle et sa face profonde. Ce dernier détail s'observe nettement lorsque, avant ou après la dissociation, on a pratiqué la coloration au carmin et que la préparation est conservée dans l'acide formique. Ces gaînes présentent entre elles des anastomoses qui rappellent celles des lames de la gaîne lamelleuse des nerfs (voy. t. I, p. 212).

Le tube nerveux qui arrive au fuseau musculaire semble abandonner sa gaîne de Henle à la première gaîne du muscle et perforer successivement les autres. Il n'en est pas tout à fait ainsi, et en réalité la gaîne de Henle se dédouble pour se fusionner avec les diverses gaînes du fuseau.

Après avoir pénétré dans la première de ces gaînes, le tube nerveux continue son trajet, ou bien il se divise en deux tubes secondaires. Le sort de ces derniers tubes est variable; quelquefois l'un d'entre eux vient s'appliquer immédiatement à la surface du faisceau musculaire et s'y perd, tandis que l'autre, sur lequel on distingue les étranglements annulaires caractéristiques et qui possède par conséquent une membrane de Schwann, demeure entre deux gaînes et y parcourt un trajet plus ou moins long, tantôt en ligne droite, tantôt s'enroulant en spirale autour du faisceau musculaire. D'autres fois, les deux tubes nerveux arrivent de suite au faisceau. Dans d'autres cas encore, le tube nerveux afférent se divise en trois branches, comme dans la préparation que je mets sous vos yeux.

Supposons un cas simple, celui où, après avoir perforé les gaînes, le tube nerveux va, directement et sans se diviser, se terminer sur la substance musculaire. A ce niveau, il existe une petite éminence qui parfois ne possède pas de noyau. Dans l'intérieur du faisceau musculaire se remarque la série de noyaux observés par Kühne, et qui sont plongés dans une substance granuleuse dépourvue de striation. D'après Kühne, il n'y aurait qu'un seul tube nerveux arrivant à chacun de ces fuseaux musculaires; nous avons observé à plusieurs reprises l'union de deux tubes nerveux avec le même fuseau (voy. Pl. VII, fig. 7).

Chez le lézard, on rencontre des fuseaux musculaires analogues à ceux que je viens de décrire. Seulement, au point où le tube nerveux s'y termine, la striation n'est pas interrompue.

Nous devons nous demander quelle est la signification physiologique ou morphologique de ces éléments. Leur constitution porte à penser qu'ils sont musculaires, mais nous ne pouvons pas affirmer qu'ils se contractent, puisque nous n'avons pas observé directement cette contraction. Sont-ils des faisceaux musculaires en voie de développement, comme le suppose Kühne, ou au contraire des faisceaux en voie d'atrophie?

Leur minceur relative conduit naturellement à faire ces hypothèses, mais rien ne vient les confirmer. Nous connaissons aujourd'hui dans toutes ses phases le développement des faisceaux musculaires et nous savons qu'au début, bien loin de posséder plusieurs gaînes, ils sont au contraire dépourvus de toute membrane d'enveloppe. D'autre part, les fuseaux ne présentent aucun signe auquel on puisse reconnaître de l'atrophie. L'existence des gaînes multiples que je viens de décrire en fait des éléments absolument spéciaux. Ces gaînes ne sont pas semblables, en effet, au sarcolemme ou à la membrane de Schwann; elles sont constituées par des lames doublées d'endothélium et présentent une certaine analogie avec les lamelles de la gaîne lamelleuse des nerfs.

Quant au nombre de ces éléments, je ne suis pas d'accord avec Kühne. D'après lui, il y aurait le plus généralement un seul de ces fuseaux dans chacun des petits muscles peauciers de la couleuvre; j'ai, au contraire, rencontré quelques-uns de ces muscles qui en contenaient deux ou trois, et d'autres où il ne s'en trouvait pas du tout. Ils ne sont donc pas nécessaires au fonctionnement de ces muscles.

En résumé, vous voyez que nous ne disposons pas d'observations suffisantes pour résoudre ces diverses questions. Mais ce qui nous intéresse au point de vue spécial auquel nous sommes placés, c'est le passage du tube nerveux à travers ces nombreuses gaînes. Il est facile de constater que la gaîne de Henle se confond avec les gaînes secondaires les plus externes du fuseau. Au delà de ce niveau, le tube nerveux n'est donc plus entouré que de sa gaîne de Schwann; d'autre part, le fuseau musculaire, au-dessous de ses gaînes multiples, est encore revêtu de son sarcolemme. Le fuseau musculaire constituerait donc un objet très-avantageux pour déterminer s'il y a fusion entre la gaîne de Schwann et le sarcolemme.

Je passe à la partie de cette étude que j'avais réservée jusqu'ici : l'examen des terminaisons nerveuses à l'état frais sans addition d'aucun réactif. Pour aborder cet examen, il faut avoir disposé d'avance à portée de la main des ciseaux fins, des pinces, des aiguilles, des lames et des lamelles de verre bien nettoyées. On enlève au moyen des ciseaux de petites portions de muscles en pratiquant les sections dans le sens des faisceaux; on les dispose sur la lame de verre et on les y étale au moyen des aiguilles en les étendant modérément; pendant cette opération, on humecte le tissu au moyen de l'haleine, pour éviter la dessiccation; puis on place la lamelle, sur laquelle on exerce une très-légère compression. L'espace entre les deux lames de verre est comblé par le plasma musculaire, et les quelques bulles d'air qui restent ne gênent pas l'observation. On applique alors une bordure à la paraffine pour retarder l'évaporation.

Cela fait, on recherche, au moyen d'un faible grossissement (150 diamètres), s'il se trouve des nerfs dans la prépa ration; on les reconnaît facilement à leur double contour, et on les suit du côté de leur terminaison pour voir comment celle-ci se présente. Il faut, en effet, pour que l'on puisse en faire un examen convenable, qu'elle soit située sur un plan superficiel, et qu'elle se montre de face à la partie supérieure du faisceau auquel elle se rend.

Lorsque l'on a trouvé des points où ces conditions sont

réalisées, on les examine à un grossissement de 400 à 1000 diamètres.

Employons d'abord un grossissement de 400 à 500 diamètres et observons un point où la fibre nerveuse se termine à la face supérieure d'un faisceau situé immédiatement au-dessous de la lamelle. Nous verrons la fibre nerveuse à myéline se terminer par une extrémité unique, ou bien se diviser en deux fibres formées chacune d'un segment interannulaire, ou enfin ces deux fibres se diviser à leur tour, de manière à présenter à la surface du faisceau quatre fibres à myéline. Ces fibres sont nettement visibles, grâce au double contour de leur gaîne médullaire.

A l'extrémité des tubes nerveux à myéline, lorsque la préparation est bien nette et que les faisceaux musculaires sont bien tendus, on distingue, comme dans un brouillard, une arborisation dont les branches sont très-fines et possèdent le caractère particulier de devenir obscures quand on éloigne l'objectif. En outre, on aperçoit des noyaux qui, en général, sont placés tout à fait au voisinage des branches de l'arborisation, soit sur leurs côtés, soit sur leur surface elle-même. Les autres noyaux sont les noyaux vaginaux; ils sont granuleux et irréguliers.

Quant aux noyaux fondamentaux, dont nous connaissons actuellement bien les caractères (grande taille et nucléoles volumineux), on n'en voit pas trace sur ces préparations. J'ai répété bien souvent l'observation et, même en employant les meilleurs objectifs et les plus forts grossissements, je n'ai jamais pu distinguer autre chose sur le muscle frais qu'une arborisation faiblement marquée dont les branches portent des noyaux granuleux.

Aussi suis-je fortement tenté de croire que les figures dans lesquelles Kühne représente les éminences nerveuses du lézard, et où tous les détails de l'arborisation sont si nettement délimités, où tous les noyaux sont parfaitement distincts (voy. Manuel de Stricker, p. 159, fig. 56, *b* et *c*), n'ont pas été exécutées comme il le dit, d'après le tissu vivant examiné sans addition d'aucun réactif. Ce qui me confirme dans cette opinion, c'est que ni Kühne ni aucun autre auteur n'ont indiqué ce caractère spécial de l'arborisation observée à l'état vivant, à savoir qu'elle devient obscure quand on éloigne l'objectif.

Ce caractère est important; il montre que les branches de cette arborisation ont un indice de réfraction inférieur à celui de la substance dans laquelle elles sont plongées. Quant aux noyaux de l'arborisation, ils deviennent brillants quand on éloigne l'objectif, ce qui indique qu'ils possèdent un indice de réfraction supérieur. Les noyaux fondamentaux, au contraire, ne se voient pas, parce qu'ils sont très-minces et que leur indice de réfraction ne s'éloigne pas assez de celui du milieu où ils sont placés.

Lorsque l'on attend que le muscle meure, on voit se former, au niveau des extrémités des ramifications nerveuses, comme Kühne l'a signalé, des boules qui semblent provenir d'une sorte de décomposition cadavérique. Cette altération se produit généralement au bout de deux ou trois heures, mais on ne l'observe pas d'une manière constante. Les boules qui se forment ainsi ont une faible réfringence; elles deviennent obscures quand on éloigne l'objectif. Après cinq à six heures, certaines d'entre elles se décomposent en boules plus petites, et finalement en granulations très-fines. Ce processus reste toujours limité; jamais il ne s'étend à l'arborisation tout entière.

Les préparations d'éminences nerveuses faites sans aucun réactif ne se conservant pas, j'ai cherché à les fixer, et j'ai essayé à cet effet un grand nombre de réactifs. Je ne vous en donnerai pas la liste; je me contenterai de vous indiquer celui qui m'a donné les meilleurs résultats : l'alcool au tiers (une partie d'alcool à 36° pour deux parties d'eau). Aucun réactif, sans en excepter le nitrate d'argent et le chlorure d'or, ne montre aussi nettement les détails de l'arborisation.

Avant de vous les décrire, je dois vous donner quelques indications sur la méthode à suivre. Lorsque, sur une préparation faite sans addition d'aucun réactif (et il vaut mieux choisir pour cela le lézard vert, où l'arborisation est bien étalée en surface), on a obtenu une ou plusieurs éminences se présentant au premier plan, de face ou de trois quarts, et que, avec un objectif donnant de 500 à 800 diamètres, on a distingué l'arborisation terminale vague, obscure quand on éloigne l'objectif, on ajoute sur le bord de la lamelle une ou deux gouttes d'alcool au tiers.

A mesure que l'alcool pénètre, les portions du muscle au contact desquelles il arrive prennent une certaine opacité. Il faut attendre quelques minutes, jusqu'à ce qu'il ait exercé son action sur les parties que l'on observe; au moment où il atteint l'éminence, on voit l'arborisation devenir plus distincte; les branches semblent acquérir un diamètre plus considérable et leurs contours prennent de la fermeté. Les extrémités des ramifications qui n'étaient qu'imparfaitement indiquées sont bientôt aussi marquées que les rameaux principaux. Au bout d'une demi-heure à une heure, toutes les branches de l'arborisation sont dessinées avec la plus grande netteté.

En même temps il se manifeste une autre modification du plus grand intérêt. Il apparaît successivement entre les branches nerveuses une série de points brillants. Ce sont les nucléoles des noyaux fondamentaux. Bientôt ils se dessinent tous, et ensuite on voit apparaître autour de chacun d'eux le contour vague d'abord, puis de plus en plus marqué du noyau. Au bout d'une ou deux heures seulement, ce noyau se montre avec toute sa netteté; il est alors clair, muni de son nucléole très-brillant et limité par un double contour. Tous ces caractères empêchent absolument de le confondre avec les noyaux de l'arborisation, qui restent granuleux, plus

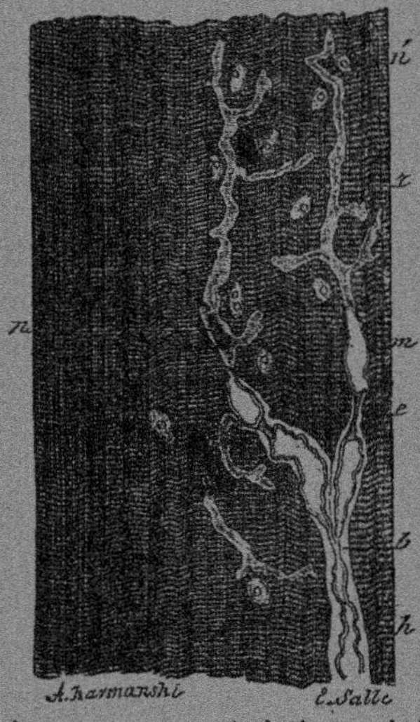

Fig. 11. — Éminence nerveuse et arborisation terminale des muscles spinaux du lézard vert, observées après l'action de l'alcool au tiers. — *h*, gaîne de Henle du tube nerveux; *b*, bifurcation de ce tube *e*, étranglement annulaire; *m*, dernier segment interannulaire très-court, possédant de la myéline; *r*, ramifications terminales de l'arborisation; *n*, noyaux de l'arborisation; *n'* noyaux fondamentaux.

ou moins irréguliers, et au milieu desquels il est généralement difficile de distinguer un nucléole bien caractérisé.

Les figures 1 et 2 de la planche VIII représentent la même arborisation terminale chez le lézard vert, examinée à un très-fort grossissement. L'une (fig. 1) représente l'arborisation et ses noyaux tels qu'on les voyait sur les muscles vivants sans addition d'aucun réactif; l'autre (fig. 2) représente la même arborisation après l'action de l'alcool au tiers.

Il nous reste à étudier l'arborisation elle-même et ses rapports avec les noyaux. Nous nous servirons à cet effet des vues de face et des vues de profil. Le premier point en discussion est de savoir si les branches de l'arborisation terminale s'anastomosent les unes avec les autres. Kühne a décrit des anastomoses de ce genre; mais, dans les figures que je vous montre ici et qui accompagnent un de ses mémoires sur la terminaison des nerfs dans les muscles[1], il vous sera difficile de distinguer si réellement il en existe. Les contours des rameaux sont, il est vrai, très-nets, mais ils sont arrêtés de telle façon qu'ils ne dessinent pas de figures régulières. Dans le travail qu'il a fait pour le Manuel de Stricker, Kühne figure au contraire nettement des anastomoses[2].

Chez le lézard vert, que Kühne a choisi pour objet d'étude, je n'ai jamais observé d'anastomoses. On conçoit à la vérité qu'il puisse en exister, mais il faut remarquer que, les branches passant quelquefois les unes au-dessous des autres, on peut facilement, quand elles ne sont pas bien marquées, prendre pour des anastomoses de simples entrecroisements.

Sur les préparations faites avec l'alcool au tiers, les noyaux fondamentaux se distinguent très-nettement. Nous devons maintenant nous demander où ils sont situés, si c'est au-dessus, au-dessous ou à côté des branches de l'arborisation. Je vous dirai d'abord que j'ai vu quelquefois ces noyaux situés au-dessous d'autres noyaux, mais jamais ils ne se trouvent au-dessous des branches nerveuses elles-mêmes ; ils semblent placés dans les intervalles qui les séparent. Ce fait a de l'importance au point de vue du rapport

[1] *Arch. de Virchow*, t. XXX, pl. IX.
[2] Kühne. *Nerf-und Muskelfaser*, Manuel de Stricker, p. 159, fig. 56 *b* et *c*.

des ramifications nerveuses terminales avec la substance contractile.

Sur des vues de profil, on peut reconnaître sans difficulté que les noyaux fondamentaux sont disposés entre les branches nerveuses et que les uns et les autres sont plongés dans une substance granuleuse, à laquelle il convient de donner le nom de substance fondamentale. Souvent les noyaux fondamentaux et la substance granuleuse qui les entoure dépassent les dernières branches de l'arborisation.

Au-dessous de l'éminence terminale, la substance musculaire se limite par une ligne nette et droite. Jamais je n'ai pu y reconnaître les saillies et les dépressions en escalier que Kühne[1] y a figurées dans sa coupe optique schématique; jamais je n'ai rien vu qui me fît penser que la substance musculaire était pour ainsi dire dépavée d'une certaine quantité de *sarcous elements*, de manière à recevoir dans les creux ainsi formés les saillies de la semelle de la plaque.

En résumé, la terminaison du nerf dans le muscle strié n'est pas constituée par une plaque doublée d'une semelle. L'arborisation nerveuse telle que je vous l'ai décrite ne doit pas, en effet, porter le nom de plaque. De plus, il n'existe pas une couche continue de substance granuleuse revêtant la substance striée dans toute l'étendue de l'éminence et sur la surface externe de laquelle serait appliquée l'arborisation. En réalité, les branches nerveuses sont plongées chacune dans une atmosphère de substance granuleuse, et certaines de leurs parties, notamment leurs extrémités, sont en contact presque immédiat avec la substance striée.

Je dois vous parler maintenant, à propos de ces terminaisons et de la substance granuleuse qui les entoure, d'une

[1] *Arch. de Virchow*, t. XXX, pl. IX, fig. 6.

hypothèse de Franz Boll. Cet histologiste distingué, reprenant la comparaison des terminaisons des nerfs dans les muscles avec celles des nerfs dans l'organe électrique, où il venait d'observer la ponctuation dont nous avons parlé (p. 105), a supposé qu'il devait exister une disposition analogue dans l'éminence nerveuse. Suivant sa manière de voir, l'aspect granuleux de la semelle de la plaque serait précisément dû à cette fine ponctuation. En présence de cette opinion je devais examiner très-attentivement l'éminence terminale pour voir si j'y reconnaîtrais quelque chose de semblable. C'est ce que j'ai fait, et je puis vous dire que ni dans les muscles à l'état vivant, ni après l'action de l'acide osmique, ni après celle de l'alcool au tiers, je n'ai jamais rien observé qui ressemblât à la ponctuation et aux cils terminaux des lames électriques.

Cette comparaison, que l'on fait d'habitude entre les lames électriques et les prétendues plaques motrices, ne repose plus aujourd'hui que sur quelques analogies dans la forme de l'arborisation nerveuse terminale dans les unes et dans les autres. En réalité, ces terminaisons sont loin d'être semblables. Ainsi, l'arborisation de l'organe électrique est plus réfringente que le milieu qui l'entoure, puisqu'elle devient brillante et homogène quand on éloigne l'objectif (voy. p. 155); l'arborisation terminale du nerf dans le muscle est au contraire moins réfringente que son milieu. Cela pourrait tenir, il est vrai, à ce que ce milieu aurait un indice de réfraction supérieur à celui de la lame électrique, et par conséquent il ne suivrait pas nécessairement de là que les deux arborisations diffèrent de pouvoir réfringent. Mais voici une autre observation qui accentue la différence que je viens de signaler. Lorsque, sous l'influence de l'alcool au tiers, l'arborisation de l'éminence motrice est devenue très-nette, on aperçoit en éloignant l'objectif, et au moment où ses branches deviennent obscures, un contour clair qui les borde (Voy. fig. 11, p. 322). Cela semble indiquer que ces branches sont constituées par deux substances : l'une centrale peu réfringente, l'autre périphérique d'un indice de réfraction plus élevé. Rien de pareil ne s'observe sur les ramifications nerveuses des lames électriques de la torpille. De plus, sur les branches de l'une et de l'autre arborisation nerveuse, il existe des noyaux; mais, dans l'organe électrique de la torpille, ils disparaissent avec la gaîne secondaire, tandis que, dans l'éminence motrice, ils semblent au contraire appartenir aux dernières ramifications.

Quant à voir dans la semelle de la plaque quelque chose d'analogue à la couche intermédiaire et à la lamelle dorsale de la lame électrique, il n'y a pas à y songer, puisqu'il n'existe pas dans l'éminence terminale des faisceaux musculaires une lame proprement dite, mais seulement une substance granuleuse dans laquelle les branches de l'arborisation sont plongées.

Du reste, les résultats des expériences faites sur la torpille avec le curare (p. 194) devraient suffire à faire abandonner cette comparaison. En effet, comme ce poison donné à dose suffisante paralyse absolument les nerfs moteurs musculaires en laissant intacts les nerfs électriques, il dénote par là même entre ces nerfs une différence si grande qu'il n'y a plus lieu de chercher à comparer minutieusement leurs appareils terminaux.

Je dois ajouter quelques mots au sujet du mode d'action du curare. Il s'est répandu l'opinion que cette substance toxique n'agit ni sur les nerfs, ni sur les muscles, mais exclusivement sur les terminaisons motrices. Certains histologistes, se fondant sur ces données, ont même soutenu que les plaques motrices se voient plus nettement chez les animaux curarisés. J'ai soumis cette assertion au contrôle de l'expérience. Sur un lézard non curarisé, j'ai enlevé des fragments de muscles et j'en ai examiné les éminences nerveuses à l'état frais. Puis j'ai empoisonné l'animal avec un demi-centimètre cube d'une solution de curare à 1 pour 100. Au bout d'un quart d'heure, il était complétement immobile. J'ai alors fait, suivant le même procédé, de nouvelles préparations de ses muscles, pour en examiner les terminaisons motrices. Je n'ai pu découvrir aucune différence entre ces dernières préparations et les premières ; je les ai ensuite traitées les unes et les autres par l'alcool au tiers, et je les ai trouvées également tout à fait semblables.

Je ne veux pas conclure de là qu'il ne se produise aucun changement dans la structure de l'éminence terminale sous l'influence du curare. Tout ce que je veux soutenir, c'est que, s'il se produit une modification quelconque, elle n'est pas accessible aux moyens d'investigation que nous possédons aujourd'hui.

QUARANTE ET UNIÈME LEÇON

(22 MAI 1877)

Terminaison des nerfs dans les muscles striés

Terminaison chez les mammifères. — Étude de cette terminaison chez le lapin. — Choix du muscle. — Procédés. — L'éminence est moins grande que chez le lézard; les différentes parties y sont ramassées et se recouvrent souvent les unes les autres.

Terminaison chez la grenouille. — État de la science sur ce point. Questions en discussion. — Définition des différentes parties du buisson de Kühne. — Distinction d'une branche mère et de branches filles à myéline et sans myéline. — Toutes les branches à myéline sont-elles en dehors du sarcolemme?

Application à la grenouille des méthodes décrites dans les précédentes leçons. Emploi du nitrate d'argent. — Choix du muscle. — Nécessité de recueillir les faisceaux musculaires au moyen des ciseaux au lieu de les arracher avec la pince. — Imprégnation du muscle peaucier thoracique. — Résultats : Le buisson terminal de Kühne est réservé en blanc. Son existence est prouvée, mais son siége n'est pas déterminé, et il n'est pas démontré que ses branches soient les dernières terminaisons.

Emploi du chlorure d'or. — Méthode de Loewit. — Résultat : Tout le buisson de Kühne est coloré en violet foncé ; ses branches sont amincies également sur toute leur longueur. Les noyaux n'apparaissent pas. — Le réseau de Gerlach n'existe pas.

Emploi de l'acide osmique. — Inconvénient du procédé qui consiste à dissocier par arrachement. Faisceaux musculaires dont les tubes nerveux ont été enlevés plus ou moins incomplétement. — Dissociation à l'aide des ciseaux. Buisson terminal visible jusqu'à la terminaison de la gaîne médullaire; facilité de se convaincre sur les vues de face et de profil que tous les tubes nerveux qui possèdent de la myéline sont en dehors du sarcolemme.

Méthode pour reconnaître le siége et le nombre des noyaux : Injection d'un mélange d'acide osmique et d'alcool, et traitement subséquent par l'acide acétique. — Résultats : Les rameaux nerveux à myéline sont bien colorés. — Distinction des noyaux musculaires et des noyaux des tiges terminales.

Coupes transversales. — Elles doivent être faites sur le couturier. — Résultats : Jamais il n'y a de fibres nerveuses à myéline sous le sarcolemme.

Observation à l'état vivant sans réactif. — Tiges terminales situées à l'extrémité du buisson myélinique. — Noyaux à cheval sur ces tiges.

Action de l'alcool au tiers. — Il ne révèle pas l'existence de noyaux fondamentaux.

Résumé général. — Comparaison de la terminaison nerveuse chez l'insecte, le lézard, la grenouille. — Différences que présentent ces terminaisons. — Leur caractère essentiel : Division du cylindre-axe pour atteindre le faisceau musculaire sur un grand nombre de points.

Théories de l'action du nerf sur le muscle. — Théorie de la plaque ou théorie électrique. — Théorie chimique. — L'observation histologique ne révèle aucun fait à l'appui de l'une ou de l'autre de ces théories.

Modifications des éminences terminales à la suite de la section des nerfs. — Dégénération beaucoup plus rapide des tubes nerveux à leur extrémité que dans le tronc du segment périphérique. — Hypertrophie et multiplication des noyaux de l'éminence.

Messieurs,

L'étude que nous avons faite jusqu'ici de la terminaison des nerfs dans les muscles a porté presque uniquement sur le lézard. Nous arriverons à des résultats à peu près analogues en étendant nos recherches aux mammifères.

Prenons par exemple un muscle quelconque du lapin et détachons-en un petit fragment à l'endroit où nous voyons un filet nerveux se ramifier dans la masse musculaire ; nous y trouverons généralement des parties où il sera possible de reconnaître, à l'examen microscopique, la terminaison des tubes nerveux sur les faisceaux primitifs.

Pour arriver plus facilement à ce résultat, il est avantageux de choisir des muscles dont les fibres sont très-courtes ; en effet, comme chaque faisceau primitif reçoit un tube nerveux, et qu'il n'en reçoit généralement qu'un seul, plus les faisceaux sont courts et plus on a de chance d'y rencontrer des terminaisons nerveuses. Pour faire ces préparations, je vous recommande tout spécialement le triceps sural. Si, après avoir coupé le tendon d'Achille, vous relevez les jumeaux et le soléaire, vous remarquerez que le soléaire, qui est un muscle rouge, a un point d'insertion supérieur distinct de celui des jumeaux. Ayant ensuite enlevé ou écarté ce muscle, vous apercevrez entre les deux jumeaux une lame tendineuse à laquelle viennent s'attacher des faisceaux musculaires courts, disposés comme les barbes d'une plume. C'est là que vous trouverez des faisceaux primitifs dans les meilleures conditions pour l'étude des terminaisons nerveuses.

Vous emploierez à cet effet les diverses méthodes que je vous ai indiquées. Celle à laquelle vous donnerez la préférence est l'observation des muscles vivants dans leur propre plasma.

Vous traiterez ensuite par l'alcool au tiers les muscles sur lesquels vous aurez examiné à l'état vivant l'arborisation terminale, et vous verrez s'y produire des modifications semblables à celles qui surviennent dans les éminences nerveuses du lézard sous l'influence du même réactif. Les branches de l'arborisation apparaîtront avec plus de netteté, et vous pourrez reconnaître les différentes sortes de noyaux de l'éminence terminale.

Chez le lapin, cette éminence occupe une surface beaucoup moins considérable que chez le lézard. Il en résulte que les branches de l'arborisation terminale et les noyaux qui les entourent sont resserrés dans un espace étroit et comme tassés les uns contre les autres; il est dès lors difficile de distinguer l'arborisation dans toute son étendue, d'en suivre les branches dans leur trajet, et de reconnaître les noyaux qui appartiennent à chacune d'elles et les noyaux fondamentaux. Cependant, malgré que ces différents éléments soient difficiles à apprécier et qu'il faille un certain effort pour bien se rendre compte de leurs rapports, on n'en constate pas moins que l'éminence terminale a une disposition fondamentale analogue à celle du lézard.

En revanche, sur des muscles du lapin traités par la méthode de Loewit, les différentes branches de l'arborisation sont très-distinctes et par conséquent faciles à suivre. Lorsque le tube nerveux à myéline se divise à son arrivée sur le faisceau musculaire en deux branches également à myéline, ce qui est un cas fréquent dans les muscles intercostaux et dans les muscles jumeaux du lapin, ces deux branches donnent naissance à des arborisations distinctes, et, grâce à la netteté avec laquelle elles sont dessinées, il est aisé de constater que les rameaux de l'une d'entre elles recouvrent souvent d'une manière plus ou moins complète les rameaux de l'autre.

Je ne m'étendrai pas davantage sur la constitution de l'éminence et sur les noyaux qu'elle présente dans les diverses espèces animales ; on sait par les observations d'un grand nombre d'auteurs que, dans toute la série des vertébrés jusqu'à la grenouille exclusivement, la terminaison des nerfs dans les muscles striés volontaires est construite sur le même type. Ce fait étant acquis, il n'y a pas lieu, au point de vue de l'anatomie générale, auquel nous sommes placés ici, d'aller plus loin dans la recherche des détails.

Occupons-nous maintenant de la terminaison des nerfs dans les muscles de la grenouille. C'est une question difficile, sur laquelle les histologistes ne s'entendent pas encore aujourd'hui.

Rappelons en quelques mots les opinions des auteurs qui s'en sont occupés (voy. p. 244 et 256). Rodolphe Wagner fut le premier, vous vous en souvenez, à contester l'existence des anses terminales et à soutenir que, après s'être divisés et subdivisés, les nerfs viennent aboutir sur les faisceaux musculaires par des extrémités libres. Kühne étendit cette observation en faisant remarquer qu'un certain nombre de divisions et de subdivisions du nerf passent à travers le sarcolemme pour s'épanouir au-dessous de cette membrane; c'est ce qu'il appelle buisson terminal, et que j'ai désigné sous le nom de buisson de Kühne. Kölliker prétendit au contraire que tout ce buisson est en dehors du sarcolemme, et il défend encore aujourd'hui cette opinion.

De leur côté, Krause et Rouget soutiennent que, chez la grenouille comme chez les autres animaux, les nerfs se terminent dans les muscles par des plaques motrices.

Tel est à peu près aujourd'hui l'état de la science sur cette question. A mon avis, elle n'a pas été posée d'une façon précise, et cela tient à une définition insuffisante.

Il faut prendre pour point de départ de la discussion le buisson terminal de Kühne. Ce buisson ne peut être observé avec tout son développement que dans les gros faisceaux musculaires de la *Rana esculenta*. Prenons par conséquent cette grenouille pour type et analysons la terminaison motrice telle qu'elle se présente dans un faisceau du gastrocnémien, par exemple. Un tube nerveux, arrivé au voisinage immédiat de ce faisceau, se divise en deux branches; celles-ci se divisent à leur tour, et leur division se poursuit ainsi jusqu'à ce qu'il en résulte des fibres sans myéline qui se terminent par des extrémités mousses. Tel est le fait observé par Kühne, et qu'il est facile de vérifier.

Il s'agit maintenant de savoir si cet ensemble de ramifications est en dehors du sarcolemme, comme le soutient Kölliker, ou bien s'il faut admettre avec Kühne qu'il est en grande partie au-dessous de la gaîne du faisceau primitif.

Si nous appelons branche mère le tube nerveux qui arrive au faisceau musculaire, et branches filles ou branches secondaires les ramifications qui en naissent et qui continuent ensuite à se diviser, il est clair tout d'abord que la branche mère est en dehors du sarcolemme. Les premières branches filles sont également en dehors de cette membrane, comme il est facile de s'en rendre compte, soit sur des vues de profil où elles font saillie au delà de son contour, soit sur des vues de face où elles sont sur un plan plus rapproché qu'elle de l'œil de l'observateur. Mais, quant aux branches filles qui sont dépourvues de myéline, on ne saurait *à priori* soutenir avec Kölliker qu'elles sont en dehors du sarcolemme.

Avant de chercher à établir quelle est leur véritable situation, examinons la terminaison des nerfs dans les muscles de la grenouille à l'aide des différentes méthodes que nous avons employées pour l'étude des éminences terminales du lézard et des vertébrés supérieurs.

Commençons par la méthode de l'argent. Le muscle qui convient le mieux pour l'appliquer est celui qui a été conseillé par Kühne et choisi par Cohnheim, le muscle gastrocnémien. Ses fibres penniformes, qui viennent s'attacher à une cloison tendineuse centrale, sont assez courtes pour pouvoir être étalées tout entières sur la lame de verre et présenter par conséquent chacune une extrémité nerveuse.

Pour les extraire, Cohnheim a suivi le procédé de Kühne, qui consiste à arracher un à un ou par petits groupes les faisceaux primitifs avec la pince. Il les dissocie dans le sérum du sang de l'animal, et, après les avoir soumis à l'action du nitrate d'argent, il les traite par l'acide acétique, comme je vous l'ai dit à propos des éminences terminales du lézard (voy. p. 284).

Cette méthode doit être un peu modifiée dans le sens que je vous ai indiqué, c'est-à-dire que les faisceaux doivent être détachés du muscle non pas par arrachement, mais au moyen des ciseaux. En effet, lorsque l'on se sert uniquement de la pince, les nerfs sont nécessairement déchirés.

Quelquefois, je le veux bien, ils se rompent au-dessus de la branche mère, laissant celle-ci adhérente à ses branches secondaires fixées au faisceau ; mais le plus souvent branche mère et branches secondaires sont enlevées, et le faisceau, examiné avec soin et retourné en tous sens, ne montre pas trace de terminaisons nerveuses.

On peut aussi choisir, à l'exemple de Cohnheim, pour le soumettre à l'action du nitrate d'argent, le peaucier thoracique. Ce muscle doit être imprégné en place et par sa face profonde, parce que les faisceaux musculaires y sont à nu, tandis qu'à la face superficielle ils sont revêtus d'une couche épithéliale qui empêcherait l'action du nitrate d'argent de se produire d'une manière complète. Après avoir fait l'incision en volet à la peau, comme il a été dit plus haut (p. 266), on dégage les deux bords du muscle en le tenant tendu par le moyen du lambeau de peau auquel il adhère, et on laisse tomber goutte à goutte sur sa face profonde une solution de nitrate d'argent à 3 pour 1000. Après avoir été soumis pendant dix à vingt secondes à l'action de ce réactif, le muscle est détaché, placé dans l'eau distillée et exposé à la lumière, si possible directement au soleil, jusqu'à ce qu'il soit devenu brun. Il est alors revenu sur lui-même; mais on le ramène à sa forme primitive par l'action de l'acide acétique à 1 pour 100.

Les plus belles images de terminaisons nerveuses s'obtiennent sur le gastrocnémien de la grenouille verte (*R. esculenta*). Tout le buisson terminal est ménagé en blanc. Le dessin en est très-pur lorsque la branche mère est restée flottante sur le côté du faisceau pendant le traitement à l'argent; en revanche, si, pendant ce traitement, elle s'est trouvée appliquée sur le sarcolemme, l'endroit qu'elle a ainsi protégé se trouve marqué par une bande blanche qui complique ou déforme l'image du buisson.

D'autres fois, cette branche mère revient sur elle-même, comme c'est le cas dans la préparation qui est placée devant vous (fig. 12), et l'endroit qu'elle a recouvert forme une

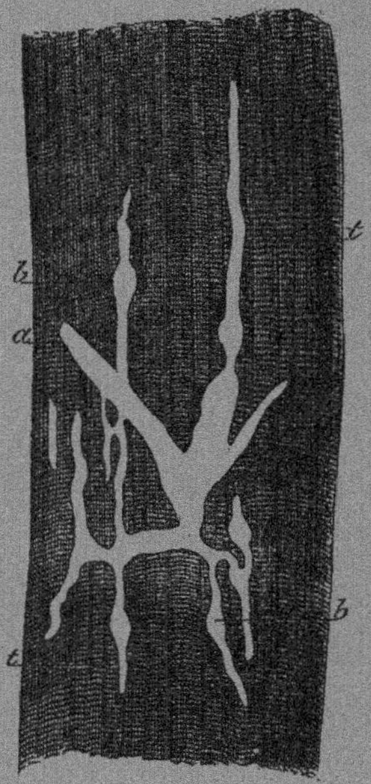

Fig. 12. — Faisceau musculaire du gastrocnémien de la grenouille verte, traité par le nitrate d'argent suivant le procédé de Cohnheim. — *a*, dessin de la branche mère, flottant à la surface externe du sarcolemme; *b*, image des noyaux situés sur les tiges terminales *t*.

tache blanche plus ou moins irrégulière au milieu du buisson de Kühne, bien conservé dans toutes les autres parties.

Je conçois que Kühne, à l'aspect des préparations de Cohnheim qui donnaient un résultat si net, les ait considérées comme parfaitement démonstratives et y ait renvoyé les adversaires de son buisson terminal.

Je reviendrai tout à l'heure sur les conclusions qu'il est possible de tirer de ces images. Auparavant je dois vous rappeler que Kühne avait signalé à l'extrémité des rameaux de son buisson l'existence de boutons terminaux auxquels il avait attaché une grande importance. Or, lorsque l'on emploie la méthode de Cohnheim, on constate bien l'existence de renflements sur les rameaux réservés en blanc, mais on remarque que ces renflements ne sont pas terminaux et que les branches nerveuses se poursuivent au delà (voy. figure 12). Aussi Kühne a-t-il cessé depuis lors d'insister sur l'importance de ses boutons terminaux, et il a même, dans un travail récent, fait remarquer expressément que son bouton terminal n'est jamais terminal, et qu'il se rencontre toujours au contraire sur le trajet des branches nerveuses[1]. Une analyse plus exacte a permis de reconnaître que les boutons de Kühne sont en réalité des noyaux situés sur les branches nerveuses.

C'est donc à la méthode de Cohnheim que nous devons les résultats les plus intéressants pour la connaissance de la terminaison nerveuse dans les muscles de la grenouille. Néanmoins, comme je vous l'ai déjà fait remarquer en discutant les dessins produits par l'argent sur les éminences terminales du lézard, cette méthode ne saurait servir à établir quelles sont les parties de l'arborisation nerveuse qui sont situées au-dessous du sarcolemme. D'autre part, il n'est pas démontré qu'elle nous révèle les terminaisons ultimes du nerf. Elle nous montre, il est vrai, au delà des premières branches secondaires, des rameaux minces sur lesquels sont situés les noyaux, et auxquels je donnerai, pour éviter toute confusion, le nom de tiges terminales, à cause de leur forme un peu raide; mais rien ne prouve que ces tiges soient en réalité terminales. L'objection que nous avons discutée à propos du dessin manifesté par l'ar-

[1] Kühne. *Nerf-und Muskelfaser*, Manuel de Stricker, p. 155.

gent sur les muscles du lézard se présente également ici : il serait possible, en effet, que, à l'extrémité de l'image qu'elles nous donnent, ces tiges fussent infléchies; dès lors, en pénétrant dans l'intérieur du faisceau musculaire, elles déroberaient à l'action de l'argent et par conséquent à notre observation leur parcours ultérieur.

Passons maintenant à la méthode de l'or et appliquons le procédé de Loewit.

Choisissons pour objet d'étude le gastrocnémien de la grenouille verte, puisque c'est sur ce muscle qu'a porté toute la discussion. Plongeons-en un fragment pendant une demi-minute à une minute dans l'acide formique au tiers, puis pendant un quart d'heure à vingt minutes dans une solution de chlorure d'or à 1 pour 100 ; mettons-le ensuite pendant vingt-quatre heures dans l'acide formique au tiers, et pendant les vingt-quatre heures suivantes dans l'acide formique pur (voy. les détails p. 291); puis, à la limite de la couche jaunâtre et de la portion centrale violette, détachons-en des faisceaux avec des ciseaux courbes sur le plat; examinons-les à un faible grossissement et choisissons ceux où, sur un fond à peu près incolore, les terminaisons nerveuses se dessinent en violet. Dissocions-les dans la glycérine et plaçons-les dans la position la plus convenable pour l'observation de ces terminaisons.

Après avoir achevé la préparation, nous constaterons qu'il se montre à la surface du faisceau un buisson semblable à celui que manifeste le nitrate d'argent, avec cette différence que tout ce que l'argent avait ménagé en blanc est ici coloré en violet foncé.

L'arborisation ainsi préparée diffère notablement de celle du lézard lorsqu'elle a subi les mêmes réactions : tandis que, chez le lézard, elle présente des parties renflées et des parties rétrécies, et même en certains points des fragments qui paraissent complétement isolés par suite de la disparition ou de la non-coloration des parties rétrécies, chez la grenouille le buisson terminal est parfaitement continu, bien que toutes ses branches soient amincies et pour ainsi

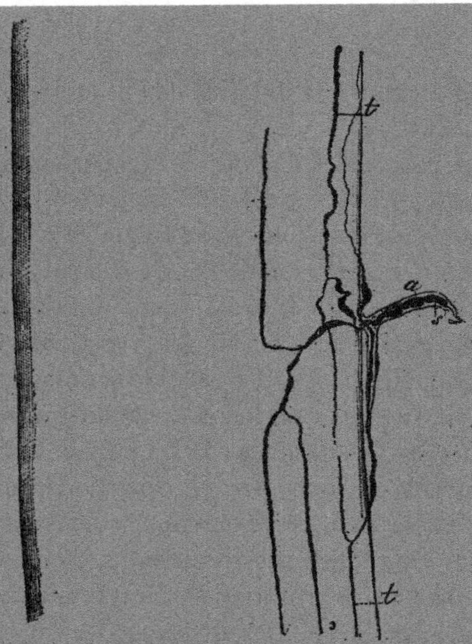

Fig. 13. — Faisceau musculaire du gastrocnémien de la grenouille verte, soumis à l'action du chlorure d'or suivant le procédé de Loewit. — Le buisson terminal est vu de profil. — *a*, branche mère du buisson; *s*, sa gaine de Henle; *t*, tiges terminales.

dire filiformes. Vous en jugerez par les deux dessins que je vous montre ici; ils ont été faits à la chambre claire d'après les préparations que vous observerez tout à l'heure sous ces microscopes (voy. fig. 13 et Pl. VII, fig. 4).

De même que dans les éminences terminales du lézard, on ne remarque pas, dans le buisson terminal de la grenouille, des noyaux distincts, parce que ces éléments ne sont pas colorés par l'or employé suivant le procédé de Loewit. Pour les apercevoir, il faut, après l'application de ce procédé, colorer la préparation au carmin et la monter dans la glycérine additionnée d'acide formique. On distingue alors des noyaux à côté de chacune des tiges terminales; ils ne sont pas disposés à la surface de ces tiges, comme dans les préparations à l'argent, mais à quelque distance d'elles; il semble que, sous l'influence de l'acide, le noyau se soit rétracté d'une part et la tige terminale de l'autre.

Cette méthode, en nous montrant que, dans un faisceau musculaire, tout le buisson terminal peut être coloré par l'or sans que ce réactif y manifeste aucune ramification ultérieure, nous permet de conclure que ce buisson est bien la véritable terminaison du nerf, et que celui-ci ne se continue pas au delà pour former un réseau, comme Gerlach l'a soutenu. Mais elle ne nous renseigne pas sur la situation des ramifications nerveuses par rapport au sarcolemme, et laisse en suspens la discussion engagée à ce sujet entre Kühne et Kölliker.

Adressons-nous à une autre méthode : Faisons dans le gastrocnémien de la grenouille une injection interstitielle d'une solution d'acide osmique à 1 pour 100, enlevons le muscle et dissocions-le dans l'eau. Commençons par suivre le procédé le plus simple et arrachons les fibres avec une pince, ce qui est facile lorsqu'elles sont ainsi fixées. En examinant au microscope les faisceaux primitifs isolés, nous serons surpris de voir que certains d'entre eux, examinés avec le plus grand soin sur toute leur longueur et sur toute leur surface, ne présentent pas trace de fibres nerveuses. Devrait-on en conclure qu'il y a des fibres musculaires auxquelles il ne se rend pas de nerfs? Ce serait une erreur; en effet, à côté de ces faisceaux dépourvus de nerfs, vous en remarquerez d'autres sur lesquels se distinguent de tout petits fragments de fibres nerveuses à moelle, comme si les fibres qu'ils possédaient à l'état normal avaient été rompues au voisinage de leur point d'attache. Il est évident que, si cette rupture, au lieu de se faire à une petite distance de l'extrémité myélinique, s'était faite sur cette extrémité même, on aurait obtenu une fibre musculaire dénuée en apparence de fibre nerveuse. Enfin, il y a des faisceaux sur lesquels vous reconnaîtrez de la façon la plus nette tout le buisson terminal de Kühne, et, comme l'acide osmique a coloré la myéline, vous pourrez distinguer les étranglements annulaires et les segments interannulaires, les noyaux de ces segments, la membrane de Schwann, et enfin la membrane de Henle et les éléments cellulaires qui la doublent.

Si, au lieu d'enlever les faisceaux musculaires par arrachement, vous vous servez pour les recueillir des ciseaux des aiguilles et de la pince, en suivant les indications que je vous ai données pour éviter la rupture des tubes nerveux (p. 505), vous pourrez constater que tous ces faisceaux sans exception présentent des terminaisons nerveuses.

Examinons maintenant plus en détail le buisson terminal. Comme ses branches n'embrassent pas le faisceau musculaire dans toute sa périphérie, mais qu'elles en occupent seulement le tiers ou le quart, il se présente de face ou de profil. Par l'examen comparatif de la terminaison nerveuse dans ces deux positions, que vous pourrez faire varier à volonté, il vous sera facile de vous assurer que toutes les parties à myéline sont déplaçables par rapport au faisceau primitif; vous leur verrez présenter des inflexions diverses, montrant qu'elles ne sont pas prises et maintenues entre le sarcolemme et la substance striée. Il suit de cette observation que toutes les branches du buisson terminal qui contiennent de la myéline sont certainement en dehors du sarcolemme.

A ce propos, je dois vous signaler une disposition intéressante que je soumets à votre observation sous un de ces microscopes. Vous y verrez passer transversalement au-dessus de plusieurs faisceaux musculaires parallèles un rameau nerveux composé de deux ou trois tubes. L'un de ces tubes se divise, au niveau d'un étranglement annulaire, en deux branches qui, s'écartant à angle droit de la direction du rameau, vont, l'une à droite, l'autre à gauche, se rendre au même faisceau musculaire, où elles se distribuent en deux buissons terminaux. Quelquefois l'une des branches du buisson qui semble destiné à un faisceau musculaire va se terminer dans un faisceau voisin. C'est une disposition de ce genre que Kölliker a dû observer dans la terminaison motrice qu'il représente figure 119 de son traité d'histologie[1]. La fibre qui se détache du buisson terminal est, il est vrai, dessinée comme une fibre pâle; mais il est probable que les acides dilués dont Kölliker s'était servi pour cette étude avaient amené dans la gaîne médullaire des modifications suffisantes pour lui faire considérer le tube nerveux à myéline qu'il avait sous les yeux comme une fibre nerveuse sans moelle.

Les préparations faites au moyen de l'acide osmique montrent très-nettement toutes les branches nerveuses munies de gaînes médullaires; mais au delà du dernier segment à myéline on ne distingue plus rien, même quand l'examen est pratiqué dans l'eau. Ce fait à lui seul conduirait à admettre que les portions de la terminaison nerveuse dépourvues de myéline, et révélées par l'action du nitrate d'argent et du chlorure d'or, sont au-dessous du sarcolemme. En effet, si elles étaient au-dessus de cette membrane, il devrait être possible de les reconnaître grâce à leur différence de réfringence, au moins lorsque la préparation est conservée dans l'eau.

[1] Kölliker. *Éléments d'histologie humaine*, deuxième édition française, p. 222.

Les vues de profil ne sont pas moins instructives que les vues de face. La branche mère s'étant divisée et subdivisée avant d'atteindre le faisceau musculaire, les branches secondaires embrassent ce faisceau comme les doigts de la main appliqués sur un cylindre, et sont attachées au sarcolemme seulement par leurs extrémités. Cette sorte de main, formée par le buisson terminal de Kühne considéré dans sa partie myélinique, est fixée au sarcolemme par un assez grand nombre d'attaches; en d'autres termes, le nerf atteint le faisceau musculaire par plusieurs points, dont le nombre peut aller jusqu'à huit ou dix. Il est facile de suivre sur le sarcolemme les branches nerveuses plus ou moins longues qui s'étendent à sa surface, mais à la condition de conserver les préparations dans l'eau. Si on les monte dans la glycérine, ce liquide, qui pénètre toutes les parties, fait disparaître grâce à son haut indice de réfraction les légères différences de réfringence qui auraient pu permettre de les distinguer nettement.

L'acide osmique ne manifeste pas les noyaux du buisson terminal ; aussi, pour être renseigné sur leur nombre et sur leur siége, est-il nécessaire de les colorer par le carmin. Comme cette coloration ne réussit que sur des faisceaux qui n'ont pas subi sous l'influence de l'acide osmique une modification trop profonde, il faut choisir pour la tenter des portions du muscle qui se trouvent à la périphérie de la zone dans laquelle le réactif s'est répandu. Bien que l'on obtienne quelquefois ainsi de bonnes colorations, la méthode n'est pas certaine; aussi ai-je cherché à la régulariser. Voici comment j'y suis arrivé : Je fais dans le muscle une injection interstitielle d'un mélange d'une partie d'une solution d'acide osmique à 1 pour 100 avec quatre parties d'alcool à 36°. La petite quantité d'acide osmique ainsi mise en contact avec les faisceaux musculaires ne suffirait peut-être pas à les fixer; l'alcool complète son action. Peut-être se passe-t-il là quelque réaction qui nous est inconnue; mais, suivant moi, l'heureux résultat obtenu par ce mélange tient à ce que l'acide osmique agit suffisamment sur les tubes nerveux à myéline, sans cependant se porter sur les faisceaux musculaires en quantité assez grande pour empêcher leur coloration ultérieure. Il est très-facile ensuite de pratiquer la dissociation; elle doit se faire dans l'alcool. Les faisceaux à peu près isolés sont plongés pendant une demi-heure dans une solution de picrocarminate à 1 pour 100, puis lavés à l'eau pour enlever l'excès de la matière colorante et traités ensuite sur la lame de verre par un mélange à parties égales d'eau et d'acide acétique cristallisable. Comme les éléments musculaires et nerveux sont fixés par l'acide osmique et l'alcool, cette forte dose d'acide acétique n'exerce plus sur eux l'action nuisible qu'elle aurait sur des tissus frais, et le faisceau musculaire ne paraît pas fortement altéré. Les divers noyaux colorés en rouge que l'on y observe sont plus ou moins modifiés par l'acide, qui tend à les ramener à la forme sphérique. Aussi ceux d'entre eux qui ne sont pas entravés par une résistance quelconque se montrent-ils avec cette forme, tandis que ceux qui sont maintenus entre des plans d'une résistance supérieure à la leur conservent à peu près leur forme normale.

Sur la préparation que je soumets à votre examen (voy. Pl. VII, fig. 5), vous reconnaîtrez, à leur teinte grise, les ramifications à myéline du buisson de Kühne; les tiges terminales ne se voient pas ou se distinguent à peine. Les noyaux de la gaîne de Henle, colorés en rouge, sont appliqués à la face interne de cette gaîne, qui est nettement dessinée; les noyaux des segments interannulaires sont rouges et sphériques. Quant aux noyaux musculaires, disposés en séries longitudinales dans le faisceau, ils sont caractérisés par leur forme aplatie et par les crêtes d'empreinte qu'ils présentent. Outre ces diverses espèces de noyaux, on remarque sur le faisceau musculaire, dans le prolongement de la direction des branches nerveuses à myéline, des noyaux granuleux revenus sur eux-mêmes, qui se distinguent de tous les précédents par leur aspect, et qui ne sont autre chose que les noyaux des tiges terminales. Il est facile de s'en convaincre sur les préparations où l'une ou l'autre de ces tiges est légèrement colorée.

Lorsque, par une pression énergique exercée à plusieurs reprises sur la lamelle, on parvient à rompre le sarcolemme, les derniers noyaux dont nous venons de parler, ceux qui appartiennent aux tiges terminales, reviennent à une forme arrondie qui leur donne une grande ressemblance avec les noyaux des segments interannulaires. Cependant ils en diffèrent toujours un peu; ils sont plus grands et ne sont pas complétement ronds (voy. Pl. VII, fig. 6). Le changement de forme des noyaux des tiges terminales après la rupture du sarcolemme présente de l'intérêt au point de vue de la question qui nous occupe. Il nous montre, en effet, qu'avant la déchirure de cette membrane ces noyaux étaient maintenus dans leur forme entre des plans résistants, en d'autres termes, qu'ils étaient au-dessous du sarcolemme, tandis que ceux des segments myéliniques se trouvaient au-dessus. En second lieu, il nous prouve que ces noyaux sont tout à fait à la surface de la substance striée et ne sont pas maintenus par cette dernière.

Les préparations que je viens de décrire permettent donc d'affirmer que la pénétration de la fibre nerveuse à travers le sarcolemme se fait au point même où elle perd sa gaîne de myéline.

On y reconnaît également que les terminaisons motrices de la grenouille ne présentent rien d'analogue aux noyaux fondamentaux des éminences terminales des lézards et des mammifères. En effet, parmi tous ces noyaux si nettement dessinés et colorés, on n'en remarque pas d'autres que les noyaux musculaires, les noyaux des segments interannulaires, les noyaux de la gaîne de Henle et ceux des tiges terminales.

Pour compléter ces connaissances sur la situation des terminaisons motrices par rapport au sarcolemme, il convient de pratiquer des coupes transversales des faisceaux musculaires. Ces coupes, qu'il est avantageux de faire sur le muscle couturier dont les fibres sont parallèles, doivent être exécutées d'après les indications que je vous ai données à propos des muscles du lézard (voy. p. 309). En les examinant, vous reconnaîtrez que jamais une fibre nerveuse à myéline n'est située sous le sarcolemme.

Il nous reste à étudier les terminaisons motrices de la grenouille à l'état vivant sans aucun réactif. En procédant comme je vous l'ai dit à propos des muscles du lézard, on constate, sur des faisceaux situés superficiellement, qu'à la suite des branches à myéline il existe des tiges terminales. Ces tiges, qui correspondent à l'arborisation de l'éminence nerveuse du lézard, sont généralement assez courtes et tout à fait droites; elles ne possèdent pas de ramifications. Quand on éloigne l'objectif, elles deviennent obscures ; quand on le rapproche, elles sont à peine brillantes et se confondent avec la masse qui les entoure; d'où l'on doit conclure que leur indice de réfraction est un peu inférieur à celui de la substance dans laquelle elles sont plongées. Leurs noyaux sont au contraire brillants quand on éloigne l'objectif. Ils masquent les tiges terminales lorsque celles-ci sont situées à la face superficielle d'un faisceau primitif; en revanche, lorsqu'elles sont à la face profonde d'un faisceau et vues par transparence à travers la substance musculaire, ce sont elles, au contraire, qui masquent la partie médiane des noyaux. Cette double observation démontre que les noyaux sont à cheval sur les tiges terminales et toujours à leur face externe.

En faisant agir l'alcool au tiers, on rend les tiges terminales plus nettes; leur contour apparaît nettement, et elles se montrent avec les caractères que j'ai indiqués pour les branches de l'arborisation chez le lézard; c'est-à-dire que, lorsqu'on éloigne l'objectif, il s'y manifeste de chaque côté un bord clair. Cette observation suffit à démontrer l'analogie de constitution et de siége des tiges terminales des grenouilles et de l'arborisation nerveuse des autres vertébrés.

Je ne poursuivrai pas plus loin ces recherches sur la terminaison des nerfs dans les muscles striés volontaires; je vais résumer brièvement les faits que nous avons pu établir d'une façon certaine.

Nous avons vu que, chez les insectes, le nerf, formé d'un cylindre-axe fibrillaire entouré d'une gaîne membraneuse, atteint le faisceau musculaire au niveau d'une éminence conique granuleuse, située sous le sarcolemme. Tandis que sa gaîne se continue avec cette dernière membrane, il se développe sur le cône granuleux en l'embrassant de ses fibrilles constitutives, dont la terminaison finale nous est encore inconnue. Le plus souvent il se trouve au niveau de l'éminence un noyau, mais quelquefois aussi il n'en existe pas. La terminaison nerveuse peut donc se faire sans trace de noyau.

Chez les reptiles et chez les mammifères, le nerf se termine par des ramifications élégantes munies de noyaux.

Ces ramifications, situées au-dessous du sarcolemme, sont logées dans une substance granuleuse pourvue de noyaux d'une espèce spéciale, noyaux fondamentaux.

Chez la grenouille, il n'existe ni substance granuleuse ni noyaux fondamentaux. La terminaison se fait par des tiges courtes et droites, munies de noyaux qui leur appartiennent.

Jamais il ne m'a été possible de suivre des ramifications nerveuses au delà de l'arborisation terminale chez les mammifères, ou au delà du buisson terminal chez la grenouille. Aussi je pense que l'arborisation terminale, telle que nous l'ont montrée les différentes méthodes que nous avons appliquées à son étude, est bien réellement la véritable et dernière terminaison du nerf dans le muscle.

Nous devons nous demander maintenant quel est le rôle fonctionnel des diverses parties de la terminaison motrice. Je vous ferai remarquer d'abord que, malgré la différence de structure que présente cette terminaison chez l'insecte, chez la grenouille et chez les mammifères, le mode suivant lequel la contraction du muscle est mise en jeu n'en est pas moins le même chez tous ces animaux. Si la disposition de l'organe varie, tandis que la fonction est la même, c'est dans la partie de cette disposition qui est commune à toutes les terminaisons motrices qu'il faut chercher ce qui est essentiel à l'exercice de la fonction.

Chez l'insecte, nous avons vu le nerf sans myéline, simple cylindre-axe, se dissocier en ses fibrilles constitutives pour se mettre en rapport avec la substance contractile. Chez le lézard et chez les mammifères, l'arborisation terminale a également pour résultat d'établir un grand nombre de divisions du cylindre-axe, et par conséquent un grand nombre de points par lesquels il est en rapport avec la substance striée. Chez la grenouille, il existe une division analogue, mais qui se fait en majeure partie en dehors du sarcolemme.

La disposition commune de toutes les terminaisons motrices est donc la mise en rapport du cylindre-axe avec la substance contractile par un très-grand nombre de points. Cette multiplication des points de contact doit par conséquent être considérée comme une condition essentielle de l'action du nerf sur le muscle. Quant aux noyaux et à la substance granuleuse, comme ces parties manquent chez certains animaux, il est évident qu'elles ne jouent qu'un rôle accessoire, sur lequel il nous est impossible de rien préciser.

Malgré l'insuffisance de nos connaissances sur ce sujet, je dois vous indiquer en quelques mots la manière dont on comprend aujourd'hui l'action du nerf sur le muscle. Il règne à ce sujet deux théories.

D'après la première, l'organe terminal du nerf sur le faisceau musculaire serait analogue à la plaque électrique de la torpille. Il existerait entre le muscle et le nerf une petite lame électrique qui, sous l'influence de la volonté ou de l'irritation du nerf, déterminerait la contraction du muscle par une excitation du même genre que celle que nous y produisons en y appliquant directement les pôles d'un courant électrique interrompu. C'est la théorie électrique.

D'après la seconde théorie, sous l'influence de l'action nerveuse, il se passerait à l'extrémité du nerf et dans l'éminence terminale des modifications chimiques qui amèneraient la production d'un corps irritant, lequel agirait sur la substance contractile à la manière des excitants chimiques (acide sulfurique, acide chlorhydrique, etc.).

Parmi les faits histologiques que nous avons étudiés, y en a-t-il qui soient favorables à l'une ou à l'autre de ces deux hypothèses? J'avoue que je n'en vois point. En revanche, il y a certains de ces faits qui sont manifestement contraires à la théorie électrique. L'analogie que l'on a voulu établir entre la plaque électrique de la torpille et l'éminence terminale n'est pas fondée. Quand bien même on ne tiendrait pas compte de ce que la partie granuleuse de cette éminence n'existe pas chez tous les animaux, nous avons vu que même les arborisations qui sont pourvues de substance granuleuse diffèrent notablement des lames électriques. Ce sont deux organes bien différents. Quant à la théorie chimique, aucun des faits que nous avons observés ne parle ni pour ni contre elle.

Avant de terminer, je dois vous dire encore quelques mots des modifications qui se manifestent dans les éminences terminales à la suite de la section des nerfs qui s'y rendent.

Les expériences que j'ai faites à ce point de vue spécial ont été exécutées chez le lapin; elles sont au nombre de trois seulement. Le nerf sectionné a été le sciatique; l'examen des éminences terminales a été fait dans les faisceaux musculaires des jumeaux et du soléaire, vingt-quatre heures, quarante-huit heures et cinq jours après la section.

Après cinq jours, il n'y avait plus trace de myéline dans les dernières ramifications nerveuses.

Après quarante-huit heures, ces mêmes ramifications ne contenaient plus que quelques gouttelettes graisseuses.

Après vingt-quatre heures, la segmentation de la myéline avait déjà commencé.

A cette même période, vous vous en souvenez, on ne remarque encore dans le tronc du segment périphérique que des modifications à peine saisissables des tubes nerveux. L'altération dégénérative marche donc, non pas comme on le croyait généralement, du centre à la périphérie, mais, au contraire, de la périphérie au centre. Les modifications des tubes nerveux se montrent tout d'abord aux dernières extrémités, puisque la myéline y est déjà segmentée au bout de vingt-quatre heures.

Voici comment nous devons nous expliquer cette activité particulière du processus à l'extrémité terminale des nerfs. A mesure qu'ils arrivent vers leur terminaison, les tubes nerveux diminuent de diamètre et leurs étranglements annulaires se rapprochent d'une façon correspondante. Les segments interannulaires sont donc beaucoup plus courts, et, comme c'est à l'activité de ces éléments cellulaires qu'il faut rattacher la dégénération (voy. p. 69), plus ils seront nombreux pour une même longueur, plus le processus devra s'accomplir rapidement. Néanmoins leur multiplicité ne suffit pas à rendre compte de cette rapidité, et, pour l'expliquer, il faut admettre qu'ils possèdent une activité toute spéciale. Cette activité est probablement liée aux conditions avantageuses dans lesquelles ils sont placés relativement à l'apport du sang et aux échanges nutritifs.

Quant à l'éminence terminale elle-même, vingt-quatre heures après la section, tous ses noyaux étaient devenus sphériques et volumineux, et par suite elle faisait une saillie plus considérable à la surface du faisceau musculaire. Cette activité exagérée qui se manifeste dans la nutrition des éléments nucléaires de l'éminence dès qu'elle est soustraite à l'influence des centres trophiques établit que ces éléments sont sous la dépendance immédiate du nerf. Les noyaux de l'éminence terminale, et en particulier ceux de l'arborisation, se comportent donc comme les noyaux des segments interannulaires, avec lesquels ils présentent, du reste, une grande analogie.

INDEX BIBLIOGRAPHIQUE

I. — NERFS PÉRIPHÉRIQUES

Molinelli. *Comment. Bonon*, t. III, p. 282.

Fontana. *Traité du venin de la vipère*, t. II, p. 202.

Leeuwenhoek. *Opera.*, t. II, p. 351.

Bichat. *Anatomie générale*, 1812, t. I, p. 137.

Bogros. *Mémoire sur la structure des nerfs.* Répertoire d'anatomie et de physiologie, 1827, t. IV, p. 63.

Remak. *Froriep's Neue Notizen*, n° 47, 1837.

Remak. *Observationes anatomicæ et microscopicæ de systematis nervosi structura.* Berlin, 1838.

Schwann. *Microscopische Untersuchungen über die Uebereinstimmung in der Structur und dem Wachsthum der Thiere und Pflanzen.* Berlin, 1839.

Valentin. *Ueber die Scheiden der Ganglienkugeln und deren Fortsetzungen.* Müller's Arch., 1839, p. 139.

Henle. *Anatomie générale.* Encyclopédie anatomique, trad. française, 1843, t. VII.

Cruveilhier. *Anatomie descriptive*, 3e édit., t. IV, p. 461-463.

Ch. Robin. *Mémoire sur le périnèvre, espèce nouvelle d'élément anatomique qui entre dans la composition du tissu des nerfs.* Comptes rendus de la Société de Biologie, 1854, 2e série, t. I, p. 99.

Frommann. *Zur Silberfärbung der Axencylinder*, Virchow's Arch., 1861, t. XXI, p. 151.

Hoyer. *Ein Beitrag zur Histologie bindegewebiger Gebilde.* Arch. f. Anat. und Physiol., 1865, p. 204.

Roudanowski. *Observations sur la structure des tissus nerveux d'après une nouvelle méthode.* — Journal de l'Anatomie et de la Physiologie, 1865, t. II, p. 225.

Mauthner. *Beitraege zur Kenntniss der morphologischen Elemente des Nervensystems.* Acad. des sciences de Vienne, t. XXXIX.

Klebs. *Die Nerven der organischen Muskelfasern.* Virchow's Arch., 1865, t. XXXII, p. 179.

G. Pouchet. *Note sur la vascularité des faisceaux primitifs des nerfs périphériques.* — Journal de l'Anatomie et de la Physiologie, 1867, t. IV, p. 438.

Kölliker. *Traité d'histologie*, 2e édition française.

Wiensky. *Sur l'extension du pseudo-epithélium dans l'organisme des vertébrés.* Travail analysé par Rudnew dans *Cannstadt's Jahresbericht*, 1868, t. I, p. 25.

M. Schultze. *Ueber die Structurelemente des Nervensystems.* Handbuch der Lehre von den Geweben, herausgeg. von S. Stricker. Leipzig, 1871.

Todaro. *Sulla struttura dei plessi nervosi.* Roma, 1872.

Ranvier. *Recherches sur l'histologie et la physiologie des nerfs.* Archives de physiologie, 1871-72, t. IV, p. 129 et 427 (mars et juillet 1872).

Ranvier. *Des étranglements annulaires et des segments interannulaires chez les raies et les torpilles.* Comptes rendus de l'Académie des sciences, 4 novembre 1872, t. LXXV, p. 1129.

Axel Key et Retzius. *Studien in der Anatomie des Nervensystemes.* Arch. f. micr. Anat., 1873, p. 308.

Schmidt. *On the construction of the dark or double-bordered nerve-fibre.* Monthly microscopical journal, 1874, p. 200.

Toel. *Die Ranvier'schen Schnürringe markhaltiger Nervenfasern und ihr Verhæltniss zu den Nevrilemmkernen.* Inaugural Dissertat., Zürich, 1875.

Rouget. *Développement des nerfs dans les larves des batraciens.* Arch. de physiologie, 1875, p. 482.

Lantermann. *Ueber den feineren Bau der peripherischen markhaltigen Nervenfaser.* Arch. f. micr. Anat., t. XIII, 1876, p. 6.

Kuhnt. *Die peripherische markhaltige Nervenfaser.* Arch. f. micr. Anat., 1876, p. 440.

II. — DÉGÉNÉRATION ET RÉGÉNÉRATION DES NERFS SECTIONNÉS

Fontana. *Ricerche anatomice sopra la fisica animale.* Florence, 1775.

Nasse. *Ueber die Veraenderungen der Nervenfasern nach ihrer Durchschneidung.* Müller's Arch., 1839, p. 415.

Longet. *Recherches expérimentales sur les conditions nécessaires à l'entretien et à la manifestation de l'irritabilité musculaire.* Paris, 1841.

Jean Müller. *Manuel de physiologie.* Traduct. française, t. I, p. 351.

Longet. *Traité de physiologie,* 2e édition, t. II, p. 225.

Brown-Séquard. *Recherches sur l'irritabilité musculaire.* Bulletin de la Société philomatique, 1847, p. 74 et 83; et Journal de l'Anatomie et de la Physiologie, 1859, t. II, p. 75.

Waller. *Sur la reproduction des nerfs et sur la structure et les fonctions des ganglions spinaux.* Arch. de Müller, 1852, p. 392.

Philippeaux et Vulpian. *Recherches expérimentales sur la régénération des nerfs séparés des centres nerveux.* — Mémoires de la Société de Biologie, 1859, p. 343.

Lent. *Beitraege zur Lehre von der Regeneration durchschnittener Nerven.* Zeitschrift f. wissensch. Zoologie, t. VII, p. 145.

Hjelt. *Ueber die Regeneration der Nerven.* Virchow's Arch., 1860, t. XIX, p. 352.

Remak. *Ueber die Wiedererzeugung von Nervenfasern.* Virchow's Archiv, 1862, t. XXIII, p. 441.

Laugier. *Comptes rendus de l'Académie des sciences,* 20 juin 1864.

Nélaton. *Société de Chirurgie,* 22 juin 1864.

Schiff. *Archiv des Vereins für gemeinschaftliche Arbeiten,* t. I.

Eulenburg et Landois. *Berliner klinische Wochenschrift,* 1865, nos 45 et 46.

Neumann. *Degeneration and Regeneration nach Nervendurchschneidungen.* Archiv für Heilkunde, 1868, t. IX, p. 201.

Vulpian. *Recherches relatives à l'influence des lésions traumatiques des nerfs sur les propriétés physiologiques et la structure des muscles.* Arch. de physiologie, 1871-1872, t. IV, p. 745.

Ranvier. *De la dégénérescence des nerfs après leur section.* Comptes rendus de l'Académie des sciences, 30 décembre 1872.

Ranvier. *De la régénération des nerfs sectionnés.* Comptes rendus de l'Académie des sciences, 24 février 1873.

Eichhorst. *Ueber Nervendegeneration und Nervenregeneration.* Virchow's Archiv, 1873, t. LIX, p. 1.

Bakowiecki. *Zur Frage vom Verwachsen der peripherischen Nerven.* Archiv f. micr. Anatomie, 1876, t. XIII, p. 420.

Engelmann. *Ueber Degeneration von Nervenfasern.* Arch. f. die gesammte Physiologie (Pflüger), t. XIII, 1876, p. 414.

Sigmund Mayer. *Die peripherische Nervenzelle und das sympathische Nervensystem.* Archiv für Psychiatrie, 1876, p. 430.

Arloing et Tripier. *Des conditions de la persistance de la sensibilité dans le bout périphérique des nerfs sectionnés.* Archives de physiologie, 1876, p. 11.

Balbiani, *Sur les phénomènes de division du noyau cellulaire.* Comptes rendus de l'Académie des sciences, 30 octobre 1876.

III. — TERMINAISON DES NERFS DANS L'ORGANE ÉLECTRIQUE DE LA TORPILLE

Matteucci. *Traité des phénomènes électro-physiologiques des animaux.* Paris, 1844.

Paul Savi. *Études anatomiques sur le système nerveux et sur l'organe électrique de la torpille.* — Publié à la suite du *Traité des phénomènes électro-physiologiques des animaux* de Matteucci. Paris, 1844.

Rod. Wagner. *Ueber den feineren Bau des electrischen Organs im Zitterrochen.* Göttingen, 1847.

Pacini. *Struttura intima dell' organo elettrico del Gymnoto.* Bologna, 1852.

Remak. *Uber die Enden der Nerven im electrischen Organ der Zitterrochen.* Müller's Archiv., 1856, p. 467.

Kölliker. *Ueber die Endigungen der Nerven im electrischen Organ der Zitterrochen.* Verhandl. der physikalisch-medicin. Gesellschaft in Würzburg, 1858, t. VIII, p. 2.

Max Schultze. *Zur Kenntniss der electrischen Organe der Fische.* 2ᵉ Abtheilung : *Torpedo.* Halle, 1859.

Moreau. *Expériences sur la torpille électrique.* Annales des sciences naturelles, 1862, t. XVIII, cahier 1.

M. Schultze. *Ueber die Structurelemente des Nervensystems.* Manuel de Stricker, 1871, fig. 23, p. 119.

F. Boll. *Beitræge zur Physiologie von Torpedo.* Arch. Reichert et Du Bois-Reymond, 1873, p. 76.

F. Boll. *Die Structur der electrischen Platten von Torpedo.* Arch. f. micr. Anat., t. X, 1873, p. 101.

Ciaccio. *Intorno all' intima tessitura dell' organo elettrico della Torpedine.* Rendiconti dell' Academia delle scienze dell' Istituto di Bologna, 21 maggio 1874.

Ciaccio. *Nuove osservazioni intorno all' intima tessitura dell' organo elettrico della Torpedine.* Lo Spallanzani, Rivista di scienze mediche et naturali, anno XIII, fasc. X, 1875.

Ranvier. *Sur les terminaisons nerveuses dans les lames électriques de la torpille.* Comptes rendus de l'Académie des sciences, 20 décembre 1875.

F. Boll. *Nuove ricerche sulla struttura delle piastrine electriche della Torpedine*. Roma, 1876.

Du Bois-Reymond. *Gesammelte Abhandlungen zur allgemeinen Muskel-und Nervenphysik*. Berlin, 1877, t. II, p. 671.

Marey. *Sur les caractères des décharges électriques de la torpille*. Comptes rendus de l'Académie des sciences, 22 janvier 1877.

IV. — TERMINAISON DES NERFS DANS LES MUSCLES STRIÉS

Doyère. *Mémoire sur les tardigrades*. Annales des sciences naturelles, 1840, t. XIV, p. 346.

Henle. *Anatomie générale*, trad. franç., 1843, t. II, p. 193.

J. Müller. *Manuel de Physiologie*, trad. franç., 1845, t. I, p. 521.

R. Wagner. *Neue Untersuchungen ueber den Bau und die Endigungen der Nerven*. Leipzig, 1847.

Reichert. *Ueber das Verhalten der Nervenfasern bei dem Verlauf, der Vertheilung u. Endigung in einem Hautmuskel des Frosches*. Müller's Archiv., 1851, p. 29.

Kühne. *Ueber die peripherischen Endorgane der motorischen Nerven*. Leipzig, 1862.

Margo. *Ueber die Endigung der Nerven in der quergestreiften Muskelsubstanz*, 1862.

Rouget. *Note sur la terminaison des nerfs moteurs dans les muscles chez les reptiles, les oiseaux et les mammifères*. Comptes rendus de l'Académie des sciences, 28 septembre 1862.

Krause. *Ueber die Endigung der Muskelnerven*. Arch. für rationnelle Medicin, 1863, t. XVIII, p. 136 et t. XX, p. 1.

Kühne. *Ueber die Endigung der Nerven in den Muskeln*. Archives de Virchow, 1863, t. XXVII, p. 508.

Rouget. *Mémoire sur la terminaison des nerfs moteurs*. Journal de la Physiologie, t. V, p. 574.

Cohnheim. *Ueber die Endigung der Muskelnerven*. Centralblatt, 1863, n° 55.

Kühne. *Ueber die Endigung der Nerven in den Nervenhügeln der Muskeln*. Archives de Virchow, 1864, t. XXX, p. 187.

Cohnheim. *Ueber die Endigung der Muskelnerven*. Archives de Virchow, 1865, t. XXXIV, p. 194.

Trinchese. *Mémoire sur la terminaison périphérique des nerfs moteurs dans la série animale*. Journal de l'anatomie et de la physiologie, 1867, t. IV, p. 485.

Kühne. *Nerf-und Muskelfaser*. Manuel de Stricker, 1871.

J. Gerlach. *Das Verhæltniss der Nerven zu den willkürlichen Muskeln der Wirbelthiere*. Sitzungsberichte der phys.-med. Societæt zu Erlangen, 1873, p. 97.

Löwit. *Die Nerven der glatten Muskulatur*. Académie des sciences de Vienne, t. LXXI, 22 avril 1875.

Ewald. *Ueber die Endigung der motorischen Nerven in den quergestreiften Muskeln*. Arch. für die gesammte Physiol. (Pflüger) 1876, t. XII, p. 13.

Fischer. *Ueber die Endigungen der Nerven im quergestreiften Muskel der Wirbelthiere*. Arch. f. micr. Anat., 1876, t. XIII, p. 365.

J. Gerlach. *Ueber das Verhæltniss der nervœsen und contractilen Substanz des quergestreiften Muskels*. Arch. f. micr. Anat., 1876, t, XIII, p. 399.

TABLE DES MATIÈRES

VINGT ET UNIÈME LEÇON

DÉGÉNÉRATION ET RÉGÉNÉRATION DES NERFS SECTIONNÉS (suite)

VINGT-DEUXIÈME LEÇON

VINGT-TROISIÈME LEÇON

VINGT-QUATRIÈME LEÇON

VINGT-CINQUIÈME LEÇON

VINGT-SIXIÈME LEÇON

TERMINAISON DES NERFS DANS L'ORGANE ÉLECTRIQUE DE LA TORPILLE

VINGT-SEPTIÈME LEÇON

VINGT-HUITIÈME LEÇON

VINGT-NEUVIÈME LEÇON

TRENTIÈME LEÇON

TRENTE ET UNIÈME LEÇON

NERFS DE L'ORGANE ÉLECTRIQUE.

TRENTE-DEUXIÈME LEÇON

TRENTE-TROISIÈME LEÇON

Considérations physiologiques sur l'organe électrique.

TRENTE-QUATRIÈME LEÇON

TERMINAISON DES NERFS DANS LES MUSCLES STRIÉS A CONTRACTION VOLONTAIRE

TRENTE-CINQUIÈME LEÇON

TRENTE-SIXIÈME LEÇON

TRENTE-SEPTIÈME LEÇON

TRENTE-HUITIÈME LEÇON

TRENTE-NEUVIÈME LEÇON

QUARANTIÈME LEÇON

QUARANTE ET UNIÈME LEÇON

CONSIDÉRATIONS GÉNÉRALES

EXPLICATION DES PLANCHES
DU TOME SECOND

PLANCHE I

Fig. 1. — A, B, C. Trois tubes nerveux du segment périphérique du sciatique du pigeon, le troisième jour après la section. — Ces tubes, isolés après une heure de macération du nerf dans une solution d'acide osmique à 1 pour 100, ont été colorés au picrocarminate et conservés dans la glycérine substituée lentement au liquide colorant (*Voy.* p. 4).

A, portion médiane d'un segment interannulaire, présentant un seul noyau hypertrophié *n*, entouré d'une masse de protoplasma *p*, et de gouttes de myéline teintes par l'osmium, *m*.

B, partie centrale d'un segment interannulaire, présentant deux noyaux *n' n'*, plongés dans une masse protoplasmique commune *p*. Entre les deux noyaux, le tube nerveux présente un léger rétrécissement.

C, quatre noyaux *n'' n'' n'' n''* se rencontrent dans un même segment interannulaire. Le protoplasma *p* qui les enveloppe n'est pas segmenté, et dans son intérieur sont également contenues des boules de myéline, *m*.

Fig. 2. — Deux tubes nerveux à myéline du segment périphérique du pneumogastrique du lapin, six jours après la section. — Dissociation après macération dans une solution d'acide osmique à 1 pour 100; coloration au moyen du picrocarminate; conservation dans la glycérine.

Les portions *a a* de ces tubes, qui ne sont occupées ni par des gouttes de myéline ni par des noyaux, sont revenues sur elles-mêmes, et à leur niveau le tube nerveux est rétréci.

— *n n*, noyaux proliférés des segments interannulaires; *m m*, gouttes de myéline; *g*, granulations graisseuses (*Voy.* p. 9).

Fig. 3. — A, B, C. Trois tubes nerveux du segment périphérique du sciatique du lapin, quatre jours après la section. — Même mode de préparation que pour les tubes représentés figure 2 (*Voy.* p. 9).

A. — Le noyau *n* du segment, légèrement hypertrophié, comprime la myéline; autour de lui, le protoplasma *p*, s'étant accru, a refoulé en divers points la gaîne médullaire ou l'a complétement sectionnée.

B, prolifération des noyaux *n* des segments interannulaires ; *e*, étranglement annulaire, effacé en partie par le gonflement du protoplasma *p*; *m*, gaîne médullaire fragmentée.

C, tube nerveux dont la gaîne médullaire est déprimée ou sectionnée par l'accroissement du protoplasma, et de chaque côté duquel se voient deux cellules du tissu connectif intrafasciculaire *c c* (*Voy.* p. 15).

Fig. 4. — Portion d'une fibre de Remak du segment périphérique du sciatique du lapin, cinq jours après la section. Mode de préparation indiqué à l'explication de la figure 2. — *n n*, noyaux hypertrophiés et légèrement étranglés; *g*, granulations graisseuses (*Voy.* p. 14).

Fig. 5. — Un tube nerveux de l'extrémité du segment supérieur du sciatique du rat, trois jours après la section. La figure est retournée; en *a* se trouve l'extrémité ouverte du tube sectionné, dont le calibre est occupé en grande partie par des cellules lymphatiques, dans lesquelles on distingue les noyaux *n*, les granulations graisseuses et les gouttes de myéline qu'elles contiennent. — La gaîne médullaire *m* est déformée, rongée ou refoulée par les cellules lymphatiques. — *n'*, noyau du segment interannulaire. — *c c c c*, quatre cellules lymphatiques du tissu conjonctif intrafasciculaire, chargées de granulations graisseuses et de gouttes de myéline (*Voy.* p. 37).

Fig. 6. — Tube nerveux du bourgeon central du nerf sciatique du lapin, quatre jours après la section. La portion qui a été dessinée a été prise un peu au-dessus de l'extrémité sectionnée. Même mode de préparation que pour les tubes représentés dans les figures précédentes. — *m*, gaîne médullaire refoulée en quelques points, mais non sectionnée par le protoplasma *p* et les noyaux proliférés *n n n* (*Voy.* p. 41).

Fig. 7. — Tube nerveux complétement isolé du bourgeon central du nerf sciatique du rat, trois jours après la section (*Voy.* p. 35). — *t*, terminaison de la gaîne médullaire normale; *cy*, cylindre axe strié; *p*, protoplasma granuleux qui l'entoure ; *m*, portion de la gaîne médullaire n'ayant subi qu'une résorption incomplète; *my*, boules de myéline ; *e*, extrémité libre du cylindre axe au niveau de la section.

Fig. 8. — Coupe transversale d'un des faisceaux du segment périphérique du nerf sciatique du lapin, vingt-huit jours après la section. — Le durcissement du nerf a été obtenu par une macération d'une semaine dans une solution d'acide chromique à 2 pour 100, un séjour de vingt-quatre heures dans l'eau pour enlever l'excès du réactif et de vingt-quatre heures dans l'alcool pour donner au nerf une consistance convenable. — La coupe a été colorée au moyen du picrocarminate et elle a été montée dans le baume du Canada après avoir été déshydratée par l'alcool et éclaircie par l'essence de girofle (*Voy.* p. 10). — *gl*, gaîne lamelleuse; *v*, vaisseaux sanguins; *a*, gros tubes nerveux sans cylindre axe ; *b*, tubes nerveux encore munis d'un cylindre axe; *t*, petits tubes nerveux sans cylindre axe ; *c*, tissu conjonctif intrafasciculaire; *l*, lames intrafasciculaires.

Fig. 9. — Nerf pneumogastrique du lapin enlevé soixante jours après la section, vu à l'œil nu et dessiné à sa grandeur naturelle après macération de vingt-quatre heures dans une solution d'acide osmique à 1 pour 100.

— *c*, segment central ; *b*, bourgeon central ; *i*. segment intermédiaire ou cicatriciel ; *b'*, bourgeon périphérique ; *p*, segment périphérique (*Voy.* p. 47).

Fig. 10. — Un gros tube nerveux à myéline du bourgeon central du nerf pneumogastrique du lapin, soixante-douze jours après la section, isolé après une macération de vingt-quatre heures dans une solution d'acide osmique à 1 pour 100.

La gaîne médullaire du tube primitif *t* se termine par un bourgeon *b*, de l'extrémité duquel partent des tubes à myéline *t' t''* et des fibres sans myéline.

— *s*, gaîne de Schwann du tube primitif formant aux tubes qui en émanent une gaîne secondaire, *s'* (*Voy.* p. 61).

Fig. 11 et 11 *bis*. — Tube nerveux du bourgeon central du nerf sciatique du lapin, quatre-vingt-dix jours après la section. — La figure 11 *bis* doit être reportée à la suite de la figure 11, de telle sorte que *a'* se continue avec *a* (*Voy.* p. 62). — Ce tube nerveux a été isolé après une macération de vingt-quatre heures dans l'acide osmique à 1 pour 100. — *t*, tube nerveux primitif entouré de sa gaîne de Schwann *s*, et se terminant par un bourgeon de sa gaîne médullaire *b*. — De l'extrémité de ce bourgeon part un tube secondaire *t'*, qui se divise et se subdivise pour donner un faisceau de tubes nerveux médullaires grêles F, entouré d'une gaîne secondaire *s'*, émanation de la gaîne de Schwann ; *m*, boules de myéline provenant de la gaîne médullaire de l'ancien tube.

PLANCHE II

Fig. 1. — Faisceau de tubes nerveux du segment périphérique du nerf sciatique du lapin, soixante-dix jours après la section, isolé par dissociation après macération du nerf pendant vingt-quatre heures dans une solution d'acide osmique à 1 pour 100 (*Voy.* p. 49).

t, tubes nerveux à myéline ; *s'*, gaîne d'enveloppe du faisceau, munie de noyaux *n* ; *m*, boules de myéline.

Fig. 2. — Segment périphérique du nerf pneumogastrique du lapin, soixante-douze jours après la section.

Dissociation du nerf après un séjour de vingt-quatre heures dans l'acide osmique ; coloration au moyen du picrocarminate, conservation dans la glycérine (*Voy.* p. 49).

— *t*, tube nerveux grêle développé dans l'intérieur de la gaîne de Schwann *s* d'un ancien tube nerveux, dont il reste des boules de myéline *m*, du protoplasma *p* et des noyaux *n*.

Fig. 3. — Tube nerveux à myéline grêle du segment cicatriciel du nerf pneumogastrique du lapin, soixante douze jours après la section. Dissociation du nerf après une macération de vingt-quatre heures dans une solution d'acide osmique à 1 pour 100, coloration dans une solution de picrocarminate, conservation dans la glycérine.

— *b*, bifurcation du tube nerveux au niveau d'un étranglement annulaire; *n*, noyaux des segments interannulaires (*Voy*. p. 50).

Fig. 4. — Tube nerveux du bourgeon central du pneumogastrique du lapin, cinq mois et demi après la section. — Dissociation après macération pendant vingt-quatre heures dans une solution d'acide osmique à 1 pour 100; coloration au picrocarminate; conservation dans la glycérine.

— *t*, tube nerveux présentant dans sa continuité un segment interannulaire *a*, court et grêle, possédant un noyau interannulaire *n*. — *t'*, fibre nerveuse sans moelle (*Voy*. p. 62).

Fig. 5. — Faisceau de tubes nerveux du segment cicatriciel du pneumogastrique du lapin, cinq mois et demi après la section. Dissociation après macération de quelques heures dans l'acide osmique à 1 pour 100, coloration au moyen du picrocarminate, conservation dans la glycérine (*Voy*. p. 54).

Ce faisceau est enveloppé d'une gaîne membraneuse H, doublée de noyaux *n*. — *t*, tubes nerveux à myéline; *r*, fibres nerveuses sans moelle.

Fig. 6. — Bourgeon central du sciatique du lapin, soixante-douze jours après la section. — Coupe transversale faite après macération pendant vingt-quatre heures dans une solution d'acide osmique à 1 pour 100 et action successive de la gomme et de l'alcool pour compléter le durcissement. Conservation dans la glycérine (*Voy*. p. 63).

— *a*, un ancien tube nerveux dont le calibre est maintenant occupé par un tube nerveux myélinique large *t*, et plusieurs tubes nerveux grêles, *t'*. — *b*, un ancien tube nerveux dont le centre est occupé par un tube nerveux à myéline *t*, séparé de l'ancienne gaîne de Schwann par une masse granuleuse. — *i*, un ancien tube dont le calibre contient un nombre considérable de tubes grêles à myéline, *t'*, — *cy*, un gros cylindre axe nu, situé dans l'intérieur d'un ancien tube, et à côté duquel il existe un nombre considérable de tubes nerveux de nouvelle formation de divers diamètres. — *p*, un ancien tube contenant des tubes nerveux à myéline grêles de direction variée; — *c*, tissu conjonctif de nouvelle formation.

Fig. 7. — Membrane cicatricielle réunissant les deux segments du sciatique du lapin, quatre-vingt-dix-neuf jours après la section. — Cette membrane, après avoir été fixée sur place par aspersion avec une solution d'acide osmique à 1 pour 100, a été enlevée et traitée par l'alcool ordinaire, puis par l'alcool absolu, et enfin montée dans le baume du Canada après avoir été éclaircie par l'essence de girofle. — Observation faite à l'aide d'un faible grossissement.

F, faisceaux de tubes nerveux à myéline et de fibres sans myéline, entrecroisés dans différentes directions et présentant des bifurcations ou des anastomoses *a* (*Voy.* p. 57).

Fig. 8. — Bourgeon central du sciatique du lapin, quatre-vingt-dix-neuf jours après la section. Dissociation après macération de vingt-quatre heures dans une solution d'acide osmique à 1 pour 100.

Une ancienne gaîne de Schwann *s*, se terminant en cul-de-sac effilé *c*, et dans l'intérieur de laquelle se trouvent des tubes nerveux à myéline *t*, enroulés les uns autour des autres, *r*, et formant dans le cul-de-sac de la membrane de Schwann des anses *a* (*Voy.* p. 77).

Fig. 9 A. — Deux tubes nerveux à myéline du segment périphérique du nerf sciatique du lapin, quatre-vingt-onze jours après la section, isolés après macération du nerf pendant vingt-quatre heures dans une solution d'acide osmique à 1 pour 100 (*Voy.* p. 76).

Ces deux tubes *a* et *b* présentent des étranglements annulaires *e*, et sont enroulés l'un autour de l'autre en *r*; *n*, noyau d'un segment interannulaire.

Fig. 9 B. — Trois tubes nerveux enroulés du bourgeon central du pneumogastrique du lapin, cinq mois et demi après la section (*Voy.* p. 77).

PLANCHE III

RELATIVE A L'HISTORIQUE DE LA STRUCTURE FINE DES LAMES DE L'ORGANE ÉLECTRIQUE DE LA TORPILLE

(*L'explication des figures contenues dans cette planche est celle des auteurs.*)

Fig. 1. — Savi (pl. I, fig. 5 *de l'auteur*).

Deux des diaphragmes composant les prismes de l'organe électrique, pour montrer la distribution du réseau nerveux.

bb, diaphragme supérieur; *fff*, fibres élémentaires nerveuses, lesquelles se bifurquent et forment les mailles nerveuses dont chaque diaphragme est rempli; *aa*, diaphragme inférieur, dans lequel paraît le même réseau nerveux, disposé de la même manière; *v*, vaisseau sanguin du diaphragme (*Voy.* p. 91).

Fig. 2. — R. Wagner (fig. 9 *de l'auteur*).

Une petite portion du tissu électrique vue à un fort grossissement, pour montrer la ramification terminale des branches de second ordre. La préparation est examinée dans l'eau, ce qui rend les rameaux terminaux plus nets et la myéline qu'ils contiennent plus granuleuse.

En *a*, on reconnaît encore le double contour de la myéline, qui se termine en *b*; la myéline devient alors granuleuse, se poursuit dans les branches *c*, *c*, *c*, et forme même en * de petits amas qui ressemblent à des noyaux; dans les plus fins rameaux, *d*, *d*, *d*, elle n'est plus nettement distincte. En *e e e*, on remarque de gros noyaux, en *e'* des noyaux plus petits, en *f*, *f*, *f*, les molécules arrondies du tissu électrique (*Voy*. p. 95).

Fig. 3. — Kölliker (pl. I, fig. 1 *de l'auteur*).

Terminaison nerveuse dans l'organe électrique de la torpille ocellée (*Voy*. p. 97).

Fig. 4. — Max Schultze.

A (pl. I, fig. 3, de Schultze). — Fragment d'une lame électrique vue par sa face inférieure, à un grossissement de 1500 diamètres. La fibre nerveuse sans myéline, *a*, qui arrive dans la lame électrique, ne possède plus une gaîne nettement distincte.

B (pl. I, fig. 1, de Schultze). — Coupe transversale d'une portion d'une lame électrique d'une torpille marbrée, dessinée à un grossissement de 400 diamètres (*Voy*. p. 98).

Fig. 5. — Franz Boll (1873). (Pl. VIII, fig. 3 *de l'auteur*).

Un petit fragment d'une lame électrique, vue par sa face ventrale, pour montrer le réseau terminal et la continuité d'une fibre nerveuse très-fine avec ce réseau (*Voy*. p. 102).

Fig. 6. — Franz Boll (1876) (pl. I, fig. 5 *de l'auteur*).

Préparation faite à l'or et à l'argent. Représentation positive de la ramification terminale. La ponctuation n'est que partiellement reproduite (*Voy*. p. 106).

PLANCHE IV

Lame électrique de la torpille vue par sa face ventrale.

Cette lame a été isolée après injection interstitielle d'une solution d'acide osmique à 2 pour 100 et macération subséquente de vingt-quatre heures dans la même solution; elle est examinée dans l'eau phéniquée (*Voy*. p. 109-112).

P, tube nerveux d'origine des différentes ramifications qui ont été dessinées dans la figure; *n*, tubes nerveux à myéline, dans lesquels on distingue les étranglements *e*, les noyaux des segments interannulaires *i*, et la gaîne secondaire H, avec ses noyaux, *s*; *n'* fibres nerveuses de second ordre, dépourvues de myéline ; *w*, ramifications en bois de cerf de Wagner ; *a*, ramification nerveuse récurrente d'un tube à myéline ; *c*, cellules étoilées du tissu muqueux situé entre les lames ; *r*, noyaux de la couche intermédiaire ; *g*, granulé fin correspondant à l'arborisation terminale de la lamelle nerveuse et aux granulations de la couche intermédiaire ; *v*, capillaires sanguins dont les noyaux sont distincts, et dans l'intérieur desquels se voient des globules rouges et des globules blancs du sang.

PLANCHE V

Fig. 1. — Lame électrique de la torpille, isolée après injection interstitielle d'acide osmique à 2 pour 100 et macération de vingt-quatre heures dans la même solution. Cette lame, après avoir séjourné dans l'alcool au tiers, a été traitée au pinceau de manière à dégager les différentes couches qui la constituent (*Voy.* p. 136).

a, lamelle ventrale ou nerveuse ; *b*, couche intermédiaire ; *d*, lamelle dorsale ; *c*, tissu conjonctif de soutien. — *n*, *n*, noyaux de la couche intermédiaire ; *r*, pli formé par la lamelle ventrale retournée ; *e*, cils électriques.

Fig. 2. — Lame électrique de la torpille, isolée après l'action de l'acide osmique et repliée sur sa face ventrale.

t, tube nerveux à myéline ou de premier ordre se divisant en *b*, au niveau d'un étranglement annulaire ; — *e e*, étranglements annulaires ; F, fibres nerveuses sans myéline ou de second ordre, dont on voit les ramifications en bois de cerf *c*, sur le pli de la lame P (*Voy.* p. 157).

Fig. 3. — Coupe transversale des lames de l'organe électrique de la torpille, faite après injection interstitielle d'une solution d'acide osmique à 1 p. 100, macération du fragment d'organe dans une solution de bichromate d'ammoniaque à 2 pour 100, et action subséquente de la gomme et de l'alcool pour compléter le durcissement. — Coloration par l'hématoxyline (*Voy.* p. 138).

— *c*, tissu conjonctif qui double la face dorsale de la lame ; *d*, lamelle dorsale ; *i*, couche intermédiaire ; *v*, lamelle ventrale ; *n*, noyaux de la couche intermédiaire ; *e*, cils électriques.

Fig. 4. — Lame de l'organe électrique de la torpille isolée après injection interstitielle d'une solution d'acide osmique à 1 pour 100 et macération prolongée dans une solution de bichromate d'ammoniaque à 2 pour 100. Après coloration à l'hématoxyline, la préparation a été montée dans le baume du Canada (*Voy.* p. 152).

— *a*, ramifications terminales colorées en violet ; — *n*, noyau de la couche intermédiaire.

Fig. 5. — Terminaison d'une fibre nerveuse à myéline des lames électriques de la torpille, isolée après injection d'une solution d'acide osmique à 1 pour 100 et macération pendant vingt-quatre heures dans une solution de bichromate d'ammoniaque à 2 pour 100. — Coloration par un séjour de vingt-quatre heures dans le picrocarminate à 1 pour 100 et conservation dans la glycérine (*Voy.* p. 125).

— *g*, gaîne secondaire; *n'*, noyau de cette gaîne; *s*, dernier segment interannulaire; *n*, noyau de ce segment. — *cy*, cylindre axe présentant une striation longitudinale; *a*, groupe de noyaux de la gaîne secondaire au voisinage de sa terminaison; *c*, ramification en bois de cerf; *i*, noyaux de la couche intermédiaire.

Fig. 6. — Tube nerveux ramifié des lames électriques de la torpille, traitées par le nitrate d'argent.

a, anneaux terminaux de la gaîne secondaire (*Voy.* p. 146).

Fig. 7. — Fragment d'une lame de l'organe électrique de la torpille, traitée successivement par une solution d'acide osmique à 2 pour 100 et une solution de chlorure double d'or et de potassium à 1 pour 10 000.

L'arborisation terminale est colorée en violet; en *a*, la lamelle nerveuse est isolée, et l'on peut distinguer entre les branches de l'arborisation une lamelle unissante (*Voy.* p. 158).

PLANCHE VI

Fig. 1. — Lame connective de la cloison des prismes de l'organe électrique de la torpille, isolée après macération de l'organe dans le bichromate d'ammoniaque à 2 pour 100 et colorée successivement par l'hématoxyline et l'éosine. — Conservation dans la glycérine (*Voy.* p. 165).

P, P, plis formés sur ces lames par un artifice de préparation; *c*, faisceaux connectifs; *e*, fibres élastiques; *n*, noyaux endothéliaux.

Fig. 2. — Coupe transversale d'un des petits nerfs électriques qui cheminent dans la cloison des prismes, faite après injection interstitielle d'une solution d'acide osmique à 1 pour 100 et durcissement par la gomme et l'alcool.

L, tissu conjonctif lamelleux qui unit et sépare les différents groupes de tubes nerveux; *g*, gaîne composée de plusieurs lamelles qui enveloppe chacun des tubes nerveux; *my*, gaîne médullaire; *cy*, cylindre axe (*Voy.* p. 177).

Fig. 3. — Tube nerveux ramifié des lames de l'organe électrique de la torpille, altéré à la suite de la section des nerfs de l'organe (quarante-huit jours).

Dissociation des lames après macération de vingt-quatre heures dans une solution d'acide osmique à 1 pour 100. — Coloration par le picrocarminate à 1 pour 100; conservation dans la glycérine.

m, boules de myéline ; *n*, noyaux proliférés du segment interannulaire ; *n'* noyaux de la gaîne secondaire (*Voy.* p. 211).

Fig. 4. — Deux fibrilles des muscles de l'aile de l'hydrophile, colorées par l'hématoxyline. — A, après macération de vingt-quatre heures dans l'alcool au tiers. — B, dissociées à l'état frais (*Voy.* p. 227).

— *a*, disques épais; *c*, disques minces; *d*, espace clair.

Fig. 5. — Portion d'un des faisceaux musculaires anastomosés de l'œsophage de la blatte orientale, fixé par l'acide osmique et coloré par l'hématoxyline (*Voy.* p. 230).

a, disque épais; *b*, disque mince; *c*, disques accessoires; *n*, noyaux musculaires.

Fig. 6. — Faisceau des muscles des pattes de l'hydrophile isolé après injection interstitielle d'alcool absolu. — La dissociation a été faite dans l'eau, et le faisceau, coloré par le picrocarminate, a été soumis ensuite à l'action de la glycérine additionnée d'acide formique à 1 pour 100 (*Voy.* p. 278).

m, faisceau musculaire; *a*, nerf qui s'y termine; D, substance granuleuse de l'éminence de Doyère; *g*, gaîne du nerf qui se confond avec le sarcolemme ; *nn*, noyaux musculaires.

Fig. 7. — Muscle peaucier thoracique de la grenouille verte (*R. esculenta*), fixé au moyen de l'injection sous-cutanée d'une solution d'acide osmique à 1 pour 100, détaché, placé sur la lame de verre et recouvert de la lamelle sans addition d'aucun nouveau réactif (*Voy.* p. 269).

F, faisceaux musculaires; *n*, tubes nerveux à myéline; *b*, division d'un tube nerveux en trois nouveaux tubes au niveau d'un étranglement annulaire ; *a*, nouvelle division de l'un de ces tubes en deux tubes à myéline qui se terminent en *tt* à la surface d'un faisceau musculaire. — Le tube nerveux *d* présente un aplatissement causé par la pression de la lamelle recouvrante.

PLANCHE VII

Fig. 1. — Buisson terminal d'un des faisceaux musculaires du peaucier thoracique de la grenouille rousse (*R. fusca*). Le muscle a été soumis à l'action du nitrate d'argent suivant le procédé de Cohnheim (*Voy.* p. 334).

Fig. 2. — Arborisation terminale d'un faisceau musculaire de la cuisse du lézard vert. — Le muscle a été traité successivement par l'acide osmique et le chlorure d'or (*Voy.* p. 300).

a, tube nerveux, dans lequel on distingue la gaîne de Henle, H, les étranglements annulaires *e*, et qui forme à la surface du faisceau musculaire l'arborisation terminale *r*.

Fig. 3. — Faisceau musculaire d'un costo-peaucier de la couleuvre à collier (*Tropidonotus natrix*), traité successivement par l'alcool, le picrocarminate et l'acide formique (*Voy.* p. 512).

a, tube nerveux afférent; *b*, noyau de la gaîne de Henle ; *n*, noyaux fondamentaux; *n'*, noyaux de l'arborisation.

Fig. 4. — Un des faisceaux du gastrocnémien de la grenouille verte (*R. esculenta*) traité par le chlorure d'or, suivant le procédé de Loewit (*Voy.* p. 338).

— Le buisson terminal est vu de face; la branche mère a été déchirée, et les trois branches filles *a*, *a'* et *a''* forment chacune une portion distincte du buisson; *ttt*, tiges terminales.

Fig. 5 et 6. — Deux faisceaux musculaires du gastrocnémien de la grenouille verte (*R. esculenta*), dissociés après injection interstitielle d'un mélange d'alcool et d'acide osmique (*Voy.* p. 343).

(Dans la figure 5, les noyaux musculaires n'ont pas été représentés dans la figure *b*, quelques-uns seulement ont été reproduits.)

— *a*, tube nerveux afférent ou branche mère du buisson de Kühne ; *p*, première bifurcation de ce tube au niveau d'un étranglement annulaire; *n*, noyaux de la gaîne de Henle, H ; *n'*, noyaux des segments interannulaires ; *nt*, noyaux des tiges terminales ; *m*, noyaux musculaires; *t*, tige terminale.

Fig. 7. — Fuseau musculaire des muscles de la cuisse du lézard vert, examiné à l'état frais sans addition d'aucun réactif (*Voy.* p. 316).

g, gaînes du fuseau; *a*, noyaux de ces gaînes; *tt*, tubes nerveux se terminant dans le fuseau ; *b*, division de l'un de ces tubes en trois branches secondaires; *nn*, noyaux du faisceau musculaire au niveau de la terminaison nerveuse.

PLANCHE VIII

Fig. 1 et 2. — La même arborisation nerveuse terminale d'un faisceau primitif des muscles spinaux du lézard vert. — La figure 1 est dessinée d'après le muscle examiné dans son propre plasma sans addition d'aucun réactif; la figure 2, après l'action de l'alcool au tiers (*Voy.* p. 318). — *tt*, tube nerveux afférent ; *e*, étranglement annulaire au niveau de sa première bifurcation ; H, gaîne de Henle ; *n*, noyaux des segments interannulaires; *a*, noyaux fondamentaux ; *b*, noyaux de l'arborisation ; *c*, noyaux vaginaux.

Typographie Lahure, rue de Fleurus, 9, à Paris. [19 333]

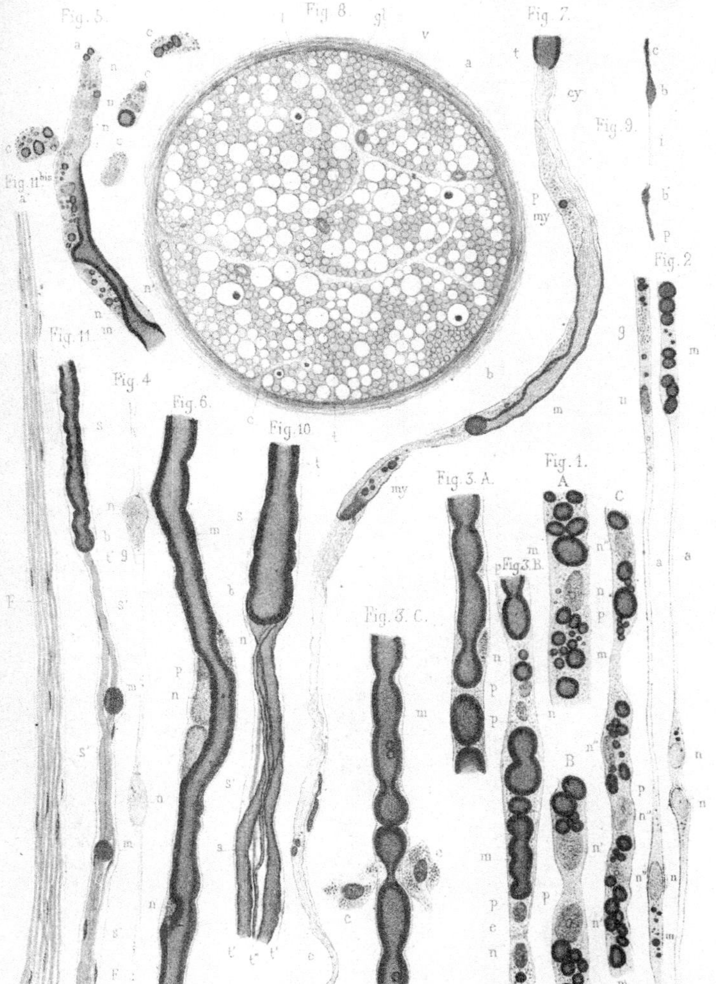

A. Karmanski ad nat. del. et lith. Imp. Becquet. Paris.

F. Savy Editeur.

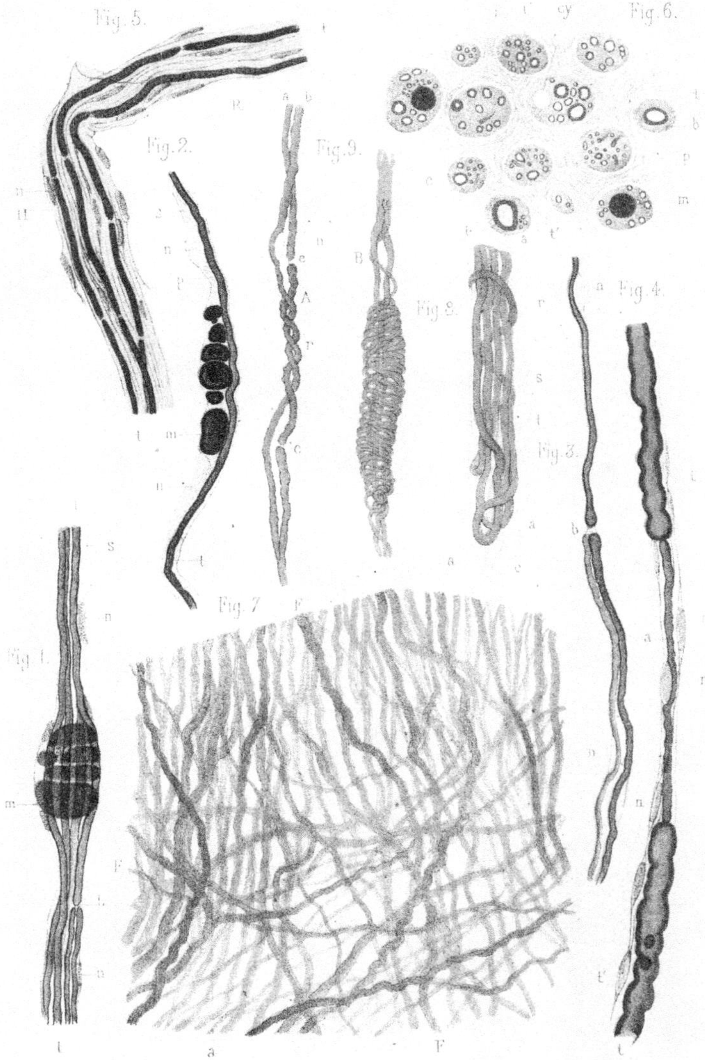

A. Karmanski ad nat. del. et lith.   Imp. Becquet. Paris.

E. Savy Editeur.

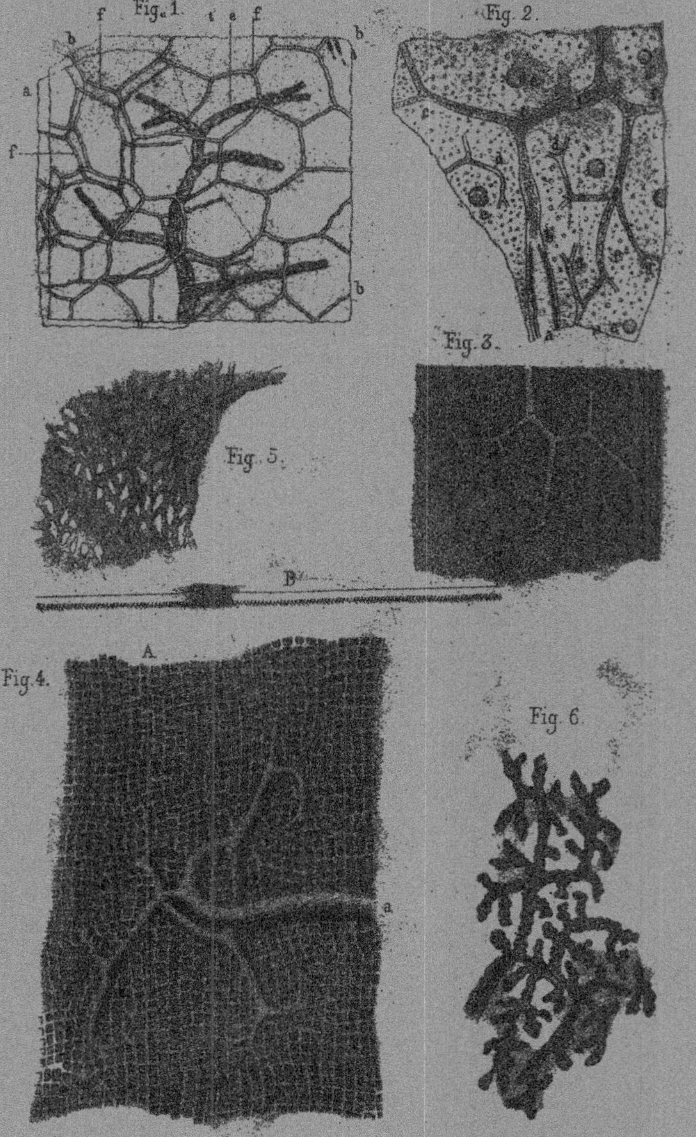

A. Karmanski ad nat. del. et lith.

Imp. Becquet, Paris

F. Savy, Editeur.

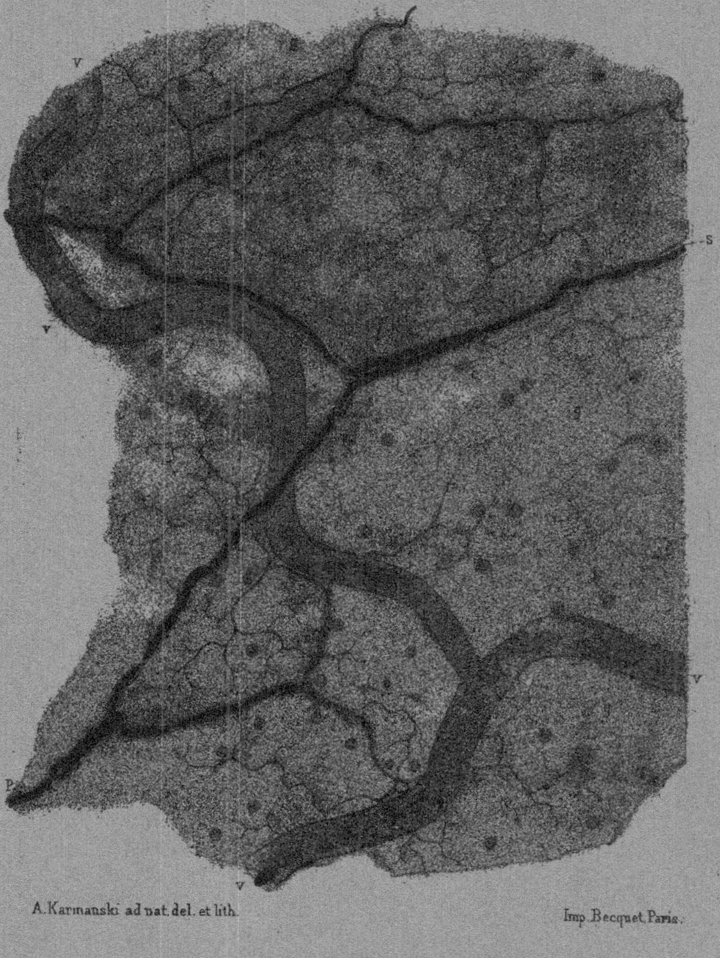

A. Karmanski ad nat. del. et lith.

Imp. Becquet, Paris.

F. Savy Editeur

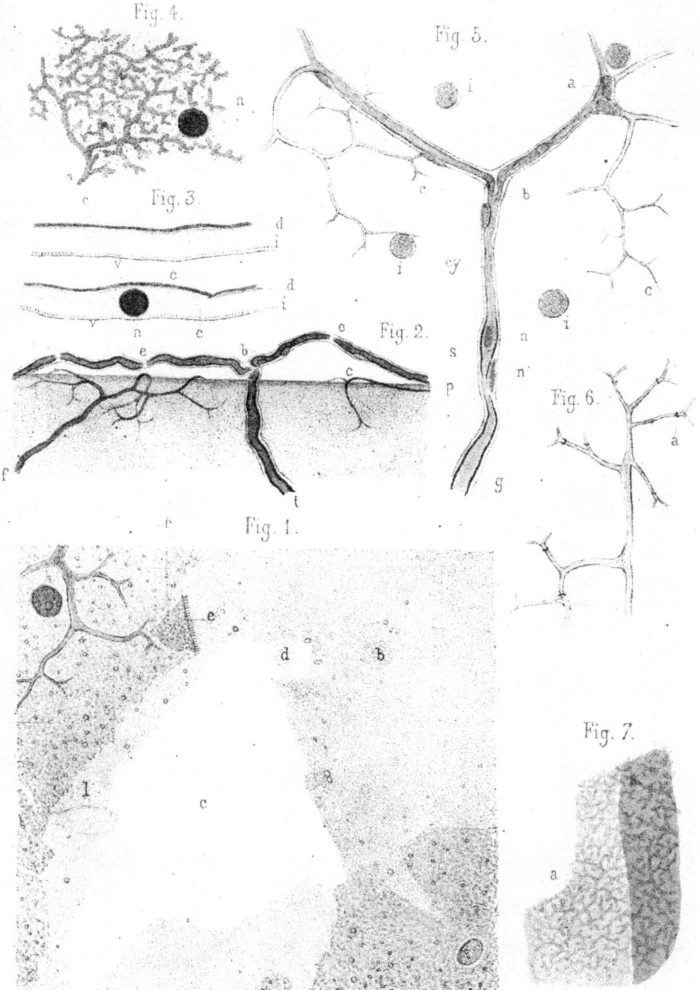

A. Karmanski ad nat. del. et lith. Imp. Becquet, Paris.

F. Savy Editeur.

Fig. 1.

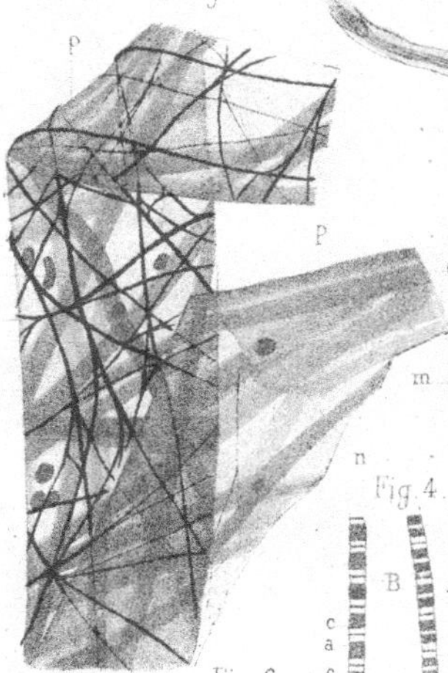

Fig. 3.

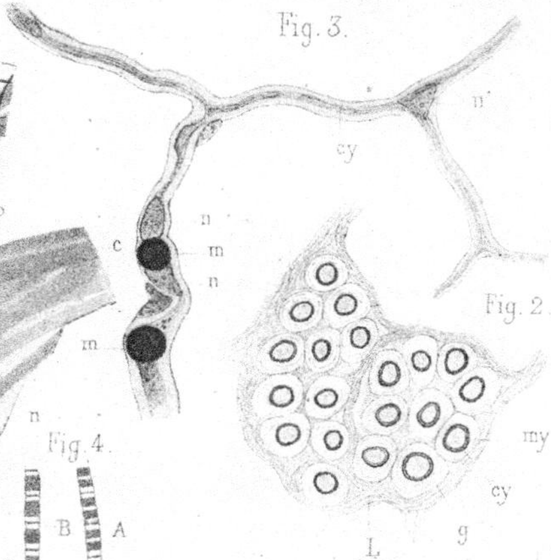

Fig. 2.

Fig. 4.

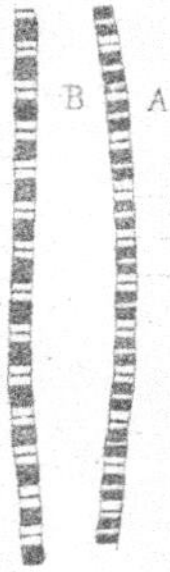

Fig. 5.

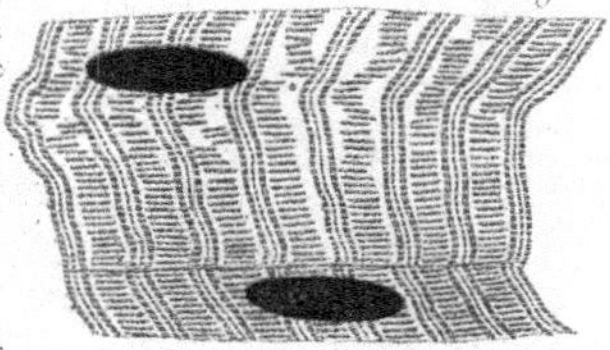

Fig. 6.

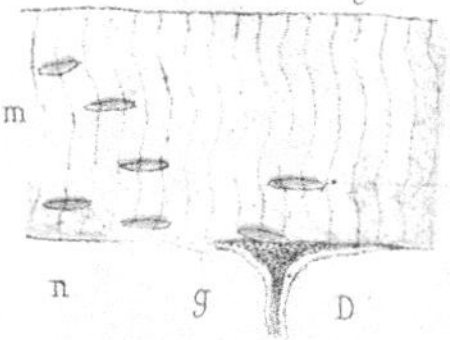

Fig. 7.

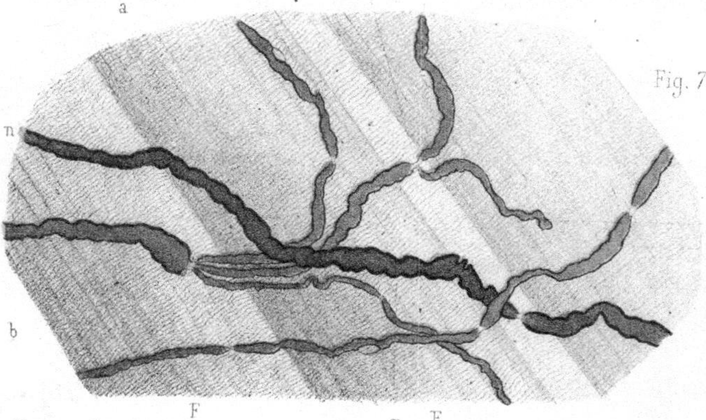

A. Karmanski ad nat. del. et lith.

Imp. Becquet, Paris.

F. Savy Editeur.

Fig. 1.

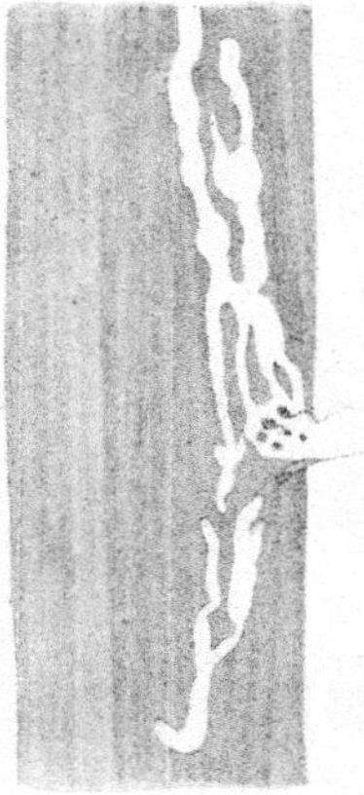

Fig. 2.

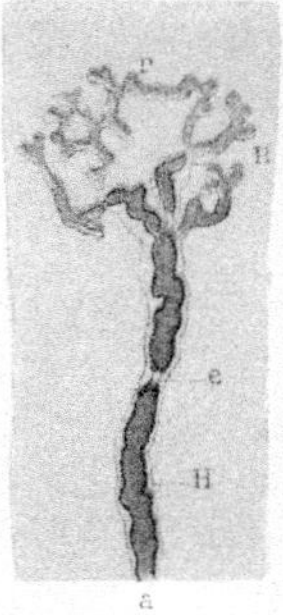

Fig. 3.

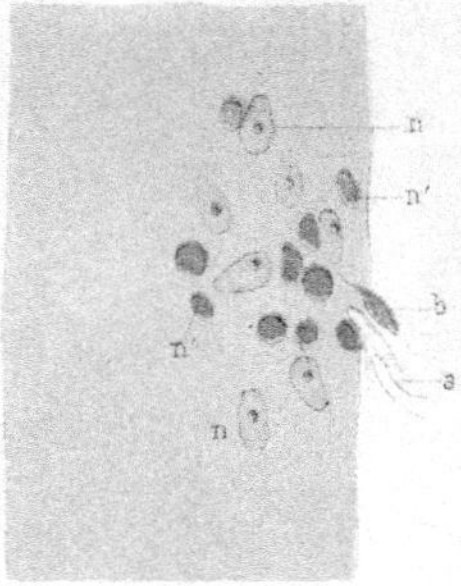

Fig. 7.

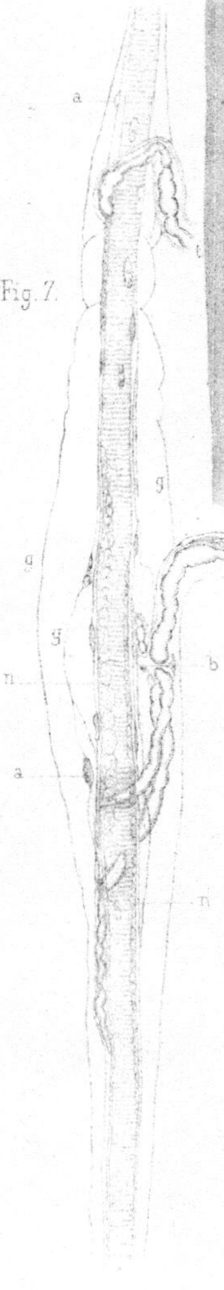

Fig. 5.

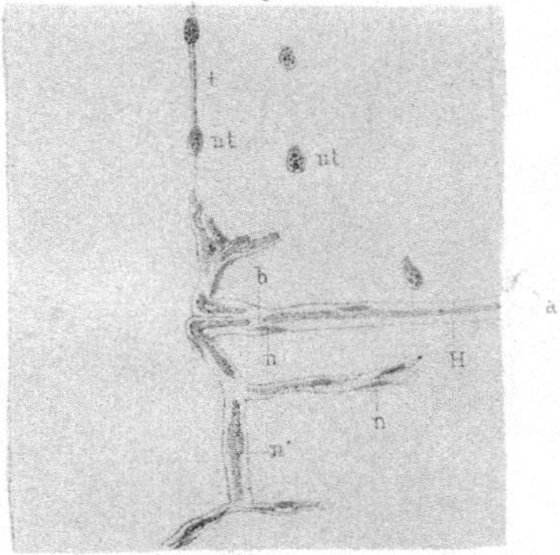

Fig. 4.

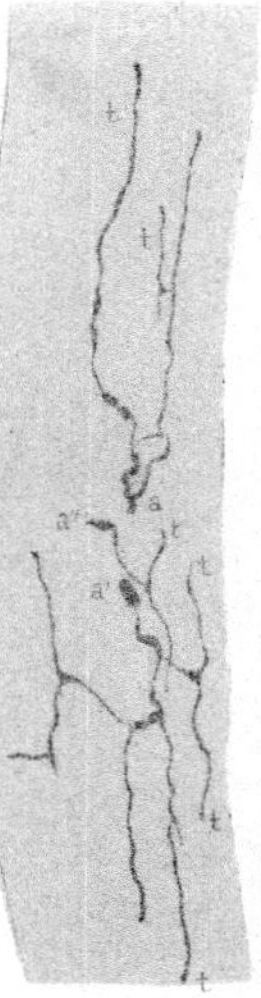

Fig. 6.

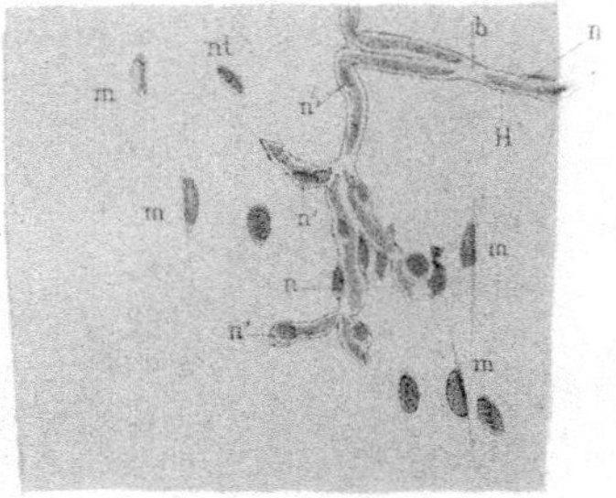

A. Karmanski ad nat. del. et lith. Imp. Becquet, Paris.

F. Savy Editeur

Fig. 1.

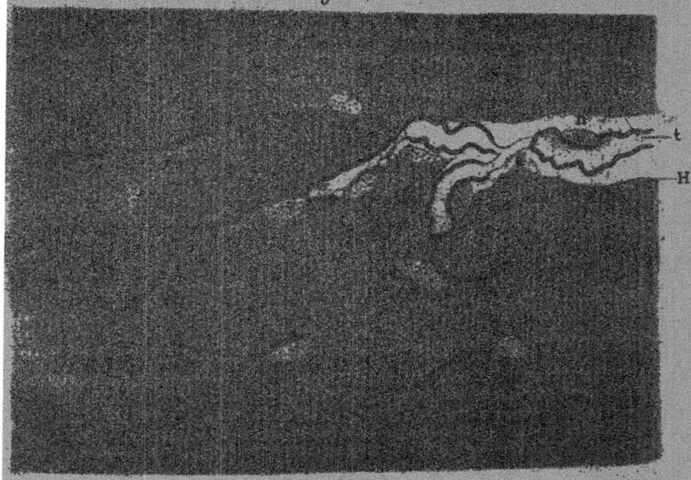

Fig. 2.

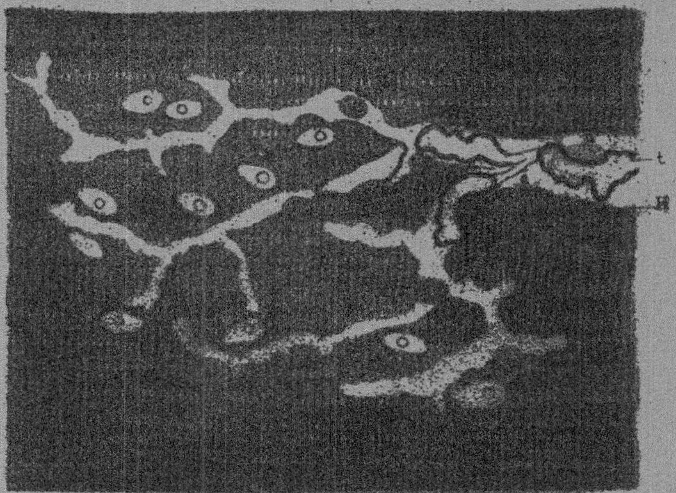

A. Karmanski ad nat. del. et lith.   Imp. Becquet, Paris.

F. Savy, Editeur.

Made in the USA
Monee, IL
04 November 2026

67387318R10223